Ina May Gaskin

Die selbstbestimmte Geburt

## Die Autorin

Ina May Gaskin, geboren 1940, ist Hebamme und zählt zu den Pionierinnen der natürlichen Geburt. Als anerkannte Expertin auch in der Medizin entwickelte sie auch für schwierige Geburten praktikable Lösungen. 2011 wurde sie mit dem alternativen Nobelpreis in Stockholm ausgezeichnet und 2013 in die Women's Hall of Fame aufgenommen. Die »Mutter der authentischen Geburtshilfe« lebt in den USA in der Lebensgemeinschaft »Tennessee Farm«.

## Das Buch

Das umfassende Handbuch zur Vorbereitung auf die selbstbestimmte Geburt, mit dem kompakten Wissen und der Erfahrung einer Pionierin der natürlichen Geburt – komplett überarbeitet und aktualisiert: Mit vielen neuen Informationen zu Geburtslagen im Mutterleib, zur körperlichen Betätigung während der Geburtsvorbereitung, zu Kaiserschnittentbindungen und zur ersten Zeit nach der Geburt bestärkt die renommierte Hebamme Ina May Gaskin Frauen darin, der faszinierenden Kraft ihres Körper zu vertrauen, mit der sie ihr Kind möglichst ohne technische Eingriffe zur Welt bringen – in der Klinik, im Geburtshaus oder zu Hause. Bewegende Erzählungen von Frauen, die eine selbstbestimmte Geburt erlebten, ermutigen dazu, auf sich selbst zu vertrauen und den eigenen Weg zu gehen.

Ina May Gaskin

# Die selbstbestimmte GEBURT

## Handbuch für werdende Eltern
## Mit Erfahrungsberichten

Aus dem Amerikanischen von Ursula Fassbender

KÖSEL

MIX
Papier | Fördert gute Waldnutzung
FSC® C014496

Penguin Random House Verlagsgruppe FSC® N001967

Die Originalausgabe erschien unter dem Titel
*Ina May's Guide to Childbirth* bei Bantam Books, New York.

*Bildquelle:*
Jackie Aher, Line art: S. 224–227 (Illustrationen nach Motiven aus Georg Engelmann: Die Geburt bei den Urvölkern. Wien 1884)

3. Auflage (2025) der 14., überarbeiteten und aktualisierten Auflage 2021

Neumarkter Straße 28, 81673 München
produktsicherheit@penguinrandomhouse.de
(Vorstehende Angaben sind zugleich Pflichtinformationen nach GPSR.)

Umschlag: Weiss Werkstatt München
Umschlagmotiv: © Tatyana Tomsickova Photography/Moment/Getty Images
Redaktion der deutschen Erstausgabe: Petra Kunze, Eichenau
Redaktion der überarbeiteten Neuausgabe: Cordula Hubert, Olching
Satz: Satzwerk Huber, Germering
Druck und Bindung: GGP Media GmbH, Pößneck
Printed in Germany
ISBN 978-3-466-34769-8
www.koesel.de

*Für alle Frauen und Ärzte,*
*die mir geholfen haben,*
*Hebamme zu werden.*

# Inhalt

# Vorwort zur deutschen Ausgabe

Einer der Menschen, die eigentlich viel berühmter sein sollten – vor allem in den deutschsprachigen Ländern –, ist Dr. Alfred Rockenschaub. Ich habe von diesem großartigen Geburtshelfer zum ersten Mal zu Beginn der 1990er-Jahre gehört, und zwar in Zusammenhang mit der äußerst niedrigen Kaiserschnitt-Rate an der Wiener Semmelweis-Frauenklinik, deren Direktor er zwanzig Jahre lang gewesen war. Es ist von zentraler Bedeutung, dass die 44.500 Geburten, die in diese Statistik eingingen, im Krankenhaus stattfanden und zu keinerlei Gefährdung von Müttern oder Säuglingen führten. Um dieses Ergebnis zu erzielen, sorgte Dr. Rockenschaub dafür, dass den Gebärenden stets eine ausreichende Anzahl von Hebammen zur Verfügung stand. Außerdem widerstand er dem Druck, bei jeder Geburt routinemäßig auf die Überwachung durch Ultraschall zurückzugreifen. Die amerikanische Geburtshelferin Heidi Rinehart bemerkt hierzu: »Diese Arbeit ist weder spektakulär noch teuer, erfordert aber einen hohen Personalaufwand.«

Ein solches Ergebnis ist nur möglich, wenn zwischen einem oder zwei engagierten Geburtshelfern und einer Gruppe von Hebammen eine enge Arbeitsbeziehung besteht, die von gegenseitigem Respekt geprägt ist. Das von mir 1971 gegründete Zentrum für Geburtshilfe hatte eine solche Beziehung zu einer Reihe von Ärzten und konnte eine vergleichbare Kaiserschnittrate erreichen. Mir sind weitere Ärzte-Hebammen-Partnerschaften bekannt, die ähnliche Ergebnisse erzielten. Genannt seien in diesem Zusammenhang Dr. John Stevenson aus Victoria, Australien, der mit seinem Team von Geburtshelfern bei insgesamt 1.190 Geburten eine Kaiserschnitt-Rate von 1,6 Prozent erzielte, sowie Dr. Tadashi Yoshimura aus Japan.

Diese vier Beispiele basieren alle auf folgenden Voraussetzungen:

- einer sorgsamen psychologischen Vorbereitung während der Schwangerschaft
- Hebammen, die in der Lage sind, die Mütter während der Geburt unablässig zu begleiten
- einer angemessenen Nutzung der technologischen Möglichkeiten
- der Unterstützung von Geburtshelfern durch Ärzte, die sich von Hebammen wie Gebärenden ein persönliches Bild machen

Maßgeblich für Dr. Rockenschaub waren vor allem die Hebammen mit einem reichen Erfahrungsschatz an Hausgeburten, ihre Einstellung sowie konkrete Techniken und Praktiken, die sich auf die Geburt im Krankenhaus übertragen ließen. Gerade in der heutigen Zeit, in der viele Menschen einen übersteigerten, fast religiösen Glauben an die Macht der Geburtstechnologie haben, geht es Dr. Rockenschaub stets darum, diese Technologie maßvoll zu nutzen und mit dem traditionellen Wissen der klassischen Geburtshilfe in Einklang zu bringen. Ein Weg, der auch in den deutschsprachigen Ländern dazu führen könnte, die rasant steigende Kaiserschnitt-Rate auf ein sinnvolles Niveau zu senken.

Ich freue mich sehr über die Resonanz, die meine Bücher in den deutschsprachigen Ländern gefunden haben. Mögen sie all jenen, die selbst Kinder gebären, zu einem vertieften Verständnis der eigenen Möglichkeiten und der Faktoren verhelfen, die diesen Prozess erleichtern oder behindern. Ich hoffe, dass Sie sich frei von äußeren Zwängen zwischen folgenden drei Möglichkeiten entscheiden können: der Klinik, dem Geburtshaus und der Hausgeburt.

*Ina May Gaskin*, 26. Januar 2015

# Einladung

Aus welchem Grund auch immer Sie zu diesem Buch gegriffen haben, begrüße ich Ihre Neugierde und Ihren Wunsch, mehr über die wichtige Aufgabe zu erfahren, Kinder zu bekommen. An diejenigen Frauen, die gerade schwanger sind, habe ich ganz besonders gedacht, als ich dieses Buch schrieb.

Betrachten Sie es als eine Einladung, die wahre Kompetenz des weiblichen Körpers während der Wehen und der Geburt kennenzulernen. Mein Buch ist keine populärwissenschaftliche Zusammenfassung des gegenwärtigen medizinischen Wissens. Davon gibt es in Buchläden bereits mehr als genug. Was ich mit der wahren Kompetenz des weiblichen Körpers meine, sind die tatsächlichen Erfahrungen von Frauen, egal, ob diese nun medizinisch anerkannt sind oder nicht. Meiner Ansicht nach sind jene Aussagen über den weiblichen Körper am glaubwürdigsten, die medizinische Erkenntnisse aus den vergangenen hundert Jahren mit dem Wissen verbinden, das Frauen schon immer hatten, bevor die Geburt ein Fall fürs Krankenhaus wurde. Dieses Buch beabsichtigt, Ihnen die besten und aktuellsten Informationen über die wahren Fähigkeiten von Frauen in den Wehen und bei der Geburt zu liefern und Ihnen zu zeigen, wie Sie diese im Zusammenhang mit dem bestmöglichen Einsatz moderner Geburtstechnologien anwenden können. Ich möchte Sie ermutigen und informieren.

Seit 45 Jahren arbeite ich als Hebamme. Die meiste Zeit wohnte ich in einer ländlichen Gegend in den Vereinigten Staaten, wo Frauen und Mädchen wenig oder gar keine Angst vor der Geburt eines Kindes haben. Dort eröffnete ich im Jahr 1971 eine Hebammen-Praxis und vergrößerte mit den Jahren mein Hebammen-Team. Von 1971 bis Mitte 2013 brachten wir über 3000 Babys mit auf die Welt, die meisten zu Hause oder in unserem Geburtshaus. Unsere Arbeitsmethode half mir zu Erkenntnissen über Frauen, die in der medizinischen Ausbildung nicht vorkommen. Es ist schwer zu sagen, ob die Frauen aus unserem Dorf weniger Angst vor einer Geburt haben, weil sie wissen, dass unsere weiblichen Fähigkeiten weit über das medizinische Verständnis hinausgehen, oder ob unsere Fähigkeiten besser zur Entfaltung kommen, wenn wir keine Angst haben. Tatsächlich stimmt beides.

Unser Dorf heißt »Die Farm« und liegt im Süden des US-Bundesstaates Tennessee in der Nähe von Summertown. Mein Mann und ich gründeten es 1971 mit ein paar Hundert anderen Pionieren. Mit den Jahren veränderte sich die Gemeinschaft in vielerlei Hinsicht, und mein Mann und ich zogen fort. Dies änderte jedoch nichts daran, was ich gemeinsam mit meinen Kolleginnen und den dort lebenden Frauen über die Geburt lernen konnte. Eine der einzigartigen Besonderheiten war, dass ich eine Selbsthilfeorganisation für Mütter ins Leben rufen konnte, die von einigen Geburtsmedizinerinnen und -medizinern und einem Arzt mit einer Praxis für Geburtshilfe unterstützt wurde, der seit Langem eine nahe gelegene Gemeinde der Amish betreute.

Lassen Sie mich noch einmal auf die Angst vor der Geburt zurückkommen. Ich behaupte nicht, dass die Frauen, die auf der Farm gebären, nicht auch Momente der Angst erleben, wenn die Geburt ihres Kindes kurz bevorsteht, und dass sie anzweifeln, ob sie diese schier unmögliche Leistung vollbringen können. Ich bin sicher, dass jede Frau hin und wieder diese Zweifel in sich hegte. Schließlich ist es nicht für jeden Menschen, der in einer zivilisierten Gesellschaft vor allem ohne Tiere aufgewachsen ist, offensichtlich, wie eine Geburt vor sich geht. Wenn bei den Frauen in unserem Dorf diese Zweifel auftauchen, können sie sich auf die Sicherheit stützen, dass ihre engsten Freundinnen, Schwestern und Mütter es auch geschafft haben. Diese Gewissheit lässt sie daran glauben, dass auch sie dazu fähig sind, egal, ob sie bereits einmal einer Geburt beigewohnt haben oder nicht. Die Frauen auf der Farm haben weibliche Verhaltensweisen wiederentdeckt und mit großem Erfolg angewandt, deren Vorteile Frauen aus der sogenannten Zivilisationsgesellschaft nicht bekannt sind und die weit über den herkömmlichen medizinischen Kenntnisstand des weiblichen Körpers und der Geburt hinausgehen.

Aus meiner Erfahrung als Hebamme kann ich sagen, dass der Körper einer Frau immer noch funktioniert. Nun haben Sie die Chance, sich altes Wissen wieder anzueignen und es all den bisherigen Informationen über die Geburt hinzuzufügen. Wo und auf welche Weise auch immer Sie gebären wollen, wird das Geburtserlebnis Ihre Gefühle, Ihre Denkweise, Ihren Körper und Ihre Seele für den Rest Ihres Lebens prägen.

Die Frauen, die ich betreue, sehen einer vaginalen Spontangeburt entgegen, denn auf diese Weise bringt jede Frau ihr Kind zur Welt, mit einer oder zwei Ausnahmen pro Hundert. Natürlich müssen wir hin und wieder eine Frau ins Krankenhaus bringen, um einen Kaiserschnitt oder eine Instrumentengeburt durchzuführen, aber diese Eingriffe sind bei den Frauen vergleichsweise selten. (Unsere Kaiserschnittrate lag bis zum Jahr 2010 bei 1,7 %, die Rate der Zangen- und Saugglockengeburten bei 0,05 %. Die amerikanische Kaiserschnittrate dagegen lag im Jahr 2016 bei 31,9 %, wobei sie in den einzelnen Krankenhäusern zwischen 7 und 70 % schwanken kann.) Die Frauen, die wir betreuen, wissen, dass die Wehen schmerzhaft sein können, aber viele von ihnen sind sich auch bewusst, dass die Wehen und die Geburt ein ekstatisches – ja sogar orgastisches – Erlebnis sein können. Aber vor allem sind die Wehen und die Geburt für diese Frauen eine Erfahrung, die ihnen ungeheure Kräfte verleiht, egal, ob sie die Wehen als schmerzhaft erleben oder nicht.

Haben Sie noch nie zuvor gehört, dass jemand positiv über die Wehen und die Geburt sprach? Falls dem so ist, sind Sie nicht allein. Dass eine Geburt ein ekstatisches Erlebnis sein und ungeahnte Kräfte verleihen kann, ist eines der bestgehüteten Geheimnisse der westlichen Kultur. Eine Frau, die ihre Geburt ekstatisch erlebt, gewinnt an innerer Stärke und Weisheit, wie Sie anhand der nachfolgenden Geburtsgeschichten erfahren werden. Selbst wenn die Frauen in meinem Dorf schmerzhafte Wehen haben, wissen sie, wie man die Wehen und die Geburt erträglich machen kann, ohne die Sinneswahrnehmung durch Medikamente zu beeinträchtigen. Wenn Sie die wahre Weisheit und Kraft spüren wollen, die im Erleben der Wehen und der Geburt verborgen sind, sollten Ihre Sinne hellwach bleiben.

In **Teil I** dieses Buches erzählen Frauen von ihrem Geburtserlebnis. Einige Berichte stammen aus der Generation, die in unserem Dorf Pionierarbeit in der Geburtskultur geleistet hat. In anderen kommen die Töchter und Schwiegertöchter dieser Frauen zu Wort, die bereits selbst – oder deren Partner – in dieser Kultur aufgewachsen sind. Es befinden sich auch Geschichten von Frauen darunter, die zu Hause geboren wurden und in unserer Geburtskultur aufwuchsen und die ihre Kinder wiederum mithilfe einer Hebamme zur Welt gebracht haben. Wieder andere Frauen wollten unsere erfolgreiche Geburtshilfe in Anspruch nehmen und kamen in unser Geburtshaus, um dort zu gebären. Wenn Sie gerade schwanger sind oder in naher Zukunft ein Kind planen, werden Sie diese Berichte vielleicht immer wieder einmal nachlesen wollen, um sich während der Vorbereitung auf Ihre eigene Geburt seelisch zu stärken.

Als mein erstes Buch *Spiritual Midwifery* 1975 (deutsche Ausgabe *Spirituelle Hebammen. Faszinierende Geburtserlebnisse*, München: Hugendubel 1989) erschien, gehörte es zu den ersten nordamerikanischen Geburtshilfe-Büchern, die veröffentlicht wurden. In kurzer Zeit wurden mehr als eine halbe Million Exemplare davon verkauft und es wurde in mehrere Sprachen übersetzt, sodass ich nicht nur bei einer ganzen Generation von werdenden Müttern und deren Partnern bekannt wurde, sondern auch bei einer erstaunlich großen Anzahl von Ärzten und anderen Geburtshelfern. In einigen Ländern wurde das Buch in den Lehrplan von Hebammen-Schulen aufgenommen. Manche Ärzte berichteten mir, dass ihnen mein Buch half, so manche Ängste hinsichtlich der Entbindung zu überwinden, die sie während ihrer Ausbildung aufgebaut hatten. Ich machte die Bekanntschaft mit einer Schar von Ärzten, die sich selbst als »MDs« bezeichneten (»Midwives in Disguise«; dtsch. »Verkappte Hebammen«).

Aufgrund meines Buches und der darin veröffentlichten Geburtsstatistiken wurde ich überall auf der Welt eingeladen, um über die Arbeit von meinen Kolleginnen und mir mit Geburtshelfern und Frauen aus unterschiedlichen Ländern und Kulturen zu berichten. Durch diesen multikulturellen Austausch erhielt ich einen großen Überblick über Geburts- und Nachsorgemethoden und konnte unsere Entbindungsmethode mit anderen vergleichen. Auf diese Weise stellte ich fest, dass die Entbindungsmethoden in manchen Ländern der bestmöglichen Funktion des weiblichen Körpers entgegenwirkten. Die Erfahrung hat mir auch gezeigt, welch wichtige Rolle die Hebamme in jeder Gesellschaft spielt und wie wichtig es ist, dass Hebamme ein eigenständiger Beruf bleibt – unabhängig von der schulmedizinischen Geburtshilfe, wobei Hebammen in den seltenen Fällen, wo es notwendig ist, jederzeit mit Geburtshelfern, also auf Geburtshilfe spezialisierten Ärztinnen und Ärzten, zusammenarbeiten können sollten.

Vor nicht allzu langer Zeit sagte ein mit mir bekannter Geburtshelfer, die letzten beiden Seiten meines Buches *Spiritual Midwifery* seien am interessantesten. Er meinte damit die darin veröffentlichte Geburtsstatistik unserer Hebammenpraxis und sagte: »Sie müssen mir erklären, wie Sie diesen Erfolg geschafft haben, sodass alle Geburtshelfer in Krankenhäusern Ihr Wissen in ihre Arbeit integrieren können.«

In **Teil II** dieses Buches komme ich seiner Bitte nach. Darin erkläre ich, warum die Geburtskultur unserer und anderer Hebammenpraxen, die eine ähnliche Philosophie verfolgen, ein so großer Erfolg geworden ist. Ich schildere die Richtlinien unserer Arbeit und empfehle Methoden der Hausgeburt, die sich auf Krankenhausgeburten übertragen lassen. Dabei beschäftige ich mich ausführlich mit der Frage, warum aus den Körperfunktionen der Frau bei der Geburt ein solches Geheimnis gemacht wird und wie wir auf der Farm dieses Geheimnis lüften und das darin verborgene Wissen jeder Frau in unserer Gemeinschaft zugänglich machen konnten. Ich erkläre auch, warum es so viele unterschiedliche Geburtserlebnisse gibt und die Meinungen darüber, was beim Gebären sicher und was riskant ist, so stark voneinander abweichen. Für alles gibt es eine logische Erklärung. Dasselbe gilt für schmerzhafte Wehen.

In Teil II befasse ich mich auch eingehend damit, wie es kommt, dass eine Geburt als schmerzfrei – ja sogar orgastisch – erlebt werden kann oder als mit den stärksten Schmerzen überhaupt verbunden wird, wie es in den von Technik geprägten Völkern üblich ist. Sie erfahren, dass sich die Gebärmutter einer Frau während der Wehentätigkeit schließen oder öffnen kann und wie die Wehen den Geburtsvorgang voranbringen oder behindern können. Sie lernen auch einige praktische Möglichkeiten kennen, wie Sie die Sexualität der Geburt für sich und nicht gegen sich arbeiten lassen können.

Darüber hinaus gibt Ihnen Teil II des Buches einen Überblick über die üblichen Entbindungsmethoden in einer Klinik und informiert Sie darüber, welche dieser Methoden wissenschaftlich untermauert sind und welche nicht.

Gebären ist ein so wesentlicher Bestandteil des Lebens – und ein so natürlicher Vorgang –, dass man die damit verbundenen Wahlmöglichkeiten oftmals dem Zufall überlässt. Wir neigen dazu, das zu tun, was alle anderen auch machen, in der Annahme, das sei das Beste. In einer Technologiegesellschaft glauben wir, das Teuerste sei am besten. Vielleicht trifft das auf Telefone, Kameras, Autos oder Computer zu. Aber was die Geburt anbelangt, muss das nicht unbedingt stimmen.

Ina May Gaskin

# Teil 1

## *Geburtsgeschichten*

# Einführung

Einer Gruppe von Frauen anzugehören, die positiv über ihre Geburtserfahrungen berichten, ist von außerordentlich großem psychologischem Vorteil. Genau dieses Phänomen konnten wir in unserem Dorf beobachten. In den Vereinigten Staaten, wie auch in anderen Ländern, kursieren viele Horrorgeschichten über die Geburt, sodass es den Frauen oft schwerfällt zu glauben, dass die Wehen und die Geburt ein angenehmes Erlebnis sein können. Wenn Sie schon seit einiger Zeit schwanger sind, haben Sie sicherlich von Freunden oder Verwandten auch schreckliche Dinge über die Geburt gehört. (Auf Amerika trifft dies übrigens besonders zu, denn in diesem Land gehörten derartige Schauermärchen im vergangenen Jahrhundert zum nationalen Zeitvertreib.)

Heute ist die Geburt ein aktuelles Thema in dramatischen Fernsehspielfilmen und Stoff für Situationskomödien geworden, wodurch dieser Trend nur noch deutlicher geworden ist. Keiner hat die Situation prägnanter beschrieben als Stephen King in seiner Kurzgeschichte *The Breathing Method**. Die Angst vieler Frauen vor der Geburt kommentiert seine fiktive Person folgendermaßen:

»Glaub mir: Wenn du gesagt bekommst, dass ein Erlebnis schmerzhaft sein wird, wird es auch so sein. Schmerz spielt sich hauptsächlich im Kopf ab, und wenn eine Frau die Vorstellung verinnerlicht, dass der Geburtsvorgang unweigerlich mit Schmerz verbunden ist, wenn sie diese Informa-

* Lesen Sie die Geschichte erst, wenn Ihr Baby geboren ist, denn sie ist sehr erschreckend, auch wenn der furchterregende Teil nicht vom Geburtsvorgang handelt.

tion von ihrer Mutter, ihren Schwestern, ihren verheirateten Freundinnen und ihrem Frauenarzt erhält –, ist diese Frau mental darauf eingestellt, starke Qualen zu erleiden.« Wahrscheinlich wissen Sie nicht, dass Stephen King mehrere Kinder hat, die zu Hause geboren wurden.

Die beste Möglichkeit, sich vor den Auswirkungen furchteinflößender Geschichten zu schützen, besteht meiner Erfahrung nach darin, etwas Positives zu lesen, das einem Kraft gibt. Damit meine ich Berichte, die Sie verändern, weil Sie sie gelesen oder gehört haben, weil Sie etwas Neues erfahren oder eine neue Perspektive dazu gewinnen.

Deshalb finden Sie in Teil I dieses Buches vorwiegend die Geschichten von Frauen, die eine Hausgeburt oder Geburt im Geburtshaus in meinem Beisein oder mit meinen Kolleginnen geplant hatten. Es kann sein, dass Sie während Ihrer Schwangerschaft vor allem darüber etwas lesen wollen. Nachdem wir mit unserer Art der Geburtshilfe daran beteiligt waren, dass Frauen positive Geburtserlebnisse hatten, trugen ihre Erfahrungen dazu bei, den Frauen, die noch keine Kinder hatten, ihre Ängste und Befürchtungen zu nehmen. Dass sie von den Erfahrungen anderer profitieren konnten, spielte eine wichtige Rolle dabei, warum so viele von ihnen ihre Kinder vaginal gebären konnten.

Geschichten bleiben in unserem Gedächtnis haften. Sie zeigen uns, dass jede Frau individuell und sehr unterschiedlich auf die Geburt ihres Kindes reagiert. Manche Erzählungen handeln von dummen Methoden, die einst weit verbreitet waren und schließlich abgeschafft wurden. Aus den Erfahrungsberichten geht hervor, wie sehr sich die tatsächliche Körpererfahrung einer Frau gelegentlich von der gängigen schulmedizinischen Meinung unterscheiden kann – einschließlich jener Erfahrungen, die in keinem medizinischen Fachbuch erwähnt werden, noch von Schulmedizinern in Betracht gezogen werden. Viel besser als medizinische Studien dies je könnten, belegen sie auch, wie stark die Verbindung von Körper und Psyche ist. Die Erfahrungsberichte von Frauen, die ihr Kind aktiv geboren haben, enthalten eine Menge praktischer Weisheit, Inspiration und Information für andere Frauen.

Positive Geschichten von Frauen, die eine wundervolle Geburt erlebt haben, sind unersetzlich, um das Wissen über die wahren Fähigkeiten einer Frau in der Schwangerschaft und bei der Geburt zu vermitteln.

## James' Geburt

*Von Karen Lovell*

Huntsville, Alabama – Rocket City, USA, »das Land ohne Grenzen«. Mein Mann Ron war zu seiner Arbeitsstelle beim Hersteller der schnellsten Supercomputer der Welt im Marshall Space Flight Center der NASA gefahren. Es schien, als ob wir zu den Leuten gehörten, die in jeder Hinsicht auf dem neuesten Stand der Technologie sein wollten und nur das Modernste und Perfekteste akzeptierten, sogar, wenn es um die Geburt unserer Kinder ging. Warum also entschieden wir uns für eine Geburt im ländlichen Tennessee?

Der Grund ist die Geburt meines ersten Sohnes Christopher. Ich hatte gerade mein Lehramtsstudium abgeschlossen und wollte im kommenden Herbst eine Stelle als Lehrerin antreten, als ich feststellte, dass ich schwanger war. Da kam ich also als frisch gebackene Lehrerin nach jahrelangem wissenschaftlichem Studium von der Uni und hatte keine Ahnung von der Geburt. Zwar kannte ich die körperlichen Vorgänge und Reaktionen, aber ich wusste absolut nicht, wie Ärzte und Klinikpersonal eine werdende Mutter behandeln. Als ich herausfand, dass es verschiedene Geburtsmöglichkeiten gibt, begann ich, nach Alternativen zu suchen.

Mein erster Besuch bei einem der renommiertesten Geburtsmediziner der Stadt war ziemlich unangenehm. Das Erste, was ich erfuhr, war, dass man die Temperatur im Kreißsaal nicht regeln kann, nur das Licht. Als ich ihm sagte, ich wolle keinen Dammschnitt, wich er mir einfach aus, indem er mich fragte, welche Art von Dammschnitt ich meinte, und ließ völlig offen, ob er nun einen Dammschnitt plante oder nicht. Das ärgerte mich zwar, aber ich wusste, dass ich nicht mehr von ihm erwarten konnte, und ließ die Sache auf sich beruhen. Zu diesem Zeitpunkt war ich mit meiner Schwangerenvorsorge sehr zufrieden. Den fraglichen Punkt konnte ich also später noch klären. Mit der Zeit kamen mir in Hinblick auf diesen Arzt jedoch immer mehr Zweifel. Tatsächlich wurde ich sogar sehr misstrauisch ihm gegenüber. Es gab erste Anzeichen dafür, dass wir beide völlig verschiedene Vorstellungen hatten.

Als ich im sechsten Schwangerschaftsmonat war, wurde dies offensichtlich. Ich erhielt ein Schreiben, in dem der Arzt mich vor die Wahl stellte, entweder nach seiner Methode zu entbinden oder den Arzt zu wechseln. Im siebten Schwangerschaftsmonat erklärte er mir, eine Geburt nach der Leboyer-Methode** käme nicht infrage, nachdem er mich all die Monate in dem Glauben gelassen hatte, ich könnte nach dieser Methode entbinden. In diesem Moment wusste ich, dass ich von diesem Mann nicht angefasst werden wollte – und die vaginalen Untersuchungen sollten in zwei Wochen beginnen. Ich musste mir jemand anderen suchen. So viel war sicher.

Eine Krankenschwester, die nebenbei als Hebamme arbeitete, empfahl mir einen Arzt aus einem Nachbarort, der eine bewusstere Geburtshilfe leistete. Bei ihm konnte ich nach Leboyer entbinden, aber die Krankenhausatmosphäre war trotzdem steril, kalt und beklemmend. Außerdem musste ich während der Wehen wegen des CTGs liegen. Schließlich wurde ein langer Dammschnitt gemacht und mein Baby mit der Zange entbunden.

Nach der Geburt meines Sohnes freundete ich mich mit einer Frau an, die ich aus der Schwangerschaftszeit kannte. Ihre »Bibel« war das Buch *Spirituelle Hebammen*, aus dem sie sogar Bilder und Seiten ausschnitt und aufhängte. Die Hausgeburt ihrer Tochter hinterließ einen starken Eindruck bei mir. Seither behielt ich im Hinterkopf, dass ich vielleicht eines Tages ein Kind wirklich sanft und in spirituellem Bewusstsein zur Welt bringen würde.

---

** Die Geburt nach der Leboyer-Methode wird von Dr. Frédérick Leboyer in seinem Buch *Geburt ohne Gewalt* beschrieben. Die Entbindung findet bei gedämpftem Licht und in leiser Umgebung statt und das Neugeborene wird in ein Bad gelegt, das Körpertemperatur hat.

Meine zweite Schwangerschaft verlief völlig problemlos. Ich bemerkte sie erst, als meine Blutung im März und April ausblieb und meine Kleider um die Taille herum ein wenig spannten. Sofort machte ich mich daran, den »alternativsten« Arzt in der Stadt zu suchen. Ich hatte keinerlei Probleme mit ihm. Er war sehr aufrichtig und erklärte mir frei heraus, er bestehe auf einer Kanüle und die Klinik auf einem CTG, aber ich könne eine Verzichtserklärung unterschreiben. Falls notwendig, würde ich dieser Entbindungsmethode zustimmen, aber ich beschloss, weiter nach jemand anderem zu suchen. In einem Reformhaus in Nashville, wo ich geboren bin, erstand ich das Buch *Spirituelle Hebammen*. Ein paar Wochen später schrieb ich an die Farm und bekam Antwort von Deborah Flowers.

Sofort hatte ich das Gefühl, als seien meine inständigen Bitten erhört worden. Ich betete darum, dass ich auf der Farm entbinden konnte, wenn sie der richtige Ort für mich war. Als ich Ron von der Farm erzählte, reagierte er verunsichert. Schließlich hatte ich bisher so zufrieden gewirkt und die Klinik lag nur zehn Minuten von uns entfernt. Warum also wollte ich auf die mehr als 100 Kilometer weit entfernte Farm?

Wir diskutierten eine Weile über eine Geburt auf der Farm, bis wir uns schließlich entschlossen, uns die Farm einmal unverbindlich anzuschauen und noch alles offen zu lassen (obwohl ich zugeben muss, dass ich nicht so unvoreingenommen war wie Ron, weil ich mir sicher war, dass ich auf der Farm entbinden wollte). Als wir dort ankamen, trafen wir Deborah Flowers und Pamela Hunt, die uns die Räumlichkeiten zeigten und mich untersuchten. Deborah erklärte mir, mein Muttermund sei bereits einen Zentimeter weit geöffnet und weich, was ich darauf zurückführte, wie sanft sie mich behandelte und wie sympathisch sie mir war.

Ron war davon beeindruckt, dass das Geburtshaus für eine Notversorgung des Säuglings mit der entsprechenden Klinikausrüstung ausgestattet war. Ebenso überzeugte ihn, wie hoch qualifiziert die Hebammen waren und dass sie für Notfälle ausgebildet sind. Er stimmte einer Entbindung auf der Farm zu, falls unsere Krankenversicherung die Kosten übernehmen würde. Nach ein paar Tagen bekamen wir die Zusage.

Da Deborah die leitende Hebamme bei meiner Entbindung war, wollte ich mich ihr ganz anvertrauen. Ich war überzeugt, dass alles gut verlaufen würde. Die Farm erfüllte alle meine Wünsche: Die Hebammen konnten sich einstimmen, es gab ein Geburtshaus, eine Klinik, die ganzheitlich ausgestattet war, und für den Notfall waren ein Arzt und ein Krankenhaus in Reichweite. Mir gefielen auch noch viele andere Details. Zum Beispiel, dass die Geburt des Kopfes so unterstützt wurde, dass es keinen Dammriss gab, sich die Hebammen nicht auf unpersönliche Maschinen wie Ultraschall oder CTG verließen, dass sie wussten, wie man Beckenendlagen entbindet, und Vertrauen ins Universum hatten.

Wieder zurück in Huntsville bekam ich Wehen. Erst konnte ich es kaum glauben und fuhr fort, die Teppiche im Haus zu reinigen. Dazwischen ruhte ich mich auf dem Bett aus, damit die Wehenabstände kürzer wurden. Gegen vier Uhr nachmittags merkte ich, dass ich mit der Teppichreinigung aufhören musste. Ich wartete noch ein wenig ab, um mir ganz sicher zu sein, was ich spürte. Dann gegen fünf Uhr rief ich Ron an und bat ihn, nach Hause zu kommen. Nachdem er heimgekommen war, lud er unsere Sachen sowie unseren Sohn Chris ins Auto und wir machten uns auf den Weg, nachdem wir die Hebammen telefonisch verständigt hatten.

Meine Wehen waren stark und kamen in regelmäßigen Abständen. Ron stellte fest, dass sie alle sieben Minuten kamen. Weil ich so still wie möglich saß, blieben sie unverändert. Bei jeder Wehe tat mein Rücken weh, was mich überraschte. Unsere Fahrt dauerte etwas mehr als zwei Stunden und ich war froh, dass kaum Verkehr war. Als wir auf der Farm ankamen, rief Ron Deborah an, die uns hereinließ. Ich kroch aufs Bett, wo mich Deborah untersuchte. Ron brachte unser Gepäck herein, während Deborah mich durch die Wehen begleitete. Chris war auf einem zurückgeklappten Sessel neben meinem Bett eingeschlafen. Ron setzte sich zu mir aufs Bett, um meinen Rücken zu massieren, der mir wirklich sehr wehtat. Deborah massierte inzwischen meinen Oberschenkel. Beides half mir.

Ich spürte, wie sich das Baby nach unten senkte. Ich dachte an Kim, die junge Frau, deren Entbindung ich auf einem Video gesehen hatte, das mir Deborah gezeigt hatte. Sie war so ruhig und hatte keinen Mann bei der Geburt dabei gehabt, der sie unterstützte. Dagegen kam ich mir richtig zimperlich vor, weil ich so über meine Rückenschmerzen jammerte.

Kurz vor der Austreibungsphase*** stöhnte ich: »Mein Rücken bringt mich um«, und fügte wie ein Stoßgebet hinzu: »Oh Gott, hilf mir!« In diesem Augenblick spürte ich, wie sich mein ganzer Dammbereich dehnte. Die Hebammen wiesen darauf hin, wie dehnbar ich sei. Ich presste und der Kopf wurde sichtbar. Welch eine Erleichterung! Die Geburt des restlichen Körpers war eine Kleinigkeit. Nachdem die Nabelklemme gesetzt worden war, durchtrennte Ron die Nabelschnur. Chris erwachte rechtzeitig, um dabei zuschauen zu können. Ein paar Minuten später konnte ich mühelos die Plazenta ausstoßen.

Um 23.50 Uhr hatte ich einen wunderbaren Jungen zur Welt gebracht. Sein Kopf war kaum deformiert. Er wollte sich noch etwas ausruhen, bevor er an die Brust gelegt werden wollte. Wir betrachteten ihn eingehend und gaben ihn dann Joanne, die ihn wog und anzog, während Deborah und Pamela einen kleinen Riss mit zwei Stichen nähten.

Ich war dankbar, eine so unproblematische Schwangerschaft erlebt zu haben, und dafür, dass die Geburt nicht nur ein emotionales und soziales Erlebnis für mich gewesen war, sondern auch eine spirituelle Erfahrung. Ich war dankbar, dass ich so liebevolle, fürsorgliche Hebammen an meiner Seite gehabt hatte und einen so liebevollen und achtsamen Mann. Ich wusste, dies war die richtige Art, ein Baby zu bekommen. Ich genoss die Aufmerksamkeit der Hebammen für jedes Detail und dass sie intuitiv, aber auch anhand der äußeren Anzeichen erkannten, was zu tun war.

Am nächsten Tag fühlte ich mich ausgezeichnet. Ich betrachtete den klaren, blauen Novemberhimmel und die letzten braunen Blätter an den Eichen und genoss die Wärme der Sonne. Ich fühlte mich wahrhaftig gesegnet und erkannte, dass es tatsächlich Dinge gibt, die durch keine Tech-

*** Damit ist der Zeitpunkt der vollständigen Eröffnung des Muttermunds gemeint, wenn die Mutter den Pressdrang spürt.

nologie verbessert werden können – dazu gehört der Milliarden Jahre alte Evolutionsprozess der menschlichen Geburt. Manchen Menschen mag er primitiv erscheinen. Für mich ist er vollkommen.

## Harleys Geburt

*Von Celeste Kuklinski*

Gegen fünf Uhr hatte ich ungewöhnliche Krämpfe. Ich sagte noch nichts, weil ich keinen falschen Alarm geben wollte. An diesem Abend fand mein General-Education-Development-Kurs statt und ich hatte überhaupt keine Lust hinzugehen. Meine Freundin und Mentorin Donna hielt mich vom Schuleschwänzen ab und fuhr mich hin. Meine Lehrerin Mary meinte, ich hätte sicherlich nur Schwangerschaftswehen (Braxton-Hicks). Ich konnte mich nicht konzentrieren. Deshalb ging ich früh nach Hause.

Die Krämpfe wurden stärker. Mir war warm und ich war aufgeregt. Dennoch weigerte ich mich immer noch, diese Krämpfe »Wehen« zu nennen, falls es dann doch keine waren. Ich stoppte die Abstände und stellte fest, dass sie alle vier Minuten kamen. Donna fragte mich, ob ich die Hebamme rufen wollte, aber ich zögerte noch, bis ich ganz sicher war, dass ich mich nicht umsonst aufgeregt hatte. Mitten in dem Film *Star Trek*, während ich versuchte, meinen sich windenden Körper auf dem Sessel zu positionieren, kam ich zu dem Schluss, dass es nun doch wohl besser wäre, die Hebamme aufzusuchen. Donna und ich fuhren zu Pamela. Sie untersuchte mich und stellte fest, dass meine Zervix drei Zentimeter erweitert war, und meinte, ich würde mein Baby noch in der gleichen Nacht zur Welt bringen. Überrascht und glücklich gingen wir nach Hause, um alles vorzubereiten.

Schließlich war der Augenblick gekommen. Pamela traf bald darauf ein, gefolgt von Ina May und Deborah. Zu diesem Zeitpunkt konnte ich nicht mehr reden. Ich war nur noch mit den Vorgängen in meinem Körper beschäftigt. Alles ging so schnell. Ich versuchte nicht, gegen die Wehen anzugehen. Ich ließ sie so schnell kommen, wie sie wollten, in dem Bewusstsein, dass sie den Geburtsvorgang ohne Verzögerung voranbringen würden. Es fühlte sich alles ganz natürlich an. Ich überließ mich einfach dem Fluss der Wehen. Ich nahm auch ein Bad, was mir sehr guttat, weil ich mich darin gut entspannen konnte. In der Badewanne halfen mir Ina May und meine Mutter. Ina May zeigte mir, wie ich tief und langsam atmen konnte.

Ich versuchte es gerade, als mich eine der bisher stärksten Wehen überkam. Ich musste aufstehen. Eine blutige, graue Flüssigkeit lief an mir herunter ins Badewasser. Ich rief »Oh Gott!« und stieg aus der Wanne, um zu tun, was getan werden musste. Ob in der Hocke, vornübergebeugt oder beim Herumgehen, ich rief nur »Oh mein Gott!« oder ich tanzte wild und laut schreiend herum. Die Wehen wurden noch stärker. Ich konnte mich dazwischen kaum mehr ausruhen.

Ich kann mich noch gut daran erinnern, wie ich die drei anderen Frauen sah, die das alles schon ein paarmal erlebt hatten und die mich für verrückt halten mussten! Irgendwie setzte ich mich gekrümmt auf das Bett. Meine Mutter sagte so etwas wie, ich solle mich der Schwerkraft überlassen. Das gelang mir nicht wirklich. Ich versuchte, so effektiv wie möglich zu atmen und die Geburt einfach so gut wie möglich geschehen zu lassen, während ich beobachtete, wie sich das Baby in meinem Bauch nach unten senkte.

Dann kam der Pressdrang. Instinktiv massierte ich mein »Tor zum Leben«, damit es sich weiter öffnete. Dann spürte ich, wie der Kopf des Babys geboren wurde und dass es kurz davor war, herauszukommen. Die Wehen waren so stark, dass ich mir nur noch wünschte, sie würden aufhören. Da nahm ich all meine Kraft zusammen und presste den Kopf des Babys mit einer Presswehe und unter lautem Schreien und Stöhnen heraus. Mit einer weiteren Presswehe glitt sein Körper heraus. Was für eine Erleichterung!

Obwohl ich nicht viel anderes sagen konnte als »Oh mein Gott!« und »Oh mein Baby!«, brachte ich noch heraus: »Holt die Kamera!«

Wenn ich Harley betrachte, fließt mein Herz über vor Liebe. Allein die Tatsache, dass er da ist, seine Unschuld, die goldigen Laute und Bewegungen und sein süßes Gesicht, wenn er schläft, berühren mich zutiefst. Obwohl seine Geburt mit Schmerzen verbunden war, würde ich sie nicht als schmerzhaft bezeichnen, sondern als »sehr intensiv und natürlich«.

## Geburtsgeschichte von Ramez

*Von Njeri Emanuel*

Als ich schwanger war, dachte ich, ich würde wahrscheinlich eine Epiduralanästhesie haben wollen, weil ich gehört hatte, dass die Wehen extrem schmerzhaft seien. In meinem Geburtsvorbereitungskurs sprachen sie viel darüber. Erst dachte ich, ich wollte einen Kaiserschnitt machen lassen, damit ich nicht pressen müsste, weil ich gehört hatte, das Pressen sei am schwersten. Aber als ich länger darüber nachdachte, überlegte ich es mir doch anders, weil es lange dauern würde, bis der Kaiserschnitt wieder verheilt war. (Meine Mutter hatte während der fünf Jahre, die wir auf der Farm gelebt hatten, bei den Farm-Hebammen entbunden. Deshalb wusste ich ein wenig über die natürliche Geburt Bescheid.)

Als meine Wehen dann tatsächlich einsetzten, stellte ich mich eine Weile unter die Dusche, was aber ebenso wenig half wie das Herumlaufen. Meine Hebamme im Krankenhaus fragte mich, ob ich mich hinlegen wollte, aber ich sagte: »Nein, ich möchte lieber weiter herumgehen.« Meine Tante Carolyn blieb bei mir und stützte während der Wehen mit Druck meinen Rücken.

Das Pressen fiel mir am leichtesten. Ich empfand es als große Erleichterung. Jemand hielt mir einen Spiegel vor, sodass ich meine Fortschritte beobachten konnte, während ich presste. Man warnte mich vor einem Riss, aber ich benötigte keinen Dammschnitt und riss auch nicht ein. Meine Mutter erzählte mir, mein Sohn Ramez sei mit weit geöffneten Augen geboren worden. Nach seiner Geburt war ich nicht erschöpft, sondern glücklich. Insgesamt dauerten meine Wehen acht Stunden. Ramez ist jetzt sechs Wochen alt. Das Stillen klappt wunderbar. Seit seiner Geburt hat er schon gut zwei Kilo zugenommen.

## Abigail Rosalees Geburt

*Von Katie Hurgeton*

Als wir feststellten, dass ich schwanger war, war es fast 23 Jahre her, seit mein Mann George im Geburtshaus auf der Farm zur Welt gekommen war. Als großer Fürsprecher der natürlichen Hausgeburt war er froh, dass unser Kind im gleichen Haus wie er geboren werden würde. Es war nicht schwer, mich davon zu überzeugen, dass das die beste Geburtsmethode für mein Baby sei und ebenso für mich.

Ich erwartete, dass sich meine Mutter sehr darüber freuen würde, dass wir uns für eine Hausgeburt entschieden hatten und von den renommiertesten Hebammen in diesem Land betreut werden würden. Sie war darüber jedoch weder erfreut noch begeistert. Stattdessen warnten mich beide Eltern, ich würde sowohl mich als auch ihr ungeborenes Enkelkind gefährden. Jedes Mal, wenn ich mit meiner Mutter sprach, erzählte sie mir eine neue Horrorgeschichte über eine Geburt, die immer damit endete »... und wenn sie nicht in der Klinik gewesen wäre, wäre sie gestorben.« Nachdem ihr diese Geschichten ausgingen, ließ sie sich über meine Entscheidung gegen eine Epiduralanästhesie aus.

»Du wirst eine brauchen«, sagte sie lächelnd. Schließlich mussten George und ich meinen Eltern erklären, dass wir ihre Meinung kannten, wir es aber auf unsere Weise machen würden und keinerlei Diskussion mehr über das Thema wünschten. Wir teilten ihnen auch mit, dass wir nicht mehr kämen, wenn sie weiterhin unsere Entscheidung anzweifeln oder dagegen argumentieren würden. Sie hörten damit auf, das Thema zur Sprache zu bringen – zumindest bei uns. Meine Mutter rief stattdessen meinen Kinderarzt, meinen Arzt und ihre beste Freundin an, die auf der Entbindungsstation der Vanderbilt-Klinik als Krankenschwester arbeitet, und meinen ehemaligen Gynäkologen/Geburtsmediziner, um die Referenzen der Hebammen zu überprüfen. Schließlich erklärte sie mir, alle diese Leute hätten ihr versichert, die Farm-Hebammen seien die kompetentesten und erfahrensten Hebammen überhaupt und sie wüssten genau, was sie tun müssen, und meine Mutter sollte sich vor allem entspannen!

Meine erste Wehe setzte um 4.22 Uhr ein. Auf den Rat meiner Mutter hin machten wir uns zwei Stunden später auf den Weg. Sie hatte mir gesagt: »Wehen sind nicht lustig, schon gar nicht während einer Fahrt im Auto.« Wir packten unsere Sachen zusammen und fuhren los. Ich erinnere mich, dass ich keinen großen Unterschied zwischen den Wehen im Auto und danach verspürte, außer, dass es noch schwieriger ist, sich im Auto zu erbrechen, als auf der Toilette.

Wir kamen um kurz nach sieben Uhr im Geburtshaus an. Draußen war es kalt, aber die Hebammen hatten schon vor ein paar Stunden eingeheizt, sodass das Haus gemütlich und einladend war. Ina May und Pamela trafen kurz darauf ein und untersuchten meinen Muttermund. »Gut, dass du gekommen bist«, sagte Ina May. »Dein Muttermund ist schon acht Zentimeter weit geöffnet.« Während der Wehen versuchte ich, auf die Uhr zu schauen, sodass ich mich später genau daran erinnern konnte, wie lange alles dauerte. Doch außer dem Zeitpunkt meiner ersten Wehe und der Geburtszeit von Abigail habe ich von dem zeitlichen Ablauf der Geburt nicht viel behalten. Später trug ich in mein Tagebuch ein, die Wehen hätten vier Stunden und das Pressen zwei Stunden gedauert. Ina May erzählte mir, dass manche Frauen die Wehen, andere das Pressen lieber mögen. Ich mochte das Pressen am liebsten, weil es mir am Schluss am wirkungsvollsten erschien.

Nachdem ich ungefähr zwei Stunden lang gepresst hatte und der Kopf mit einer einzigen Presswehe ausgetrieben war, wurde Abigail Rosalee geboren. Ihre genaue Geburtszeit war 10.22 Uhr, genau sechs Stunden, nachdem meine Wehen eingesetzt hatten. Ina May und Pamela machten sie sauber, wogen sie und zogen ihr ihre kuscheligsten Sachen an.

Wir riefen meine Eltern aus dem Geburtshaus an. Als wir sie erreichten, kamen sie gerade bei der Trauerfeier an. Sie verkündeten allen anwesenden Freunden und Verwandten, dass sie nun stolze Großeltern waren (es war ihr erstes Enkelkind). Sie erzählten mir, die Leute seien auf sie zugekommen, um ihnen die Hand zu schütteln und ihnen im selben Atemzug zu gratulieren und ihr Beileid auszusprechen. Für meine Mutter war dies eine Bestätigung, dass Leben und Tod einen ewigen Kreislauf bilden und Gott uns alle in seiner Hand hält.

## Über die Freude, Grace zur Welt zu bringen

*Von Kathryn B. Van de Castle*

Wahrscheinlich würden sie mich nicht für den Typ Frau halten, der in einem Geburtshaus im ländlichen Tennessee entbindet. Ich bin eine typische Amerikanerin aus der gehobenen Mittelschicht, die ungern Schmerzen erträgt. Ich wusste, dass meine Geburt extrem schwer gewesen war. Bei dem Gedanken an Phlebotomie wird mir schwindelig. Hinzu kommt, dass ich im Alter von 37 Jahren meinen Mann Keith (der Arzt ist) heiratete, nachdem er acht Monate lang um mich geworben hatte. Zwei Wochen nach unserer Hochzeit wurde unser Kind gezeugt. Natürlich waren wir auch während der Schwangerschaft immer noch in der Kennenlernphase. Keith erwies sich in dieser Zeit, die wegen ständiger Übelkeit und einem Todesfall in der Familie manchmal ziemlich schwierig war, als absolut wundervoller Partner. Als mir schon beim Betreten eines Lebensmittelgeschäfts schlecht wurde, ging er einkaufen und besorgte nur Sachen, die mir schmeckten. Er half mir bei meiner Diät, die ich einhalten musste, nachdem mein Arzt in Virginia einen Schwangerschaftsdiabetes festgestellt hatte, und er baute meine Stimmung auf.

Meine Schwester, eine Geburtshilfeschwester, gab mir ein paar gute Ratschläge. »Lies nicht zu viel«, sagte sie. »Und plane die Geburt nicht. Je mehr du vorher aufschreibst, wie alles ablaufen soll, umso weniger wird es eintreffen.« Sie erklärte mir, wenn ich zu viel läse, würde mich dies daran hindern, in Einklang mit der Weisheit meines Körpers zu kommen. Sie überzeugte mich und ich nahm kein einziges Geburtsvorbereitungsbuch zur Hand.

Was den Ablauf der Entbindung anging, so konnte ich mir instinktiv kaum vorstellen, dass ich mich mit der Klinikroutine abfinden konnte. Das Kommen und Gehen des Klinikpersonals während der Entbindung wäre sicherlich unerträglich für mich. Obwohl Keith Arzt ist, war er mit dem Thema Hausgeburt sehr vertraut, da er fünfzehn Jahre lang auf der Farm gelebt hatte, bevor sein Medizinstudium begann. Er vertraute den Farm-Hebammen und ich vertraute ihm.

Einen Monat vor dem Geburtstermin reisten wir auf die Farm. Dies gab mir die Gelegenheit, mich zu entspannen, jeden Tag stundenlang spazieren zu gehen und mich gut zu ernähren. Während unserer Spaziergänge konnte ich mich mit Grace unterhalten und sie bitten, mich bei der Geburt zu begleiten. Sie versicherte mir, ich würde mein Baby gesund zur Welt bringen. Elf Tage vor dem Geburtstermin setzten meine Wehen gegen 4.30 Uhr morgens ein. Ich wollte Keith noch nicht wecken, da meine Wehen erst im Abstand von zehn Minuten kamen. Etwas später wachte er auf. Wir sahen uns einen Film an und gingen spazieren, bevor wir zum Lunch ins Haus der Hebammen zurückkehrten. Dort aß ich einen Happen, den ich sofort erbrach. Meine Wehen wurden stärker.

Ina May half mir mit der Massage meiner Oberschenkel, mich zu entspannen, aber ich brauchte noch mehr Unterstützung. Keith erinnerte mich daran, dass ich vorgehabt hatte, ein Bad zur Entspannung zu nehmen. Als ich ins warme Wasser stieg, war mein Muttermund einen Zentimeter weit geöffnet. Als ich sieben Stunden später wieder aus der Wanne kam, war er voll geöffnet. In dieser Zeit brauchte ich viel Zuspruch, weil mir die gewaltigen Kräfte, die ich in meinem Körper spürte, Angst machten.

Keith versicherte mir tausendmal, dass alles in Ordnung war, und half mir zu atmen, um die Wehen durchzustehen. Meine Freundin Cynthia hatte mir ein paar Tage vorher erzählt, sie habe die Wehen wie Surfen empfunden. Während der Stunden in der Badewanne, dachte ich daran. Wenn der Höhepunkt der Welle erreicht war, half mir Keith immer wieder hindurch. Während ich tief und langsam atmete, konzentrierte ich mich auf ein Bild mit einer lila Blüte, das in Höhe seines Kopfes an der Wand hing. Ich wiederholte immer wieder: »Ich bin eine Blüte, die sich öffnet.« All dies half mir, stark zu bleiben und mich nicht von den Wehen überwältigen zu lassen.

Ina May, Pamela und ihre Tochter Stephanie versicherten mir während der Wehen immer wieder, dass bei mir alles in Ordnung sei, und bereiteten mich stets darauf vor, was als Nächstes kommen würde. Ich wurde mir bewusst, dass ich die Wahl hatte, entweder an negative oder positive Dinge in meinem Leben zu denken. Ich lernte, mich mit Selbstdisziplin in die Gegenwart zu holen, mit Keith zu atmen und mir selbst zu bestätigen, dass alles mit mir in Ordnung war, und auf die anderen zu hören, die mich für meine tolle Leistung lobten.

Meine Wehen verliefen folgendermaßen: Keith merkte, dass eine Wehe kam und begann, langsam und tief zu atmen. Ich fiel in seinen Rhythmus ein. Ich betrachtete die Blüte über seinem Kopf, dachte an etwas Positives oder Negatives, lauschte den anderen, die mir versicherten, alles sei in Ordnung, oder ich beruhigte mich selbst damit. Zwischen den Wehen ruhte ich mich aus und entspannte mich. Dann begann der Kreislauf von vorn.

Ich bemerkte, dass ich mehr ins Denken kam, wenn ich versuchte, die Dinge zu betrachten, aber wenn ich zuhörte, kam ich mehr in Kontakt mit meinem Instinkt und meinen Gefühlen. Wenn ich beispielsweise hörte, ich sei in Ordnung, fühlte ich mich wirklich besser. Wenn ich es nur gelesen hätte, hätte ich mich nicht so gut dabei gefühlt. Denken machte mir Angst, fühlen nicht. Wenn ich mit meinen Gefühlen in Kontakt war, fühlte ich mich von dem Geschehen nicht so überwältigt.

Als mein Muttermund vollständig geöffnet war, half mir Keith, zum Bett zu gehen. Das waren die längsten zehn Schritte meines Lebens. Ich hoffte inständig, ich würde unterwegs keine Wehe bekommen. Ich setzte mich einen Moment aufs Bett, was aber unbequem für mich war. Ich wusste nicht, welche Lage bequemer für mich war. Keith erinnerte mich daran, dass ich den Geburtshocker ausprobieren wollte. Die Hebammen brachten ihn mir. Ich setzte mich darauf und begann, mit all meiner Kraft zu pressen. Das Pressen versetzte mich in ein absolutes Hochgefühl. Ich stieß unglaublich tiefe, laute Schreie aus, die mir halfen, Grace auszutreiben. Ich war in Ekstase, als ich Grace herauspresste.

Während des Verlaufs der natürlichen Geburt gewann ich sehr viel Selbstvertrauen. Ich überschritt die Grenzen meiner gewohnten Welt und meines kulturellen Erbes. Ich lernte, dass ich beängstigende und schmerzhafte Situationen meistern kann und stark und präsent bin, wenn es notwendig ist. Meine Sorge, womöglich keine gute Mutter sein zu können, ist verschwunden, da mein Vertrauen in meine Intuition, wie ich Grace lieben muss, gewachsen ist. Ich habe eine unvorstellbare Energie und Lebenskraft in meinem Körper gespürt und bin tatsächlich eine glücklichere, gesündere und selbstsichere Frau geworden. Ich habe erfahren, dass ich mich bewusst für die dunkle oder helle Seite des Lebens entscheiden kann. Ich habe mich für die helle Seite entschieden und bringe die Disziplin auf, auch dort zu bleiben.

## Die schmerzhafteste, wundervollste und schönste Erfahrung meines Lebens

*Von Tracey Sobel*

Am Donnerstag arbeitete ich den ganzen Tag lang im Garten und lief ständig herum, um irgendetwas zu tun. Ich spürte einen Energieschub, obwohl er nicht so gewaltig war, wie mir andere Mütter erzählt hatten. Ich hatte das Gefühl, dass ich am nächsten Tag mein Baby bekommen würde. (Das war nicht der Fall, weil ich 41 Stunden lang Wehen hatte.)

Donnerstagnacht ging ich erst um 2 Uhr ins Bett. Dann wachte ich um 4 Uhr auf und ging ins Bad. Ich blutete. Ich spürte keine Wehen, obwohl ich vielleicht durch eine Wehe geweckt worden war. Ich weckte Dan und erklärte ihm, das Baby käme, aber ich beschloss, die Hebammen noch nicht zu verständigen und noch ein wenig im Bett liegen zu bleiben. Ich wollte mindestens noch eine Stunde warten, denn während der vergangenen zwei Wochen hatte ich einige Vorwehen gehabt, die ungefähr eine Stunde gedauert und dann wieder ausgesetzt hatten. Diesmal kamen die Wehen alle vier bis acht Minuten und hörten nicht mehr auf.

Gegen 6 Uhr früh rief ich Pamela an. Sie sagte, sie käme gleich vorbei. Dann untersuchte sie mich und stellte fest, dass mein Muttermund 2,5 cm weit geöffnet war. Aufgrund meiner Wehenabstände meinte sie, die Wehen würden bald schneller kommen. Sie blieb eine Weile bei mir und richtete ihre Instrumente und ihre Ausrüstung her, machte ein wenig sauber und etwas zu essen, aber meine Wehen wurden nicht stärker. Pamela beschloss, mich und Dan wieder allein zu lassen, und bat uns, sie anzurufen, wenn sich etwas veränderte. Viele Stunden später kam sie wieder, um mich erneut zu untersuchen. Mein Muttermund war erst drei Zentimeter weit geöffnet! Zu diesem Zeitpunkt war ich wirklich müde. Deshalb legten wir uns hin, um ein Nickerchen zu halten. Ich schlief ein paar Minuten lang ein, wachte aber bei jeder Wehe wieder auf. Meine Schmerzen wurden stärker, wenn ich lag. Ich wünschte mir nichts mehr, als schlafen zu können, wachte aber ständig mit Schmerzen wieder auf.

Der Freitag verstrich. Als die Hebammen wieder nach mir schauten, war mein Muttermund immer noch drei Zentimeter geöffnet. Ich fühlte, wie die Wehen stärker wurden, obwohl sich nicht viel tat. Gegen neun Uhr abends ging ich in die Badewanne. Das Bad half mir enorm gegen die Wehenschmerzen. Als ich eine Stunde später wieder aus dem Bad kam, war Dans Mutter Mary gekommen, die dabei sein wollte, wenn das Baby kam.

Die Hebamme meinte, ich solle mich hinlegen und ausruhen. Ich schlief wieder zwischen den Wehen ein, wachte aber nach ein paar Minuten von der nächsten Wehe wieder auf. Ich erinnere mich, dass ich dauernd fragte: »Wie lange habe ich geschlafen?« Ich hatte das Gefühl, es sei eine Stunde gewesen, aber sie antworteten jedes Mal: »Vier Minuten.«

Gegen fünf Uhr morgens kam Ina May, um mich zu untersuchen. Diesmal war mein Muttermund etwas weiter geworden: 4,5 cm. Ina May glaubte, es würde nun etwas schneller vorangehen, deshalb rief sie Dans Mutter und Pamela. Alle eilten herbei, aber ich verbrachte den ganzen Tag in der Badewanne. Ina May und Pamela massierten mich abwechselnd, was mir sehr half. Es war sehr angenehm, dass immer jemand bei mir war, weil ich auch in der Badewanne zwischen den Wehen immer wieder einschlief. Ich aß sogar etwas, während ich badete, weil ich mich im Wasser so wohlfühlte.

»Stell dir eine Blüte vor, die sich öffnet«, sagte Pamela, während ich in der Wanne lag. »Wenn sich die Blüte öffnet, wird das Baby herausgepresst.« Ich musste an die Geschichte vom kleinen Däumling denken. Die Vorstellung half. Von da an dachte ich, sogar während der starken Wehen, immer an dieses Bild – eine riesige, wunderschöne Blüte, die sich gerade öffnet und aus der das Baby herauskommt.

Plötzlich am Nachmittag konnte ich nicht mehr sitzen. Die Wehen waren so stark, dass ich aufstehen und mich über das Bett beugen musste, um sie auszuhalten. Jedes Mal, wenn ich auf der Toilette war, wurden sie noch stärker. Deshalb hatte ich schon Angst, aufs Klo zu gehen, weil die Wehen im Sitzen noch schmerzhafter waren. Ich musste mich ständig bewegen. Die drei Hebammen meinten: »Vielleicht möchtest du einen Spaziergang machen.« Ich konnte mir das zwar nicht vorstellen, aber sitzen konnte ich auch nicht. Anstatt also im Haus herumzulaufen, spazierten Dan und ich durch die Wälder. Bei jeder Wehe klammerte ich mich an ihm fest, um nicht hinzufallen. Auf dem Höhepunkt der Wehe musste ich in die Knie gehen, sonst hätte es noch mehr wehgetan. Selbst wenn ich es nicht gewollt hätte, gaben meine Knie einfach nach. Mein Körper machte, was er wollte.

Draußen im Wald erlebte ich die Bäume, Blumen und Pflanzen sehr intensiv. Es war die bewussteste Erfahrung, die ich je gehabt hatte – ich war hellwach und im Hier und Jetzt.

Wir blieben stehen, um uns einen Moment hinzusetzen. Wir wollten uns küssen, aber jedes Mal kam uns eine Wehe dazwischen. Ina May hatte uns gesagt, küssen würde den Geburtsvorgang beschleunigen, aber sobald ich mich setzte und die nächste Wehe kommen spürte, sagte ich: »Es wird nicht klappen.« Dan musste mich stützen und dann liefen wir wieder ein wenig weiter. Ich wollte noch nicht zurückgehen. Wir liefen über eine Blumenwiese am Waldrand und eine Pferdeweide. Wir sahen eine Stute, die trächtig war. Noch eine Woche zuvor hätte ich mich Bauch an Bauch mit der Stute fotografieren lassen können.

Zurück im Geburtshaus ging ich drinnen weiter auf und ab. Jedes Mal, wenn eine Wehe kam, suchte ich nach etwas oder jemandem zum Festhalten. Dan oder eine der Hebammen massierten meinen Rücken dabei. Das half mir sehr. Ohne diese Unterstützung hätte ich es nicht ausgehalten. Jede Wehe verging auch wieder. Es gab nichts dazwischen. Sie war so heftig und dann ganz plötzlich war der Schmerz wieder weg. Das war das schönste Gefühl auf der Welt. Wenn die Wehe vorbei war, war ich euphorisch. Unmittelbar nach dem Abklingen der Wehe erlebte ich alles am bewusstesten. Ich fühlte mich wunderbar.

Ich lief weiter herum. Jedes Mal, wenn ich mich hinsetzen wollte, hatte ich das Gefühl, der Kopf des Babys sei schon fast zur Hälfte draußen und ich würde mich auf ihn setzen. (Das war nur ein Gefühl, denn sein Kopf war noch längst nicht ausgetreten.) Eine Weile passierte gar nichts. Ich stand nur die Wehen durch. Bei der nächsten Untersuchung stellte Ina May fest, dass mein Muttermund 8,5 cm weit geöffnet war. Pamela schlug vor, auf alle Viere zu gehen, was ich auch tat. Dadurch wurden die Wehen noch stärker. Sie sagte mir immer wieder: »Atme zwischen den Wehen.« Wenn die Wehe da war, sagte sie: »Atme sie aus, atme sie aus.« Ich hatte angefangen zu schreien. Ina May kam herein und meinte, ich solle zwischen den Wehen wie ein Pferd »Pfffff« machen, indem ich durch die Lippen blies. Ich machte es jedes Mal, was mich zum Lachen brachte. Das entspannte mich.

Ich dachte bei mir: »Du meine Güte! Wie kann ich das stoppen?« Ich fühlte mich wie in der Achterbahn. Die ganze Fahrt ist beängstigend, auf und ab, hoch und runter. Wenn du am höchsten Punkt bist und kurz bevor die Achterbahn in die Tiefe stürzt, denkst du, du würdest gleich sterben, und willst nur noch raus. So fühlte sich das an, aber ich wusste auch, ich konnte nicht raus. Ich war gefangen. Ein paarmal dachte ich: »Kein Wunder, dass die Frauen in die Klinik gehen und sich ein Schmerzmittel geben lassen.« Ich wollte das zwar nicht, aber wenn ich mich in diesem verrückten Zustand befand, dachte ich immer wieder: Kein Wunder, dass die Frauen das machen.

Ich hatte keine Ahnung, wer im Zimmer war. Ich wusste, Dan war rechts von mir. Ich presste seine Hand und manchmal klammerte ich mich an ihm fest. Einmal biss ich ihm während einer Wehe in die Brust. Ein andermal lehnte ich an Pamelas Schulter und hätte sie beinahe auch gebissen! Ich hielt mich gerade noch zurück, als ich es merkte. Es war eine reine Reaktion. Manchmal dachte ich: »Ich schaffe das nicht. Es ist zu viel für mich. Ich kann nicht mehr.« Ein paarmal strich Pamela sanft meine Haare aus meinem Gesicht und sagte: »Du machst das gut. Du wirst dieses süße Baby bekommen. Atme einfach weiter.« Das half mir sehr.

Eine Weile kniete ich mich während der Wehe mit aufrechtem Oberkörper hin. Dazwischen ruhte ich mich auf allen vieren aus, wobei ich meinen Kopf aufs Bett legte. Dann senkte sich der Kopf des Babys weiter nach unten, wonach die Position eher schmerzhafter als angenehmer wurde. Plötzlich konnte ich mich nicht mehr auf allen vieren halten. Ich musste mich aufrichten. Ich konnte spüren, was passierte. Mein Körper begann, nach unten zu pressen. Ich hatte das Gefühl, als ob das Baby aus meinem Po käme, aber die Hebammen versicherten mir, dem sei nicht so. »Ich weiß aber, dass es so ist. Ich kann es fühlen«, rief ich. Ich dachte, es wäre etwas verkehrt, und hatte große Angst, weiter zu pressen.

Pamela stand direkt vor mir und Dan gleich rechts neben mir. Ich klammerte mich mit aller Kraft an ihn und Pamela strich immer wieder mein Haar zurück und redete mit mir. Plötzlich spürte ich ein heftiges Brennen und schrie auf. Ich hörte meine eigenen Laute, die nicht mehr menschlich klangen, sondern primitiv und wild. Mein ganzer Körper versuchte, das Baby herauszupressen.

Schließlich glaubte ich, ich könnte mich auf den Rücken legen. Als ich es machte, sagte mir die Hebamme, der Kopf sei zu sehen. Sie wuschen mein Gesicht mit einem Waschlappen ab und ich dachte: »Könnt ihr nicht einen Eimer Wasser über mich schütten?« Aber ich brachte kein Wort mehr heraus. Sie spritzten Öl auf mich und der Kopf des Babys wurde geboren. (Ich sah das auf dem Video, das von der Geburt gemacht worden war. Tatsächlich dauerte die Geburt des Kopfes ein paar Minuten. Ich hatte aber das Gefühl, als wäre er sofort herausgekommen.) Dans Mutter stand bereit, um das Baby in Empfang zu nehmen, und es fühlte sich gut an, ihre Berührung zu spüren. Ich spürte, wie der Kopf des Babys ausgestoßen wurde. Dann schoss sein übriger Körper aus mir heraus. Es war anders als der Austritt des Kopfes, aber es war ein wunderbares Gefühl. Ich war so erleichtert. Ich legte mich zurück und atmete einfach tief durch, so, als hätte ich ein Jahr lang keine Luft bekommen.

Beim Pressen dachte ich: »Nie mehr! Das will ich nie wieder durchmachen.« Aber als mein Sohn dann draußen war – sie legten ihn mir sofort auf den Bauch –, dachte ich: »Wow! Schau ihn dir an! Für dich hat sich das alles gelohnt. Du bist so wunderschön!«

Danach sagten sie mir, die Plazenta würde jetzt ausgestoßen, und ich dachte nur: »Oh nein! Nicht noch mehr!« Ich fragte, ob das nochmal so wäre wie das Herauspressen des Babys, und sie antworteten mir, es wäre viel leichter.

Eigentlich wollte ich früher kein Kind. Die zwei- oder dreimal in meinem Leben, als ich ein Baby im Arm gehalten hatte, waren wirklich schrecklich für mich. Als ich schwanger wurde, war es schon in Ordnung für mich, aber ich hatte immer noch große Zweifel. Ich wusste zwar, dass ich mein Kind lieb haben würde, aber ich hoffte, dass ich es über alles lieben könnte. In der Sekunde, in der mein Sohn dann geboren wurde, war es so, als wäre er schon immer bei mir gewesen und als wäre er für mich bestimmt. Es war ganz selbstverständlich, dass er da war. Es fühlte sich so natürlich und vollkommen an. Ich hielt ihn ganz einfach in meinen Armen und während ich ihn betrachtete, dachte ich: »Du bist genau das, was mir in meinem Leben gefehlt hat.«

*Schon am Anfang meiner beruflichen Laufbahn begleitete ich eine Geburt, während der ich eine sehr wirksame Methode fand, um den Wehenschmerz für eine Frau mit entsprechendem kulturellen Hintergrund erträglicher zu machen.*

## Wer hätte das gedacht?

*(anonym)*

Die Hebammen kamen und halfen mir, während der Wehen tief zu atmen. Durch das Atmen ließen die Schmerzen nach. Dann wurden die Wehen noch stärker und ich zweifelte, ob ich es noch aushalten konnte. Ina May, die sah, dass ich große Angst hatte, schlug vor, dass ich meinen Mann während der nächsten Wehe küssen sollte. Das war das Letzte, was mir in dieser Situation in den Sinn gekommen wäre, aber ich befolgte ihren Rat. An dieser Stelle sollte ich vielleicht erwähnen, dass die Beziehung zu meinem Mann in dieser Zeit recht turbulent war, und unsere Art des Küssens hatte mich noch nie besonders befriedigt. Egal, auf jeden Fall blieben die Wehen stark, während wir uns küssten.

Ina May saß am Fußende des Bettes und empfahl mir, meinen Mund so weit zu öffnen, dass ich den meines Mannes umschloss. In diesem Moment fühlte ich eine stärkere Erregung als je zuvor in meinem Leben! Der Schmerz ließ nach – und ich hatte nur noch ein starkes Lustgefühl und fühlte, wie ich mich völlig öffnete. Es war wie ein Orgasmus. Ich bin sicher, dass das alles nur ein paar Sekunden dauerte, aber in dieser Zeit kam ich in die Austreibungsphase, und bevor ich noch wusste, wie mir geschah, begann ich, das Baby herauszupressen. Eine größere Überraschung hätte es nicht geben können! Ich hatte nicht nur einen neugeborenen Sohn, sondern auch ein völlig neues Gefühl für meinen Mann. Was mich am meisten erstaunte, war die Tatsache, dass die letzte Phase der Wehen nicht nur schmerzlos für mich war, sondern sogar angenehm.

Mein Mann und ich sind inzwischen über dreißig Jahre verheiratet und wir haben zwei Enkelkinder. Ich erzähle meinen Kindern von der Geburt meines Sohnes, weil ich weiß, dass dieses Geburtserlebnis dazu beigetragen hat, meine Ehe über so viele Jahre aufrechtzuerhalten – es stärkte unser gegenseitiges Vertrauen an einem so offenen und heiligen Ort.

## Galens Geburt

*Von Anita Staengl*

Am Morgen des Geburtstags meines Sohnes bekam ich Krämpfe. Mein Mann Luke wartete eine Weile, bis er die Hebammen anrief. Es war ein wundervoller, sonniger Tag und ich lief die meiste Zeit draußen herum.

Die Wehen wurden stärker und meine Fruchtblase platzte. »Ich habe Angst«, sagte ich.

Ina May blickte mich an und fragte: »Wovor?« Ich dachte, das sei offensichtlich. Ich hatte Angst vor dem unglaublich starken Schmerz, der mich wie ein Blitz durchfuhr.

Während der nächsten Wehe merkte ich, dass ich in Selbstmitleid badete. Dann dachte ich: »Ich soll jetzt ein Baby zur Welt bringen und darf nicht an mich denken!« Nun befolgte ich Ina Mays Anweisung, bei jeder Wehe tief zu atmen. Ich hatte bei jeder Presswehe das Gefühl, als würde sich mein Innerstes nach außen kehren. Wenn ich mich aufsetzte, konnte ich die Kraft jeder Wehe zum Pressen nutzen, sodass ich kaum Schmerzen spürte.

Galen wurde eineinhalb Stunden nach dem Blasensprung nach ein paar Presswehen geboren. Als er herauskam, hatte er eine rötlich-violette Hautfarbe. Deshalb dachte ich im ersten Moment, eines meiner inneren Organe sei aus mir herausgeglitten. Er lag ganz still da wie eine blaue Statue der Azteken. Wir hielten alle den Atem an. Langsam wurde sein Körper ganz rosig. Eine Hebamme säuberte seine Nase. Er fing an zu schreien und machte abwechselnd eine Faust und spreizte die Finger. Er nahm sofort meine Brust.

Dann schliefen wir ein. Am nächsten Tag fand ich Luke so wunderschön. Sein Haar und seine Haut schimmerten golden im Sonnenlicht. Er sang: »So hat Gott es gemacht, weil es ihm so gefiel.« Galens kleiner Kopf verströmte einen wunderbaren Duft im Raum, der tagelang anhielt. Später hörte ich einmal, ein süßlicher Duft sei ein Zeichen dafür, dass Engel da sind. Ich glaube, dass sie in diesem Moment bei uns waren.

## Samuels Geburtsgeschichte

*Von Patricia Lapidus*

Abends wusste ich, dass ich nicht normal schlafen würde. Ich überstürzte jedoch nichts, sondern ließ mich einfach treiben – in dem erstaunlichen Energieschub, den ich voll nutzen wollte. Wir beschlossen, ins Bett zu gehen und noch ein wenig zu dösen, solange wir es noch konnten.

Irgendwann in diesen zeitlosen Stunden bürstete Mary Louise, eine meiner Hebammen, ganz sanft mein Haar. Sie war so fürsorglich, dass sie bei jeder Wehe daran dachte, dass ich den Eiswürfel ausspucken musste und danach wieder daran lutschen wollte. Solche Dinge wurden sehr wichtig und ich musste kaum etwas erklären.

Immer wenn ich die nächste Wehe spürte, schaute ich Don an und sagte: »Bist du bereit, Schatz?«, und er grinste mich an. Ich blickte in seine Augen und wir mussten lachen. Alle stimmten in unser Lachen ein. Ich erkannte, dass ich als Gebärende den Ton angeben musste. Die Wehen fühlten sich an, als ob ich auf einer riesigen Welle reiten würde. Ich stamme aus einem Ort an der Küste von Maine. Daher kenne ich mich mit Wellen gut aus. Die Vorstellung, dass die Wellen über mich spülten, half mir, mich dem Fluss des Universums zu überlassen. Die Wellen schlugen an die Felsküste meines Körpers. Ich hatte keine Wahl und mein Verstand hatte keine Kontrolle über das Geschehen.

Meine Hebamme Leslie ging mit meinen Wehen sehr achtsam um. Sie schlug vor, mich auf den Bettrand zu setzen und mich gegen Don zu lehnen, sodass die Schwerkraft zur Öffnung meines Muttermunds beitragen konnte. Don war wunderbar und geduldig und sein starker Körper so zuverlässig. Ich klammerte mich an ihn, um in der physischen Wirklichkeit die Bodenhaftung zu behalten. Ich dachte, er könne seinen Körper nur mit magischen Kräften so still halten. Nun wurde er zur Felsküste und ich zur Brandung. Eine heftige Wehe erfasste mich bis in jeden Muskel – nicht nur in die Gebärmuttermuskeln um das Baby herum, sondern bis hinauf in die Kopfhaut. Sogar meine Nackenmuskeln verspannten sich im Wehenrhythmus und entspannten sich wieder, wenn die Wehe nachließ, sodass meine Nackenmuskulatur erschlaffte und ich meinen Kopf an Dons Brust legen musste.

Jedes Mal, wenn eine Wehe durch meinen Körper ging, jubelten die Hebammen. Sie waren nicht mehr darum bemüht, eine ruhige Atmosphäre zu schaffen. Sie feuerten mich an: »Die ist gut!« Ich dachte, ich sollte meinen Kopf gerade halten können – obwohl ich keinerlei Kontrolle mehr über meine Muskeln hatte. Aber als ich merkte, dass sich Leslie und die anderen über die Fortschritte freuten, erkannte ich, dass alles gut verlief, egal, was passierte. Ich durfte mich die ganze Zeit so wild aufführen, wie ich wollte.

In der Geburtshaltung muhte ich wie eine Kuh. Leslie erklärte mir, dass sich der Muttermund leichter öffnet, wenn der Mund offen und entspannt ist.

Dann hatten sie eine nette Überraschung für mich. Als ich bereit war zu pressen, kam meine liebe Freundin Kay Marie (die auch Hebamme ist) herein. Sie wohnt in Washington und war wegen einer Hebammenkonferenz auf der Farm. Weil die Hebammen wussten, dass sie bei der Geburt meines älteren Sohnes nicht dabei gewesen war, hatten sie Kay Marie eingeladen, mich von Samuel zu entbinden. Leslie, die in all den vorangegangenen Stunden so viel für mich getan hatte, machte ihr lächelnd Platz und freute sich ebenso sehr wie ich, dass sie da war. Trotz all ihrer Bemühungen um mich, konnte sie jetzt ihr Ego einfach zurücknehmen. Dafür war ich ihr sehr dankbar.

Nach ein paar Presswehen kam Samuel mit dem Kopf zuerst heraus, dann mit seinen Schultern, wobei Kay Marie ihn sanft unterstützte. Nach der ganzen Anstrengung schien er mühelos aus mir herauszugleiten.

Kay Marie legte das Baby auf meinen Bauch. »Sieh ihn dir an, Süße!« Ich rief nach Don und gemeinsam betrachteten wir unser Baby mit den Augen frisch gebackener Eltern. Unser Sohn schien uns zu erkennen. Seine alte Seele, die aus ihren eigenen, unerforschlichen Gründen zu uns gekommen ist, wohnt nur für kurze Zeit in einem kleinen Körper. Er erfüllte uns mit Respekt und Demut.

*Angelika und Viktor sind Deutsche. Angelika wurde während einer Reise durch Nordamerika schwanger.*

## Angelikas Geschichte

*Von Angelika und Viktor Engelmann*

Als ich schwanger wurde, waren wir bereits fünfzehn Jahre verheiratet. Die Schwangerschaft war eine große Überraschung für uns, weil wir schon so lange zusammen waren und niemals verhütet hatten. Da wir keine Kinder hatten, konnten wir problemlos mit unserem Campingbus verschiedene Teile der Welt bereisen. Meine Geburtsgeschichte beginnt, als wir im Staat Washington für ein paar Wochen in einer Fischverarbeitungsfabrik arbeiteten, um Geld zu verdienen. Eines Tages verarbeiteten wir einen Fisch, der einen doppelten Penis hatte. Einige Indianer, die auch dort arbeiteten, scherzten darüber, dass ihr Volk glaubte, dass es die Fruchtbarkeit steigerte, wenn man diesen Fisch anfasst. Ich glaube, in unserem Fall bewahrheitete sich das.

*Viktor:* »Angelika sagte zu mir: ›Stell dich hinter mich und fühle meine Brüste an.‹ Es stand fest, dass sie anders waren. Wir hatten über die Möglichkeit einer Schwangerschaft gesprochen und wussten, dass ihre

Periode überfällig war. Ihr Zyklus war immer sehr regelmäßig gewesen, aber die prallen Brüste überzeugten mich vollends. Früher hatten wir eine Menge Pläne gemacht, was wir tun würden, wenn Angelika schwanger werden würde. Einmal zum Beispiel, als wir in Kreta waren und ihre Periode etwas verspätet war, dachte ich, nun würden wir uns niederlassen und ein Nest bauen. Aber als wir dann in Arizona feststellten, dass sie tatsächlich schwanger war, überzeugte sie mich, dass wir nicht sesshaft werden müssten, sondern auch mit unserem Baby weiterhin herumreisen könnten.«

*Angelika:* »Schon ganz zu Anfang meiner Schwangerschaft beschloss ich, niemandem zu Hause in Deutschland von den Neuigkeiten zu erzählen. Ich wusste, dass in meinem Alter ein gewisses Risiko einer Fehlgeburt bestand, und ich wollte niemanden unnötig aufregen. Außerdem hatte ich keine Lust auf all die ›guten‹ Ratschläge. Sicher hätte man uns geraten, sofort nach Hause zu kommen. Sie hätten mir alle Gefahren und Schwierigkeiten einer Schwangerschaft im Alter von 38 Jahren aufgezählt. Und darüber hinaus hätte man uns endlose Vorträge darüber gehalten, dass unser Lebensstil sich nicht mit einer Schwangerschaft und einem Baby vertrug.

Im Januar spürte ich zum ersten Mal, wie das Baby mich trat. Wir waren gerade in der Gegend von Ciudad Valles in Mexiko und träumten von unserer Zukunft. Ich strickte einen Pulli für Viktor, während er Geschichten aus Boccaccios *Decamerone* vorlas. Wir blieben vier Wochen lang bei einem Freund in Texas. Dort lernten wir eine Frau kennen, die ebenfalls schwanger war, deren Geburtstermin einen Monat vor meinem lag und die uns von der Farm erzählte.

Nach einem Zwischenstopp in Louisiana, Mississippi und Alabama kamen wir Ende März auf der Farm in Tennessee an. Am Tag nach unserer Ankunft hatte ich meine erste Vorsorgeuntersuchung in der dortigen Praxis. Das Baby würde Anfang Juni zur Welt kommen. Es war ein wunderbares Gefühl, diese Form der Schwangerenvorsorge genießen zu dürfen und zu erfahren, dass alles in Ordnung war. Viktor lauschte den Herztönen des Babys. Es war so angenehm, mit den Hebammen zusammen zu sein. Sie machten sich keinerlei Sorgen, weil ich mit 38 Jahren mein erstes Kind bekam. Deshalb waren wir voller Vorfreude auf die Geburt. Nachdem wir noch ein paar Wochen herumgereist waren, beschlossen wir, zur Geburt auf die Farm zurückzukehren.

Sechs Tage nach dem errechneten Geburtstermin setzten um Mitternacht die Wehen ein. Die Abstände wurden immer kürzer. Viktor rief Pamela gegen fünf Uhr morgens an. Kurz darauf traf sie mit Ina May bei uns ein. Sie stellten fest, dass mein Muttermund erst einen Zentimeter weit geöffnet war und die Wehen wieder am Abklingen waren. Die Stimmung in der Morgendämmerung mit dem Vogelgezwitscher und dem ersten Licht sollte man viel öfter erleben. Aber später sollte ich den frühen Morgen noch öfter erleben, als mir lieb war. Ich fühlte mich wohl, vor allem, weil die Wehen für eine Weile aussetzten.

Den ganzen Tag über kamen die Wehen und flauten wieder ab, aber sie waren nicht besonders stark. Die Nacht verbrachte ich schlaflos. Ich lag abwechselnd im Bett und saß auf einem Schaukelstuhl. Dazwischen ging ich auf die Toilette, um meine Blase zu entleeren. Ich war froh, dass ich nach jeder Wehe eine Pause hatte, in der ich mich entspannen und auf die nächste Wehe einstellen konnte. Viktor tat mir Leid, weil er auch keinen Schlaf bekam und bei jeder neuen Wehe wieder aufwachen musste. Er brachte mir ein Kissen und einen Schlafsack und massierte meinen Rücken, während ich auf dem Schaukelstuhl saß. Obwohl wir gegen Morgen eine Weile schlafen konnten, waren wir ziemlich erschöpft. Ich war zu müde, um aufzunehmen, was Pamela am nächsten Morgen zu mir sagte. Ich bekam etwas Angst, weil sie etwas in der Art sagte, Frauen die zu müde seien, müssten womöglich in die Klinik. Viktor und ich fühlten uns in diesem Augenblick ziemlich bedrückt. Als Pamela mich untersuchte, war mein Muttermund nicht weiter geöffnet. Ich wusste, ich musste meine Einstellung ändern und lockerer werden.

Die Hebammen ließen uns den ganzen Tag allein, weil mein Muttermund sich nicht dehnte. Ich sah gar nicht mehr auf die Uhr. Meine Wehen dauerten an und ich genoss es, mit Viktor alleine zu sein. Die angenehme Atmosphäre, der kurze Besuch von Ina May und sogar das Scrabble-Spiel machten mir Spaß. Viktor war beim Spielen abgelenkt, seiner Meinung nach der Grund, warum er gewann.

Ein paar Tage vergingen. Ich hatte das Gefühl, als näherte sich die Geburt, aber ich konnte mir nicht vorstellen, wie das sein würde. Ich war so froh, dass Viktor bei mir war und nicht die Geduld verlor, auf das Baby zu warten. Er verwöhnte mich und zeigte mir, wie sehr er mich liebt. Nachmittags strickte ich eine Weile und dachte darüber nach, ob das Baby gesund sei. Darauf kam ich, weil ich den Verdacht hatte, meine Fruchtblase wäre geplatzt. Pamela machte deshalb einen Test, um zu überprüfen, ob es tatsächlich so war. (Es war nicht der Fall.) Ich fragte mich, wie viele Frauen bei einer Hausgeburt einen solchen Test machten und was mit einer Frau passieren würde, die mit über 35 Jahren seit ein paar Tagen Wehen hatte.

Ich war sehr froh, dass wir auch für diesen Fall wieder am richtigen Ort waren. Ich konnte mir nichts Schöneres vorstellen, als hier im Wald mit den zwitschernden Vögeln um mich herum zu sein und den Hunden, die abends vor unserer Tür wachten, weil sie spürten, dass hier etwas Besonderes geschah. Sogar Waldtiere kamen bis vor unsere Veranda. Weil hier alles so natürlich behandelt wurde, verschwanden meine Befürchtungen, das Baby könne nicht normal sein, schnell wieder und ich glaubte an die Vorhersage, dass ich bald ein schönes und gesundes Baby bekommen würde. Aber ich fragte mich, wann das sein würde.«

Ina May: *»Während der Tage, als wir darauf warteten, dass die Wehen stärker wurden, besuchte ich Angelika und Viktor einige Male. Einmal erzählte mir Angelika, dass ihr Mann und sie selten miteinander stritten, und wenn, dann gewöhnlich nach einem Scrabble-Spiel. ›Was passiert denn beim Scrabble, dass ihr danach streitet?‹*, fragte ich überrascht.

*›Ein Grund ist, dass Scrabble auf Deutsch manchmal Tage dauert, weil manche deutschen Wörter so lang sind.‹*

*›Oh‹, sagte ich immer noch verständnislos.*

*›Der andere ist, dass der Gewinner die ganze Schokolade bekommt.‹*

*Dafür hatte ich eine Lösung. ›Warum lasst ihr nicht dem Gewinner die Freude über seinen Sieg und teilt dann die Schokolade miteinander?‹, fragte ich.*

*›Oh, ihr Amerikaner‹, sagte Angelika. ›Ihr habt so viele Ideen, wie man die Dinge ändern kann!‹*

*Ich weiß nicht mehr, welche meiner Kolleginnen die Beobachtung machte, aber wer es auch gewesen war, sie erzählte mir von einem Gespräch, das sie mit Angelika und Viktor hatte. Wir alle hatten bemerkt, wie sehr sich die beiden liebten und welches Glück dieses Baby hatte, in diese Familie geboren zu werden. Gleichzeitig hatten wir aber den Eindruck, dass sie nicht besonders freundlich zueinander waren, wenn der eine den anderen um einen Gefallen bat. Das klang eher wie ein Befehl, weshalb es dem anderen keine große Freude machte, der Bitte nachzukommen. Meine Kollegin machte einen Vorschlag, wie sie ihr kleines Kommunikationsproblem lösen könnten: ›Warum bittet ihr den anderen nicht freundlich, sodass es ihm mehr Freude macht, den Wunsch zu erfüllen?‹*

*Viktor und Angelika sahen sich lachend an und erwiderten erneut:*

*›Ihr Amerikaner habt so gute Ideen, wie man etwas ändern kann!‹«*

*Angelika:* »Dann wurden die Wehen stärker. Nach jeder Wehe konnte ich nicht mehr laufen, sondern nur noch watscheln. Ich fühlte mich immer mehr wie die nach vorne gekrümmte Gorilla-Mutter, die ich im Discovery-Channel gesehen hatte und die nach etwas suchte, woran sie sich festhalten konnte. Ina May, Pamela und ihre Assistentin saßen bei mir. Ich dachte, jetzt könne es nicht mehr lange dauern, aber ich verlor jegliches Zeitgefühl. Scherze konnten mich jetzt nicht mehr von den Wehen ablenken, die jetzt häufig kamen und sehr stark waren.

Die Massage von Nacken, Rücken und Beinen tat mir sehr gut. Ich erinnerte mich an die Nacht zuvor, als ich keine Berührung mehr ertragen hatte. Ich hatte die Betttücher, die Decke und sogar Viktors Hände von mir gestoßen. Jetzt konnte ich es nicht mehr ertragen, dass die Hebammen meinen Bauch gegen den Uhrzeigersinn massierten, und sagte es ihnen. Mein Muttermund war inzwischen vier Zentimeter weit geöffnet und weil meine Zervix so dünn war, weitete Ina May sie auf fünf Zentimeter. Ich spürte es nicht. Manchmal sah ich nur Viktor, der neben mir oder zu meinen Füßen saß. Ich sah in seine Augen, drückte seine Hand und war glücklich, dass ich zwischen zwei Wehen eine Pause hatte.

Ina May hatte ein paar mexikanische Kunstgegenstände mitgebracht. Es gab eine Okarina in Form einer gebärenden Frau. Der Kopf des Babys war bereits sichtbar. Dann hatte sie noch eine Huichol-Maske mit einem Hirsch darauf, die Kinder schützen soll. Auch einen wunderschönen Regenstock in Form der gefiederten Schlange Quetzalcoatl, die in das dunkle Holz geschnitzt war. Im Zimmer regnete es, während draußen eine klare Nacht war, wie man mir sagte. Es war Halbmond und man konnte Jupiter, Venus und Mars gut erkennen. Genau diese Konstellation hatte ich mir für das Geburtsdatum meines Kindes gewünscht.

Ich fragte mich, ob mir all diese Dinge helfen würden, die nächsten Stunden zu überstehen. Jedes Mal wenn ich das Gefühl hatte, ich stünde an der Schwelle von Leben und Tod, sandte ich ein kurzes Stoßgebet gen Himmel. Ich bat Viktor, unsere letzten beiden Kerzen anzuzünden. Während ich im Schaukelstuhl saß, blickte ich ohne meine Brille in die Flammen und dachte, nun würde ich bald wissen, wie mein Baby aussieht. Ich war so neugierig, ob es ein Junge oder ein Mädchen war.

Gegen elf Uhr eröffnete Ina May die Fruchtblase mit einem kleinen, speziellen Fingerhut mit einem Häkchen und das warme Fruchtwasser floss aus mir heraus. Nun stieß der Kopf des Babys wie ein Felsbrocken auf meine Zervix und öffnete den Muttermund vollständig. Die Wehen waren heftig und ich brauchte eine bestimmte Atemtechnik, um sie auszuhalten. Ich atmete tief ein und machte beim Ausatmen das Geräusch, das Pferde machen. Ich spürte den Pressdrang. Beim Pressen kamen uralte Laute aus mir heraus. Ich fragte mich, ob ich zu laut war und ob mich draußen jemand hören konnte. Zwischen den Presswehen kamen mir solche Gedanken, aber dann hörte ich wieder: ›Gut, richtig, das sind gute Geburtslaute‹, und ›Du siehst so schön aus‹ usw.

Die Herztöne des Babys waren normal, zwischen 120 und 140, und ich lag mit ein paar Kissen im Rücken im Bett. Bei jeder Wehe zog ich meine Beine ganz fest an meinen Körper. Ich war zeitlos.

Ich versuchte, auf allen vieren zu pressen, indem ich meinen Kopf in die Kissen presste. Der Drang zu pressen kam von innen, aber ich presste nicht effektiv genug. Etwas fehlte noch. Ina May tippte etwas in ihren Computer. Das lenkte mich ab. Ich blickte über meine Schulter und sie kam sofort zu mir. Ich probierte eine andere Position und setzte mich auf Viktors Schoß. Ich spürte, wie seine Oberschenkel zitterten. Diese Haltung fühlte sich total wackelig an und wir begaben uns in eine andere Haltung auf der anderen Bettseite, wo ich mich an einem Seil festhalten konnte, das über dem Bett mit zwei Hufeisen befestigt war. Wenn das kein Glück bringt, dachte ich. Ich fror, deshalb zog ich meine langen Socken an, die ich in der Zeit gestrickt hatte, als wir in der Fischfabrik gearbeitet hatten.

Ina May legte sich aufs Bett und ich beneidete sie. Ich wollte auch einfach so daliegen und schlafen können. Das wäre einfach wunderbar gewesen. An dem Seil konnte ich mich gut festhalten, aber trotzdem ging es nicht besonders schnell vorwärts. Ich hatte Angst, dass ich den Teppich voll Blut machen könnte, oder das Bett, wenn keine wasserdichte Unterlage unter mir lag. Deshalb gingen wir in das winzige Badezimmer, wo ich mich aufs Klo setzte. Hier hatte ich das Gefühl, loslassen zu können. Als ich hörte, dass im Zimmer von Saugglocke die Rede war, wusste ich, ich müsste es schaffen, das Baby herauszupressen.

Viktor stand vor mir. Ich legte meine Arme um seinen Hals und zog ihn herunter. Ich presste mit aller Kraft, sodass mein Puls über 90 hochschnellte und sie mir Sauerstoff geben mussten.

Sehr langsam senkte sich der Kopf in den Geburtskanal und mit jeder Wehe brannte es mehr. Sie sahen den Kopf und schlugen mir vor, mich wieder aufs Bett zu legen. Das war fast unmöglich, weil ich den Kopf bereits zwischen meinen Beinen spüren konnte, und es brannte wie Feuer. Ich hing an Viktor. Ich weiß nicht mehr, wer mich auf der anderen Seite festhielt. Ich kletterte aufs Bett und ging auf alle viere – auf meine Knie und Ellbogen. Jetzt ging alles sehr schnell. Weil es so brannte, fasste ich mit der Hand auf die Stelle und erkannte, dass es der Kopf des Babys war und nicht Ina Mays Hand, die ich dort spürte.

Ich wollte auf keinen Fall einreißen. Deshalb tat ich alles, was man mir sagte. Ich musste wie ein Hund hecheln und Ina May versicherte mir, ich hätte einen ›schönen deutschen Hintern‹. Ich spürte, wie der Kopf, dann erst die eine, dann die andere Schulter geboren wurde und wie der restliche Körper herausglitt. Ich hatte es geschafft! Nun geschah alles wie in Zeitlupe. Viktor und ich küssten uns und dann schauten wir, wen Ina May da in ihren Händen hielt. Wir waren sicher, dass es ein Mädchen ist. Dann sahen wir die Nabelschnur und noch etwas anderes. Es war ein Junge! Was für eine Überraschung! Ich war glücklich, dass Viktor nach einer langen Zeit nur mit Frauen nun auch noch einen Gefährten haben würde.

Felix lag auf meinem Bauch und begann sofort, an meiner Brust zu saugen. Wir hatten nur noch Augen für ihn.

Pamela begann, alles sauber zu machen. Sie wogen Felix, zogen ihn an und maßen seinen riesigen Kopfumfang – 38 cm. Ich lag auf dem Bett und wartete auf die Plazenta. Sie wurde eine halbe Stunde nach Felix Geburt ausgestoßen. Viktor vergrub sie am nächsten Tag im Wald, weil wir nicht scharf auf einen Eintopf à la Kitzinger waren. Viktor wusch mich und sie räumten alles auf. Unsere kleine Familie lag im Bett und wir betrachteten uns.

Die Hebammen waren alle müde und verabschiedeten sich mit einem Kuss und einer Umarmung. Nach zwei Stunden beschlossen wir, unseren Verwandten zu Hause Bescheid zu geben, dass wir ein Baby bekommen hatten. Das war die erste Nachricht, seit ich schwanger geworden war. Deshalb konnten sie es kaum glauben.«

Ina May: »Als *ich Angelika die Okarina gab, nahm sie sie und drehte sie herum. Ich erklärte ihr, diese Flöte sei ein mexikanisches Symbol für Frauen, das ihnen zeigen soll, dass es möglich ist, ein Kind zu gebären. Ich machte ihr deutlich, dass nicht nur dunkelhäutige Frauen dazu in der Lage sind, sondern dass auch weiße Frauen absolut perfekt funktionie-*

*ren. Als sie mir die Okarina schließlich zurückgab, sah sie anders aus – etwas entspannter.*

*Viele Stunden später, als Angelika auf allen vieren presste und der Kopf des Babys schon sichtbar wurde, blickte sie kurz zu mir herüber und fragte mich: ›Werde ich einreißen?‹*

*›Nicht mit deinem strammen deutschen Hintern‹, platzte ich heraus. Angelika lachte darüber – als sei sie überrascht. Aber durch das Lachen genau in diesem Moment entspannte sich ihr Damm genug, sodass sie trotz des heftigen Brennens, das sie spürte, den 38 cm großen Kopf des Babys ohne einen einzigen Riss gebären konnte. Felix Geburt war ein gewaltiger Triumph über die Angst.«*

## Evans Geburt

*Von Diana Janopaul*

Als ich siebzehn Jahre alt war, fand ich ein Exemplar des Buches *Spirituelle Hebammen* in einer New Yorker Buchhandlung. Ich kann nicht einmal genau sagen, ob ich wusste, dass eine Hebamme dieses Buch geschrieben hatte, aber es brachte mich in Berührung mit dem Wunder und der Schönheit der Geburt und berührte mich tief. Seither faszinierte mich das Thema und ich spürte schon lange den Wunsch in mir, selbst eine Hebamme zu werden.

Erst viele Jahre später im Alter von dreißig Jahren bereitete ich mich auf die Geburt meines eigenen, ersten Kindes vor. Ich vertraute meinem Körper und dass er so funktionieren würde, wie es sein sollte, und dass die Geburt gut verlaufen würde. Ich beschloss, bei einer Hebamme in der Klinik zu entbinden, die mir von einigen Freundinnen sehr empfohlen worden war. Ich wusste, dass die Kaiserschnittrate in der Klinik bei 30 Prozent lag, aber ich verschwendete keinen Gedanken daran, dass ich selbst davon betroffen sein könnte.

Eine Woche nach meinem Geburtstermin platzte eines Abends zu Hause die Fruchtblase. Ich blieb die ganze Nacht zu Hause und versuchte zu schlafen, in der Hoffnung, die Wehen würden bald einsetzen. Am nächsten Morgen fuhren wir in die Klinik. Ich hatte leichte Wehen und meine Zervix war erst einen Zentimeter weit geöffnet. Die Hebamme riet zu einem wehenverstärkenden Mittel und wir waren damit einverstanden. Darauf folgten einige Eingriffe, die ich vorher nicht geplant hatte: ständige CTG-Überwachung, ein Narkotikum, intravenöse Antibiotika gegen die Infektion, die sich entwickelt hatte, und eine Epiduralanästhesie.

Die Geburt ging trotz der durch das Mittel im Wehentropf ausgelösten sehr heftigen Kontraktionen nur langsam voran. Ich fühlte mich absolut ohnmächtig und überfordert. Während der achtzehn Stunden, die ich im Entbindungszimmer lag, war meine Hebamme nur eine halbe Stunde am Stück bei mir. Sie war mit anderen Entbindungen beschäftigt und verließ sogar für eine Weile die Klinik. Ich fühlte mich völlig verlassen. Mein Mann und meine Familie konnten mir nicht helfen. Ich erinnere mich, dass Tränen über das Gesicht meines Mannes liefen. So hatten wir uns die Geburt unseres Kindes nicht vorgestellt!

Gegen Mitternacht kam die Hebamme herein und erklärte mir, mein Muttermund sei nun vollständig geöffnet und ich könne anfangen zu pressen. Der Tropf wurde abgehängt, aber ich hatte immer noch keine Kontrolle über meine Beine und spürte keinen Drang zu pressen. (Später fand ich heraus, dass eine Epiduralanästhesie die Fähigkeit der Frau zu pressen oftmals beeinträchtigt.) Nach ein paar Presswehen ging die Hebamme wieder hinaus und ich presste zwei Stunden lang mithilfe meiner Familie und einer freundlichen Krankenschwester. Als die Hebamme schließlich wiederkam, untersuchte sie mich und erklärte mir, die Geburt sei nicht vorangekommen. Sie entdeckte auch, dass meine Zervix gar nicht ganz verstrichen war und ich zwei Stunden lang gegen eine innere Muttermundslippe gepresst hatte, die vorher niemand bemerkt hatte. Kein Wunder, dass das Pressen umsonst gewesen war. Allmählich wurde die Herzschlagfrequenz des Babys besorgniserregend. Kurz darauf wurde Lukas per Kaiserschnitt entbunden. Er wog über 4700 Gramm. Die Hebamme meinte, er sei einfach zu groß gewesen.

Danach empfand ich Unzulänglichkeitsgefühle, das Gefühl, versagt zu haben, und Wut. Ich rechtfertigte mich gegenüber wildfremden Leuten für meinen Kaiserschnitt. »Sie haben aber ein großes Baby«, meinten manche und ich erwiderte: »Ja, er musste per Kaiserschnitt geholt werden.«

Als ich wieder schwanger wurde, wollte ich nach der Kaiserschnitt-Entbindung eine vaginale Geburt versuchen. Ich suchte mir eine andere Klinik und eine andere Hebamme. Ich wollte zwar lieber eine Hausgeburt, aber wegen der ersten Sektio fand sich in meiner Gegend niemand dazu bereit. Ohne ärztliche Unterstützung im Hintergrund begleiteten die Hausgeburts-Hebammen bei uns keine vaginalen Geburten außerhalb einer Klinik. Diesmal war meine Schwangerschaft zwei Wochen über den Termin übertragen. Deshalb war mir klar, dass ich wieder ein großes Baby zur Welt bringen würde, aber diesmal ohne Pitocin.

Als meine Wehen einsetzten, kamen sie in Abständen, die nie kürzer waren als fünf bis sechs Minuten. Dennoch ging die Geburt voran und ich hatte ein gutes Gefühl. Als ich auf die Entbindungsstation kam, war meine Zervix fünf Zentimeter weit geöffnet. Der Kopf des Babys ließ sich bewegen und ich begriff sofort, dass meine Geburtshelfer dies als Hinweis darauf deuteten, dass er nicht durch mein Becken passen würde. Ich wartete, bis meine Zervix sieben Zentimeter weit geöffnet war, bis ich einem Kaiserschnitt zustimmte. Kenna wog 5160 Gramm und hatte einen Kopfumfang von 38 cm. Als ich in den Wehen gelegen hatte, erklärte mir ein Geburtshelfer, mein Becken sei »für ein durchschnittlich großes Kind geeignet.« (Derselbe Arzt meinte später, weiße Frauen könnten keine 5000 Gramm schweren Babys bekommen!) Ich erinnere mich, dass ich dachte, ich würde nie ein »durchschnittlich großes Baby« bekommen und deshalb käme eine normale Geburt für mich nicht in Betracht.

Nach Kennas Geburt empfahl mir meine Hebamme, im Falle einer erneuten Schwangerschaft gleich einen Kaiserschnitt zu planen. Aber dennoch war ich davon überzeugt, dass ich meine Kinder vaginal gebären könne, wenn ich nur die richtige Unterstützung bekäme und die Routineinterventionen ausschließen würde, die in der Klinik üblicherweise vorgenommen werden. Als ich wieder schwanger wurde, traf ich die Entscheidung, dass ich ganz anders an die Geburt herangehen musste, wenn ich diesmal vaginal entbinden wollte. Ich rief die Farm an und sprach mit Pamela. Sie erklärte mir, sie könne mir keine vaginale Geburt garantieren. Ich erwiderte, ich würde keine Sicherheit erwarten, sondern ich wollte eine faire Chance bekommen.

Eine wunderbare Hausgeburt-Hebamme aus meiner Gegend bereitete mich auf die Geburt vor. Wir kamen ungefähr zwei Wochen vor dem Geburtstermin auf die Farm. Eine Woche vor dem Termin platzte die Fruchtblase. Pamela untersuchte mich und stellte fest, dass die Zervix eineinhalb Zentimeter weit geöffnet war. Die Wehen setzten sofort ein, obwohl sie nur in längeren Abständen kamen. Am nächsten Morgen stellte Pamela fest, dass ich inzwischen dreieinhalb Zentimeter weit geöffnet war. Pamela leistete mir im Geburtshaus Gesellschaft. Es war mir eine große Freude, sie in dieser Zeit näher kennenlernen zu dürfen.

Am frühen Nachmittag kam Ina May und schickte mich und meinen Mann Steve auf einen Spaziergang. Wir liefen ein paar Stunden lang herum, wobei ich mich während der Wehen an die Schultern meines Mannes hängte oder in die Hocke ging, um die Wehen zu verstärken. Um vier Uhr untersuchte mich Pamela erneut. Meine Zervix war nach wie vor erst dreieinhalb Zentimeter weit geöffnet. Ich war entmutigt, weil die Geburt so langsam voranging, obwohl mir Pamela versicherte, meine Zervix würde immer weicher und der Kopf des Babys habe sich weiter gesenkt. Ich zweifelte tatsächlich daran, ob ich so lange Wehen durchstehen könnte. (Bei meinen letzten beiden Geburten war ich ein »Hasenfuß« und hatte um ein Mittel zur Schmerzlinderung gebeten.)

Carol, eine andere Hebamme, schlug vor, dass Steve und ich uns während der Wehen küssen sollten – sie erzählte, ihr hätte das bei ihren Geburten tatsächlich sehr geholfen. Es war wirklich eine willkommene Ablenkung, die dazu beitrug, dass ich mich mit meinem wunderbaren Mann sehr verbunden fühlte! Innerhalb von fünf Stunden weitete sich meine

Zervix von dreieinhalb auf neuneinhalb Zentimeter. Die schwerste Wehenphase war, als ich über drei Stunden lang bei neuneinhalb Zentimetern »stecken« blieb. Die Hebammen unterstützten und ermutigten mich jedoch so sehr, dass ich wusste, ich konnte noch weitermachen. Schließlich untersuchte mich Pamela erneut und konnte den Muttermundrand über den Kopf des Babys schieben. Ich war vollständig geöffnet!

Da ich bei meinen früheren Entbindungen keine echten Presswehen gespürt hatte, war das Pressen ein völlig neues Erlebnis für mich. Zunächst benutzte ich den Geburtshocker, was mir sehr dabei half, dass sich das Baby schnell in den Geburtskanal senkte. Der hölzerne Hocker war gepolstert und so tief, dass ich meine Knie anwinkeln musste, als ich darauf saß. In der Mitte hatte der Hocker eine Öffnung, damit das Baby austreten konnte. Ich presste mit aller Kraft, die ich aufbieten konnte, und hörte, dass ich wie ein Löwe brüllte. Es klang, als wäre es jemand anderer, der da schrie, aber ich fühlte mich großartig dabei.

Nach etwas mehr als einer Stunde spürte ich, wie der Kopf meines Babys geboren wurde. Wenige Augenblicke später gebar ich meinen Sohn Evan Alexander. Ich blickte hinab und sah ihn auf dem Bett zwischen meinen Beinen liegen. Ich hielt seine kleinen Füße in meinen Händen, während sich die Hebammen um ihn kümmerten. Dann nahm ich ihn in meine Arme und legte ihn sofort an meine Brust – all das hatte ich bei meinen anderen beiden Kindern nicht tun können. Carol musste eine andere Waage holen, weil die Waage im Entbindungszimmer nur bis 4 Kilo ging. Evan wog 4820 Gramm und sein Kopfumfang war mit 38,1 cm noch größer als der meines ersten Babys, das laut der damaligen Hebamme »zu groß« gewesen war! Ein kleiner Einriss musste mit ein paar Stichen genäht werden.

Evans Geburt war eine großartige Erfahrung für mich. Ich bin viel stärker, als ich mir jemals vorstellen konnte – ich fühlte mich so stark, als ich das Baby herauspresste! Ich erkannte auch, wie sehr uns die Vorurteile und Meinungen anderer Leute beeinflussen können. Die Farm-Hebammen hatten vollstes Vertrauen zu mir und meinem Körper. Ich sah keine sorgenvollen Mienen wie bei meinen früheren Geburten. Sie dachten auch nicht, dass ich zu langsam vorankam. Ich glaube, sie hatten mehr Vertrauen zu mir, als je ein Mensch zu mir gehabt hat, einschließlich mir selbst. Darüber hinaus erfuhr ich, dass mein Becken mehr als ausreichend für ein »durchschnittlich großes« Baby ist. Es ist nur so, dass meine durchschnittlich großen Babys eben mehr als vier Kilo wiegen. Ich entdeckte, dass ich vollkommen dazu geschaffen bin, meine Kinder zu gebären.

Es vergeht kein Tag, an dem ich nicht in der einen oder anderen Weise an dieses Erlebnis denke. Die Erkenntnisse, die ich gewonnen habe, seit Evan auf der Welt ist, sind, glaube ich, ebenso tiefgreifend wie die Geburtserfahrung an sich. Zuerst fiel mir auf, dass die Traurigkeit und der Kummer, den ich bei meinen anderen beiden Geburten gespürt hatte, verschwanden. Ich muss nicht mehr weinen, wenn ich mich heute an diese Entbindungen erinnere. Evans Geburt war wirklich heilsam.

Die erstaunlichste Veränderung aber, die ich an mir beobachten konnte, ist, wie viel stärker ich mich fühle. Eine Freundin erzählte mir einmal, sie habe sich nach der Geburt ihres Sohnes gefühlt, als könne sie Berge versetzen. Ich dachte damals, sie meinte dies in körperlicher Hinsicht, aber jetzt weiß ich, dass es viel mehr bedeutet. Denn sie war auch psychisch viel stärker geworden. Ich hatte immer gehört und selbst davon gesprochen, dass eine Frau durch eine Geburt stärker wird. Aber ich hatte niemals die Gelegenheit gehabt, zu erfahren, wie sehr das stimmt. Meine ersten beiden Geburten waren absolut keine Erfahrung, die mich stärker machte. Ich fühlte mich danach niedergeschlagen, deprimiert und entmutigt. Die Enttäuschung war beinahe unerträglich.

Nach Evans Geburt war ich körperlich wund und müde. Aber innerlich fühlte ich mich siegreich und stark. Eines Abends kurz nach Evans Geburt sahen mein Mann und ich die Olympischen Winterspiele im Fernsehen. Während ich die Bobfahrer, Skispringer und Eiskunstläufer beobachtete, rief ich ihnen zu: »Pah! Das ist ja gar nichts! Das könnte ich auch. Versuch mal, ein 4820 Gramm schweres Baby herauszupressen! Dann können wir weiterreden!« Scherze, die eine Frau machte, deren Damm gerade genäht worden war und die eine Unmenge Hämorrhoiden hatte. In diesem Moment wäre ich nicht einmal zum Skispringen in der Lage gewesen, wenn mein Leben daran gehangen hätte. Aber ich fühlte mich unendlich stark!

Wie viele Frauen werden diese Kraft niemals in sich spüren? Vielleicht ist nicht die Narbe oder Enttäuschung oder der Wundschmerz der wahre Preis für eine unnötige Kaiserschnitt-Entbindung, sondern der Verlust dieses Kraftzuwachses. Es gibt ein Foto von mir und Evan kurz nach seiner Geburt. Ich sehe erschöpft und erledigt aus, aber ich habe einen Gesichtsausdruck, den ich bei anderen Frauen gesehen habe, die ihr Neugeborenes im Arm halten. Jetzt spiegelt sich dieser Ausdruck auch auf meinem Gesicht wider. Er zeugt von Glück, Erfüllung, Kraft und Freude. Es ist der schönste Gesichtsausdruck, den man sich vorstellen kann!

*Viele Menschen wissen gar nicht, in wie vielen unterschiedlichen Positionen Babys liegen und trotzdem vaginal entbunden werden können – wie die folgende Geschichte zeigt.*

## Es ist eine Nase!

*Von Valerie Gramm*

Ich war dreißig Jahre alt und stand kurz vor der Geburt meines dritten Kindes auf der Farm. Da ich schon zwei Mädchen auf der Farm zur Welt gebracht hatte, wünschten mein Mann und ich uns einen Jungen. Die Schwangerschaft verlief gut und ich befand mich zur Vorsorge im 9. Monat in der Farm-Klinik. Meine Hebamme und gute Freundin Ina May untersuchte mich. Nach ein paar Minuten merkte ich, dass etwas nicht stimmte, vor allem, weil die Hebammen den auf der Farm lebenden Arzt hinzuzogen.

Sie hatten eine Wölbung getastet, die nicht dem normalen, glatten Kopf entsprach. Ina May war nicht sicher, worum es sich handelte. Deshalb rief sie den Geburtsmediziner in der Stadt an, um ihn über unser Kommen zu verständigen. Ich fühlte mich in guten Händen, weil Ina May und mein Mann David mich begleiteten. Als mich Ina May abholen wollte, sagte ich ihr, meine Wehen hätten wahrscheinlich eingesetzt. Wir rasten über die staubigen Feldwege voller Schlaglöcher. Ich war immer noch sicher, alles sei in Ordnung, da Ina May vorne saß und mir versicherte, sie habe bereits einmal ein Baby im Auto entbunden. Außerdem hatte sie meine letzte Geburt begleitet. Deshalb vertraute ich ihr und war ganz ruhig.

Wir kamen in der Arztpraxis an und natürlich musste ich endlos lange warten, aber was sollte es schon? Ich wollte nur sichergehen, dass es meinem Baby gut ging, da ich nun doch etwas in Sorge war. Schließlich untersuchte mich der Arzt und sagte lachend: »Es ist eine Nase.« Die meisten Ärzte sagen: »Es ist ein Junge« oder »Es ist ein Mädchen«, aber er musste uns mitteilen, es handle sich um eine Nase! Ich war so erleichtert, dass die Ausbuchtung, die sie gespürt hatten, das Näschen meines Babys war, das in die Richtung seiner Geburt zeigte. Wir fuhren zurück, um uns auf die Geburt vorzubereiten. (Ina May: »Der *Geburtsmediziner versicherte uns, wir könnten Valerie zur Entbindung problemlos mit zurück auf die Farm nehmen.«)*

Ina May wollte, dass ich nicht zu Hause, sondern in der Geburtsklinik auf der Farm entbinden sollte, um schneller notversorgt werden zu können, falls das notwendig werden sollte. Später wurden meine Wehen etwas stärker. Sie kamen langsamer als bei meinen vorangegangenen beiden Entbindungen, aber sonst waren sie gleich. Ich befand mich in Gesellschaft der fürsorglichen Hebammen und des Vaters meiner Kinder. Ich war so froh, auf der Farm zu sein und nicht in einer sterilen Klinik. Ich wusste, ich bräuchte keinen Kaiserschnitt, weil Ina May eine so hervorragende Hebamme war.

Ein paar Stunden später kam die Geburt schließlich in Gang. Ich brauchte viel Kraft, aber die Liebe zu meinem Baby überwog den Schmerz. Natürlich kam das hoch erhobene Näschen zuerst heraus. Mit einer letzten Presswehe wurde unser Traum Wirklichkeit: Es war ein Junge! Er sah ein wenig zerquetscht aus, aber das gab sich nach einem Tag. Ich hatte einen gesunden, starken und wunderschönen Sohn zur Welt gebracht!

## Die Geburt von Heaven Morgaine

*Von Beth Colton*

Mark und ich hatten gerade unser erstes Semester auf dem College begonnen, als ich feststellte, dass ich schwanger war. Nachdem ich zu Hause das Ergebnis meines Schwangerschaftstests abgelesen hatte, ging ich sofort zu meinem Frauenarzt. Ich hatte gemischte Gefühle. Ich war der Meinung, alles würde schon gut gehen, bis ich mit meinem Arzt gesprochen hatte. Wir waren schockiert, als wir erfuhren, was eine ganz normale, vaginale Entbindung in unserer örtlichen Klinik kostet. Ich versuchte dem Arzt zu erklären, dass wir beide noch studierten und weder jetzt noch in drei Monaten das Geld dafür hätten. Wir waren beide sicher, dass wir das Kind haben wollten, aber wir sahen keine Möglichkeit, wie wir uns die Entbindung leisten konnten.

Wir wussten nicht, was wir tun sollten, bis uns eine Freundin aus dem College von irgendeiner Farm erzählte, wo es ein Geburtshaus geben sollte. Ungefähr einen Monat später fuhren wir dorthin, um meine erste Vorsorgeuntersuchung machen zu lassen. Pamela unterhielt sich mit uns und meinte, ich würde eine natürliche Geburt haben. Ich hatte immer angenommen, bei einer Entbindung wären Medikamente erforderlich, und hatte nie in Erwägung gezogen, auf andere Weise zu gebären, weshalb ich etwas schockiert war, als ich hörte, sie würden keine Schmerzmittel verwenden. Pamela gab uns das Buch *Spirituelle Hebammen* mit und auf unserer fünfstündigen Heimfahrt nach Atlanta konnte ich es fast bis zu Ende lesen.

Ich war überrascht. Ich hatte nie geglaubt, dass die Geburt eines Kindes ein so wunderbares Erlebnis sein könnte. Einige der Geburtsgeschichten, die ich in dem Buch las, waren sehr bewegend. Ich war erleichtert, dass bestimmte Routinemaßnahmen von Kliniken auf der Farm nicht praktiziert wurden. Je mehr ich las, desto mehr erkannte ich, dass Medikamente überflüssig waren.

Als mein Geburtstermin näherrückte, beschlossen wir, die Weihnachtsferien bei Verwandten in Decatur, Alabama, zu verbringen, nur eineinhalb Stunden von der Farm entfernt. Als eines Morgens meine Wehen einsetzten, waren wir alle aufgeregt, außer Marks Bruder, der sich Sorgen machte. Es hatte seit drei Tagen ununterbrochen geregnet und die Straßen waren teilweise schon überschwemmt. Er deutete an, ich solle besser in die Klinik gehen. Ich hatte bereits gepackt und wartete auf unsere Abreise zur Farm, nicht auf die Fahrt in die Klinik. Ich hatte gelesen, dass viele Frauen ihre Wehen wieder zum Stillstand bringen können, deshalb hatte ich keine Bedenken, rechtzeitig auf der Farm einzutreffen.

Um zwei Uhr nachmittags waren wir zum Aufbruch bereit. Es regnete immer noch in Strömen, aber das Geräusch der Regentropfen auf dem Auto beruhigte mich und ich war froh über den Regen. Die Wehen wurden eindeutig stärker und ich stellte mir die verrücktesten Sachen vor. Bevor wir Alabama verließen, hatte ich noch am Computer gespielt. Jetzt imaginierte ich bei jeder Wehe dieses Spiel und suchte nach neuen Strategien, während ich in meinem Kopf die Hintergrundmusik des Spiels hörte. Es war ein sehr intensives Erlebnis und ich weiß nicht, ob es jemand nachvollziehen kann. Inzwischen bin ich wirklich davon überzeugt, dass man keine Schmerzmittel gegen den Wehenschmerz braucht, weil der Körper sich selbst helfen kann.

Wir kamen gegen vier Uhr nachmittags auf der Farm an und meine Wehen kamen im Abstand von ungefähr vier Minuten. Wir wurden ins Geburtshaus gebracht. Ina May untersuchte mich und während der Untersuchung öffnete sich mein Muttermund auf drei Zentimeter. Nach einer Weile schlug mir Ina May vor, ein warmes Bad zu nehmen. Das war die beste Idee, die ich seit Stunden gehört hatte. Ich werde diese Badewanne niemals in meinem Leben vergessen. Es war die größte, tollste Wanne, die ich je gesehen hatte. Ich konnte mich ganz darin ausstrecken und trotzdem stieß ich mit meinen Füßen noch nicht am Rand an. Ich blieb sehr lange im Wasser. Mark war großartig. Er leistete mir Gesellschaft und wusch meinen Rücken. Irgendwann tauchte ich einmal ganz unter. Nur mein Gesicht hielt ich über Wasser. Dann ließ ich vollständig los und kam ins Fließen. Ich fühlte mich völlig anders als sonst – wie eine Wolke, die am Himmel zieht.

Als wir wieder oben im Zimmer waren, untersuchte mich Ina May erneut. Jetzt war mein Muttermund siebeneinhalb Zentimeter geöffnet. Ina May schlug mir vor, mich in eine bequeme Haltung zu begeben. Mark war hinter mir und ich legte mich auf seinen Schoß. Wenn die Wehen sehr stark wurden, klammerte ich mich an seinen Beinen und Armen fest. Inzwischen gab ich dabei ziemlich bizarre Laute von mir.

Als der Muttermund fast vollständig geöffnet war, verließ mich der Mut. Ich konnte mir einfach nicht vorstellen, dass ich es schaffen würde. Ich sagte immer wieder: »Ich kann nicht mehr!« Ich geriet in Panik und hatte wirklich große Angst, aber Ina May sprach beruhigend auf mich ein und erklärte mir, das sei alles ganz normal, und je mehr ich meinte, ich könne nicht mehr, desto besser würde ich es schaffen.

Im Zimmer war es warm und das Licht war gedämpft. Heute weiß ich das erst richtig zu schätzen. In Kliniken blendet das Licht und es ist kalt. In diesem mentalen Zustand hätte ich die Heftigkeit der Wehen in einem Krankenhaus nicht ertragen können. Irgendwann machte ich keine kehligen, tiefen Laute beim Ausatmen mehr, sondern fing an, spitze, hohe Schreie auszustoßen. Ich konnte den Unterschied deutlich spüren. Die tiefen Laute lockerten mich und die Schreie waren, als würde jemand mit den Fingernägeln auf einer Tafel kratzen. Sie gingen an die Nerven und verspannten mich.

Es war wirklich toll, endlich pressen zu können. Ich fühlte mich sicher und geborgen. Das war genau die richtige Umgebung, in der ich mein Kind zur Welt bringen wollte. Es stimmt, wenn die Leute sagen, es ist so, als würde man eine Bowlingkugel aus sich herauspressen – zwar nicht, was die Schmerzen dabei angeht, obwohl es auch sehr schmerzhaft ist. Mir war schon immer schleierhaft, wie man beim Pressen einhalten und nach Luft schnappen kann. Ich hatte immer gedacht, besonders wenn der Kopf des Babys schon draußen sei, könne man beim Pressen nicht auf halbem Weg Halt machen. Ich dachte: »Vergiss es! Ich ziehe das jetzt durch.« Aber es war gar nicht schwer, mit dem Pressen aufzuhören. Tatsächlich war es sogar notwendig. Ich musste mich zwischen den Presswehen ab und zu ausruhen, weil es so anstrengend war.

Ich erinnere mich, wie ich zu Ina May sagte: »Es tut jetzt furchtbar weh.« Und sie fragte: »Sticht es?« Ich bejahte. Sie erwiderte: »Das kommt daher, dass der Kopf des Babys draußen ist.« Mit ein paar weiteren Presswehen spürte ich, wie etwas aus mir herausglitt. Und das Nächste, woran ich mich erinnere, ist, dass ein Baby auf meinem Bauch lag und mich mit riesengroßen blauen Augen anblickte.

Als sie Mark sagten, es sei ein Mädchen, war ich nicht überrascht. Aus meiner mütterlichen Intuition heraus hatte ich dies schon seit Monaten gewusst. Fünf Minuten später erklärte mir Ina May, nun müsse noch die Plazenta ausgestoßen werden. Ich sagte ihr, ich könne einfach nicht mehr pressen, und sie meinte: »Ach, das ist ein Kinderspiel. Die Plazenta hat keine Knochen.«

Das fand ich lustig, und sie hatte recht. Ina May und ihre Assistentin wuschen mich und das Baby und räumten dann auf. Sie zeigten mir, wie ich mein Kind stillen konnte, vergewisserten sich noch einmal, dass alles in Ordnung war, und ließen Mark und mich mit unserem neugeborenen Kind allein.

*Die nächste Geschichte erzählt von Tom und Suzi Mitchell, die auf die Farm kamen, weil Suzi nach einem Kaiserschnitt vaginal entbinden wollte.*

## Die Geburt von Dylan Zade

*Von Suzi Mitchell*

Donnerstagnacht war Vollmond. Ich konnte kaum glauben, dass ich Wehen hatte. Deshalb wartete ich ab, um sicherzugehen, dass sie anhalten würden. Ich sagte kein Wort zu jemandem im Geburtshaus, wo wir uns gerade aufhielten. Bald begann ich, während der Wehen zu singen. Unser Freund Kirk und mein Mann Tom stoppten die Wehen. Als sie in sehr kurzen Abständen kamen, holte Tom Ina May und wir wechselten schnell in ein anderes Bett. Kirk ging mit unserem Sohn JoJo nach oben und Tom und ich gingen hinunter zum Geburtsbett.

Es war fast Mitternacht. Alles ging sehr schnell. Als Ina May eintraf und mich untersuchte, war mein Muttermund bereits sieben Zentimeter weit geöffnet. Während der Wehen summte ich das Mantra »Om« mit einem tiefen, entspannten Ton. Deborah schlug vor, ich solle tief einatmen und dann durch die Lippen prusten. Ina May hielt das für eine gute Idee und erklärte mir, wenn man das macht, wäre es unmöglich, dabei die Zervix anzuspannen. (*Ina May: Lesen Sie in Kapitel 4, warum das so ist.*) Das klang einleuchtend und Tom und ich machten es nach. Danach fühlte ich mich entspannter als vorher und ruhte mich etwas aus.

Nun wurden die Wehen stärker und Deborah schlug vor, ich solle jemandem in die Augen schauen. Ich erinnerte mich, darüber in dem Buch *Spirituelle Hebammen* gelesen zu haben, und war froh, es jetzt versuchen zu können. Ich schaute in Deborahs Augen. Sie gaben mir die Kraft, die ich für jede Wehe brauchte. Nach der Wehe konnte ich mich wieder an Tom halten. Gegen sechs Uhr morgens war ich völlig außer mir. Ich konnte während der Wehen nicht mehr stillhalten und musste mich übergeben. Alle versicherten mir, dies sei ein gutes Zeichen, weil es bedeutete, dass ich bereit war, das Baby zu gebären. Ich erwiderte: »Ihr könnt mich nicht für dumm verkaufen. Mein Körper reagiert nur so heftig auf die Schmerzen.« Ich wollte duschen, aber nur, um hier wegzukommen.

Während des Duschens waren die Wehen wirklich sehr stark und kamen ohne Unterbrechung. Das war der schwerste Teil der Wehen. Ich hatte keine Pause und sehnte mich verzweifelt danach. Ich sang noch lauter. Ich hoffte, jemand würde mich retten. Da kam mir Deborah zu Hilfe. Sie stellte sich neben mich und wurde ganz nass gespritzt, während sie mit mir sprach. Sie erklärte mir, meine Wehen seien sehr schnell gewesen. Ich wusste, wovon sie sprach, denn bei Joey hatten sie sehr lange gedauert. Ich erkannte, dass ich tatsächlich tolle Wehen hatte und alles bestens verlief. Ich hatte daran gedacht, in die Klinik zu gehen und mir irgendein Wundermittel gegen die Schmerzen verabreichen zu lassen. Ich fragte mich, ob das daran lag, dass mein erstes Kind mit einem Kaiserschnitt entbunden worden war. Eine Weile vergaß ich, dass das Medikament einem nicht nur den Schmerz nimmt, sondern auch alle anderen Empfindungen, und schließlich nehmen sie einem auch noch das Baby weg. Deborah sagte, dass es ganz an mir läge, wofür ich mich entscheiden wollte.

Ich hörte ihr eine Weile zu und bat sie dann, mir Tom hereinzuschicken. Ich wusste, ich konnte mit Tom reden und er würde mir helfen, die richtige Entscheidung zu treffen. Ungefähr zu diesem Zeitpunkt kam Pamela herein und erzählte mir von ihrer Erstgeburt. Es war tröstlich, von ihren Erfahrungen zu hören. Dann erinnerte sie mich an eine Geschichte, die ich zufällig gerade Joey vorgelesen hatte, als ich ihn zu Bett gebracht hatte. Es ist eine seiner Lieblingsgeschichten. Das wusste Pamela nicht, als sie mir von »der kleinen Lokomotive, die es schaffte«, erzählte. Danach sagte ich: »Ich glaube, ich werde es schaffen.« Und dann: »Ich weiß, dass ich es schaffen werde.« (*Ina May: »Unmittelbar nachdem Suzi gesagt hatte, ›Ich glaube, ich werde es schaffen‹, gingen ihre Worte beim Pressen in ein Stöhnen* über *und der Kopf des Babys trat aus ihrer Zervix aus. Es war sehr dramatisch.«*) Nach zwei weiteren Wehen war ich so entspannt, dass ich mit Tom schmusen konnte. Wir küssten uns so innig, dass ich unsere Küsse niemals vergessen und für mein restliches Leben Kraft aus ihnen schöpfen werde.

Danach begann ich zu pressen. Es war keine bewusste Anstrengung. Mein Körper übernahm ganz einfach die Führung. Das Pressen erleichterte die Wehen. Nun kam das Baby langsam heraus und ich fühlte mich, als sei ich selbst im warmen Mutterleib geborgen und es sei für all meine Bedürfnisse gesorgt. Ich ließ mich einfach treiben. Die Hebammen meinten, sie könnten den Kopf und die dunklen Haare sehen. Ich wollte auch etwas sehen und hören. Nach ein paar weiteren Presswehen zeigte mir Tom den Kopf des Babys in einem Spiegel. Ich fühlte mich wie eine Stute. Ich spürte ein Brennen und Ina May spritzte Öl auf meinen Damm, was es linderte.

Als der Kopf des Babys geboren wurde, war ich mir gar nicht sicher, ob ich wollte, dass es herauskam. Aber dagegen konnte ich gar nichts mehr tun. Zuerst kam der Kopf, dann die Schultern und plötzlich lag mein Sohn auf meinem Bauch! Wie bin ich dafür dankbar! Ich hatte keinen Dammriss und brauchte keinen Dammschnitt. Nach dem Kaiserschnitt hatte ich eine vaginale Entbindung geschafft und meinen Sohn auf diese vollkommene Weise zur Welt gebracht. Ich war außer mir vor Freude!

## Das Wunder des Lebens

*Von Tazio Qubeck*

Meine Stiefmutter Nancy ist Ärztin. Als sie mit meinem Bruder schwanger war, arbeitete sie drei bis vier Tage in der Woche in Nashville, zwei Stunden von unserer Heimatstadt Waynesboro entfernt. Unsere Familie hatte einen Terminplan erstellt und entweder mein Vater oder ich fuhren meine Mutter zur Arbeit, weil sie hochschwanger war und nicht mehr selbst fahren konnte. Der hektische Lebensstil zehrte an uns allen, bis sie schließlich nur noch eine Woche hatte, bis sie in Mutterschutz ging.

Während ich Nancy nach Nashville fuhr, dachte ich darüber nach, was wohl wäre, wenn sie jetzt Wehen bekäme. Wir hatten vereinbart, dass sie mich über ihren Piepser verständigen würde, wenn es so weit sei, und ich sie die zwei Stunden nach Hause fahren würde, da sie eine Hausgeburt haben wollte. Zufällig fiel unsere Fahrt mit dem Vollmond zusammen und ich glaubte, dies könne den Beginn ihrer Wehen beeinflussen. Ich spürte ganz deutlich, dass etwas Großartiges im Gang war. Glücklicherweise schafften wir es rechtzeitig nach Hause und alles schien ruhig zu sein.

Mein Vater Steve und mein Bruder Theron hatten die Kerosinlampen angezündet und ein wunderbares Mahl aus den Forellen und dem Wels zubereitet, den sie an diesem Tag geangelt hatten. Es war sehr gemütlich und der magische Mondschein zauberte eine ganz besondere Atmosphäre im Zimmer. Jetzt fühlte ich keine Angst mehr angesichts der Tatsache, dass ich mit der Geburt konfrontiert werden würde. Auf dem Heimweg hatte Nancy gesagt, jede holprige Stelle, über die wir gefahren waren, hätte eine Wehe ausgelöst. Als ich in dieser Nacht schlafen ging, dachte ich jedoch am wenigsten an die bevorstehende Geburt.

Gegen sechs Uhr morgens schreckte ich aus dem Tiefschlaf hoch, weil unten hektischer Betrieb war. Meine Tante und mein Cousin liefen herum und ich hörte jemanden von »den Farm-Hebammen« sprechen. Sofort wusste ich, was los war. Meine Mama hatte drei Wochen zu früh Wehen bekommen. Ich blieb mindestens fünf Minuten lang im Bett liegen, bis ich begriff, was jetzt Wirklichkeit wurde. Ich konnte mir bisher noch gar nicht vorstellen, dass ein Baby im Haus sein würde, und noch weniger, dass ich die Entbindung miterleben würde. Als ich nach unten ging, erschien mir alles wie ein Traum und die Vorbereitungen für die Geburt nahmen mich ganz in Anspruch. Das Nächste, woran ich mich erinnere, ist, dass Nancy auf ihrem Bett lag und dabei war, ihr Baby zur Welt zu bringen.

Obwohl ich etwas nervös war, meine erste Geburt mit anzusehen, wusste ich, ich würde das Erlebnis genießen. Ich hatte die Aufgabe, Fotos von der Geburt zu machen, weshalb ich natürlich während der Entbindung ganz nah dabei war. Zunächst fiel es mir schwer, mich auf das spirituelle Geschehen einer Geburt einzulassen. Ich fühlte mich nicht wohl dabei, aber mit der Zeit verging dieses Gefühl. Ich entspannte mich allmählich und fühlte mich hinter der Kamera immer wohler. Alles schien so reibungslos zu verlaufen und ich konnte sehen, wie sich Nancys Bauch vor meinen Augen verwandelte. Das Baby war schon fast da.

In diesem Moment machte ich die unglaublichste Erfahrung meines Lebens. Ich stand am Fußende des Bettes, als Nancys Fruchtblase platzte und ich vom Bauch abwärts nass wurde. Das war vielleicht ein Schreck! Ich war so überrascht, dass ich eine Sekunde lang überhaupt nicht wusste, was ich tun sollte. Das Gefühl von warmer Körperflüssigkeit hätte mir eigentlich unangenehm sein müssen, aber es störte mich absolut nicht. In Sekundenschnelle zog ich mich um und lief zurück, um das Ende der Entbindung mitzuerleben.

Ich kann mir nicht vorstellen, dass es schon viele Leute erlebt haben, überall mit Fruchtwasser vollgespritzt zu werden. Aber das ist nicht der Grund, warum das Erlebnis so bedeutsam für mich ist. Ich habe das Gefühl, dass ich die Energie der Mutter-Kind-Bindung gespürt habe, was dem ganzen Geschehen, das sich zwischen Nancy, dem Baby und mir abspielte, eine spirituelle Dimension verlieh. Für einen Augenblick bekam ich eine Ahnung vom Wunder des Lebens und noch drei Tage später war ich deshalb ganz euphorisch. Jemand meinte, ich sei mit Fruchtwasser getauft worden. Das ist ein guter Vergleich.

Eine Geburt zu begleiten, ist ein magisches Erlebnis. Man sieht das Leben aus einer wunderbaren, realistischen Perspektive. Meine ungewöhnliche Erfahrung hat mich verblüfft und ein Bewusstsein für die starke Lebensenergie geschaffen, die ich gespürt habe. Ich weiß noch nicht genau, was das bei mir bewirken wird, aber jetzt in diesem Augenblick fühle ich eine große Dankbarkeit, dass ich einen gesunden Bruder bekommen habe und unsere Familie noch mehr zusammengewachsen ist.

## Mulcis Geburt

*Von Jeanne Madrid, LM*

In den Anfangsjahren der Farm wurde mein erstes Baby geboren. Nachdem Mark und ich einen angenehmen Samstagnachmittag miteinander verbracht hatten, gönnten wir uns zur Krönung des Tages ein langes, warmes Bad. Nachdem wir ausgiebig geschmust und gebadet hatten, fühlte ich ein Kribbeln im Kreuz. Es dauerte nicht lange, bis das Gefühl stärker wurde. Ich fand, dass es Zeit wurde, meine Freundin Mary Louise zu verständigen, eine der Hebammen auf der Farm. Sie warnte mich, die Wehen würden wahrscheinlich stärker werden, und versicherte mir, ich würde sie aushalten können. Sie hatte recht.

Mary Louise schlug vor, dass wir uns alle noch etwas ausruhen sollten, weil es noch früh am Abend war und wir wahrscheinlich noch die ganze Nacht vor uns hätten. Es war ein ausgesprochen angenehmes Gefühl, mich neben meinen Mann zu kuscheln und dem knisternden Ofen zu lauschen. Wir müssen fest eingeschlafen sein. Gegen Mitternacht erwachte ich von heftigen Wehen, die immer stärker wurden. Mary Louise untersuchte mich und war überrascht und erfreut, mir mitteilen zu können, ich sei schon fast bereit zu pressen.

Sie rief Ina May herbei, da die Hebammen im Team arbeiteten. Während wir warteten, wurde mir übel, was kurz vor dem Einsetzen der Presswehen häufig vorkommt. Mary Louise und Mark unterstützten mich die ganze Zeit. Ich versuchte, an all die anderen Frauen auf der Welt zu denken, die jetzt in diesem Augenblick auch in den Wehen lagen. Ich wusste, ich war nicht die Einzige. Ich kann mich nicht erinnern, dass mein Pressdrang besonders stark gewesen wäre. Ich erinnere mich jedoch genau, dass ich häufig presste und mich dabei erbrach. So schlimm das auch klingen mag, hat das Erbrechen einen Sinn. Der trockene Brechreiz öffnet die Zervix und presst das Baby nach unten, aber nicht zu stark, um es ganz auszustoßen.

Die meiste Zeit presste ich halb im Sitzen mit angezogenen Knien. Mark und Mary Louise stützten abwechselnd meinen Rücken. Die ganze Nacht lang wechselten sich Pressen und Brechreiz ab. Ich war bereit, alles zu versuchen, was die Hebammen mir vorschlugen, aber manchmal konnte ich nicht mehr, weil ich zu müde war. Ich war nicht erschöpft, sondern einfach nur müde. Alle wollten, dass ich in die Hocke ging. Oh, tat das weh! Und alle jubelten, als ich es geschafft hatte. Ina May und Mary Louise schauten nach, wie weit sich das Baby bereits in mein Becken gesenkt hatte. Langsam ging es vorwärts.

Einmal meinte Ina May, ich sollte nicht so ruhig sein. Ich sollte mich etwas mehr bewegen und versuchen, mit einer tiefen Stimme zu sprechen. Okay, dachte ich. Ich hatte schon an Schwimmwettkämpfen teilgenommen und war eine gute Langstreckenläuferin. Ich erinnerte mich an mein Schwimmtraining: daran, wie man die Kontrolle behält, indem man seine Energie bündelt, wie man das Tempo angibt und sich bei der letzten Runde zusammenreißt. Ich hatte im Kirchenchor sowohl Sopran als auch Alt gesungen. Also besann ich mich jetzt auf meine Alt-Stimme, um mein Kind zur Welt zu bringen. Ich gab Gas und stand die Nacht durch.

Als der Morgen dämmerte, dachte ich: »Gut. Die Sonne geht gleich auf. Mir reicht es jetzt. Hört das denn nie auf? Jetzt helft mir doch endlich und schneidet mich auf und holt das Baby raus!« Aber gleich darauf erkannte ich, dass Jammern nichts nützen wird. Jemand gab mir ein Pfefferminzbonbon zum Lutschen und ich behielt es in mir. Mark und die Hebammen massierten unentwegt die Spannung aus meinem Körper. Ein bisschen Zucker und Liebe können ungeheuer hilfreich sein.

Dann hörte ich Ina May sagen, sie müsse jetzt mal kurz weg, um ihren Mann abzuholen. Das war der entscheidende Moment. Ich beschloss, mein Baby vorher zu bekommen. Ich war wild entschlossen und presste mit aller Kraft, während Ina May gleichzeitig mit beiden Händen mein Becken dehnte. Mark und ich erinnern uns beide an das knirschende Geräusch meiner Beckenknochen. Der Kopf des Babys senkte sich in den Geburtskanal und die Hebammen jubelten bei jeder Presswehe: »Wir können seinen Kopf schon sehen. Du machst das toll! Schau mal in den Spiegel! Du kannst den Kopf deines Babys sehen.«

Schließlich konnte auch ich seinen Kopf sehen und seine Wärme in meinen Händen spüren. Welch ein wunderbarer Anblick und was für ein wundervolles Gefühl war das, meine Tochter zu bekommen! Sie war wirklich da! In mir brannte es, aber darüber machte ich mir keine Gedanken.

Ich war so glücklich! Ina May linderte den brennenden Schmerz, indem sie ihre Hände einölte und mein überdehntes Gewebe damit einrieb.

Bei der nächsten Wehe nahm ich einen tiefen Atemzug, zog meine Knie an, warf meinen Kopf in den Nacken und brüllte, so laut ich konnte. Da kam der Kopf heraus. Mark hielt meinen Kopf gerade noch rechtzeitig, um mit ansehen zu können, wie der Körper meines Kindes aus mir herausgepresst wurde. Wie ich gedacht hatte, war es ein Mädchen. Es war das größte Gefühl in meinem ganzen Leben. Sie war so wunderschön und so goldig. Die Hebammen wiegten sie zärtlich und versicherten uns, sie sei kerngesund. Kurz darauf konnte ich sie in meinen Armen halten. Sie war so vollkommen und so stark. Die ganze lange Zeit der Wehen war es wert gewesen.

Die Hebammen kümmerten sich noch um uns, bis wir uns beide ganz in Ordnung fühlten. Dann legten Mark und ich uns mit unserem kostbaren Baby, das zwischen uns eingekuschelt lag, hin, um ein wenig zu schlafen. Wir streichelten sein weiches, strubbeliges Haar, während wir langsam einschliefen. Als wir wieder erwachten, stellten wir verwundert fest, wie rund sein Gesicht geworden war. Es war Sonntag und wir waren gesegnet. Wir nannten unsere Tochter nach Marks Urgroßmutter Mulci.

## Robins Geburt

*Von Suzy Jenkins Viavant*

Zwei Monate vor der Geburt meines Sohnes zogen wir auf die Farm. Ich hatte mich dafür entschieden, mein Baby dort zur Welt zu bringen, weil ich vor meiner Heirat Mitglied der Farmgemeinschaft gewesen war und meine letzten Teenagerjahre in der Umgebung von Kindern verbracht habe, die auf natürliche Weise geboren worden waren. All meine Freundinnen hatten natürlich entbunden.

Als die Wehen gegen 1 Uhr einsetzten, wachte ich mit heftigen Krämpfen auf und bat Chris, die Hebammen zu holen. Ruth kam sofort und begann, das Bett zu machen. Pamela, eine gute Freundin und Hebamme, war auch gekommen, um mich zu unterstützen. Als ich trocken würgte, was ich während der Schwangerschaft geübt hatte, platzte meine Fruchtblase. Als meine Zervix acht Zentimeter weit geöffnet war, wünschte ich, ich hätte mich niemals auf die Sache eingelassen. Dann erkannte ich, dass ich meine Aufmerksamkeit auf meine Zervix lenken und mir vorstellen musste, sie sei ein langer Tunnel, durch den die Lebensenergie fließen kann, damit ich offen bleiben konnte.

Ich wünschte mir nur, ich könne endlich etwas an meiner Situation verändern und pressen. Ich war entschlossen, das Baby schnell zu bekommen, weil ich nicht mitten in einer Hitzewelle in Tennessee Presswehen haben wollte. Ich wollte mein Kind vor der Mittagshitze auf die Welt bringen. Chris half mir, indem er sich hinter mich setzte und mit seinen Knöcheln meinen Rücken massierte. Durch die Massage blieben die Wehen anhaltend stark. Ich hatte all meine Freunde zu meiner »Coming-out-Party« eingeladen, aber ich konzentrierte mich hauptsächlich auf Ina May, die mich untersuchte, mit mir atmete und mich über meine Fortschritte auf dem Laufenden hielt. Sie war ein großartiger Coach und zeigte mir, wie ich meinem Körper vertrauen und mich darauf verlassen konnte, dass er nichts tun würde, mit dem ich nicht fertig werden könnte.

Auch Pamela gab mir tolle Ratschläge, wie ich die Zwerchfellatmung bei jeder Wehe so einsetzen konnte, dass sich der Druck auf meinen Rücken verringerte. Als mein Muttermund zwei Stunden später zehn Zentimeter weit geöffnet war, war ich bereit zu pressen. Fünfundvierzig Minuten lang strengte ich mich unglaublich an. Als Robins Kopf endlich herauskam, war er hellwach und sah sich um. Die Hebammen zeigten ihn mir im Spiegel. Ich war so versessen darauf, endlich Erleichterung zu verspüren, dass ich ihn so schnell wie möglich herauspressen wollte. Er kam mit einem großen Satz heraus. Sie legten ihn auf meinen Bauch und Chris durchtrennte die Nabelschnur.

Da lag mein Sohn also und betrachtete mich. Dann griff er nach dem Finger seines Vaters. Wir hatten jedes Zeitgefühl verloren und lagen in ehrfürchtigem Staunen über die Reise, die wir gerade gemeinsam bewältigt hatten, zusammen und bereiteten uns auf die weitere Reise durch unser gemeinsames Leben vor, die wir gerade begonnen hatten.

## Vanessas Geburt

*Von Suzy Jenkins Viavant*

Nachdem ich Robin auf der Farm entbunden hatte, zogen wir in den Westen der USA. Ich wäre gerne zu Vanessas Geburt auf die Farm gekommen, aber zu diesem Zeitpunkt war das sehr unpraktisch für uns. Nachdem ich mein erstes Baby in einer Geburtshütte in den Wäldern von Tennessee zur Welt gebracht hatte, hatte ich Angst davor, mein zweites Kind in einer Klinik zu entbinden, besonders, weil meine Erstgeburt ein so wundervolles Erlebnis war. Ich vermisste die vertrauensvolle Beziehung, die ich zu den Hebammen gehabt hatte. Obwohl ich mit einer Hebamme entbinden würde, war nicht klar, welche Hebamme zum Zeitpunkt meiner Entbindung Dienst haben würde. Deshalb schien es mir unmöglich, ein Vertrauensverhältnis aufzubauen.

Da die Klinik gerade erst damit begonnen hatte, Hebammen zu den Geburten hinzuzuziehen, machte ich erst drei Wochen vor meinem Geburtstermin die Bekanntschaft meiner Hebamme. Als meine Zervix drei Zentimeter weit geöffnet war, kannte ich erst eine der Hebammen aus dem Team. Ich fühlte mich nicht sicher, weil ich nicht wusste, wer meine Geburt begleiten würde. Ich befürchtete, dass ich mich mit Händen und Füßen gegen einen Einlauf oder eine Tropfinfusion wehren müsste. Unter keinen Umständen wollte ich vom Wehenzimmer in ein Entbindungszimmer gebracht werden, während der Kopf des Kindes bereits austrat. Von meiner ersten Entbindung wusste ich, wie ungeduldig ich in dieser Geburtsphase sein konnte.

Wir besuchten einen Geburtsvorbereitungskurs für eine natürliche Geburt. Während des Kurses stellten wir uns vor und erzählten von unserer

Erstgeburt. Alle waren schockiert, als ich davon erzählte, wie ich mein erstes Kind nach nur drei Stunden Wehen in einer Geburtshütte in den Wäldern von Tennessee zur Welt gebracht hatte. Die Kursleiterin erklärte, es sei nicht »normal«, das erste Kind nach so kurzer Zeit zu bekommen, und warnte die anderen Frauen, sich keine falschen Hoffnungen zu machen. Sie schien es ihnen geradezu einpauken zu wollen, dass Wehen ein sehr langwieriges, schmerzhaftes und traumatisches Erlebnis seien. Ich war froh, schon eine andere Erfahrung gemacht zu haben, weshalb ich wusste, dass es ganz anders sein konnte. Wenn ich es nicht besser gewusst hätte, hätte ich ihr womöglich geglaubt. Wahrscheinlich hätte ich danach die schlimmsten Befürchtungen gehabt.

Als meine Fruchtblase platzte, setzten meine Wehen ein. Ich hatte keine Krämpfe. Ich rief deprimiert in der Klinik an, weil ich erst am nächsten Tag einen Untersuchungstermin hatte, und fragte, ob ich kommen sollte, obwohl ich keine Wehenschmerzen hatte. Sie meinten, ich solle kommen und mich auch darauf einrichten, dass ich dableiben würde.

Eine Stunde später spürte ich leichte Krämpfe wie bei der Periode. Wir machten uns auf den Weg ins Krankenhaus. Nachdem sie mich untersucht hatten, meinten sie, es sei gut, dass ich gekommen wäre, denn mein Muttermund sei bereits acht Zentimeter weit geöffnet. Der Kopf des Babys hatte sich bereits in den Geburtskanal gesenkt. Ich fragte nach dem Entbindungszimmer für natürliche Geburten, aber sie meinten, ich müsste erst noch einige Aufnahmeformalitäten erledigen. Die zuständige Schwester Alicia kam herein und fragte mich, ob ich mein erstes Kind auf der Farm entbunden hätte. Ich bejahte und fragte sie, woher sie das wusste. Sie hatte in meiner Patientenkarte keinen Eintrag über einen früheren Klinikaufenthalt gefunden und bemerkt, dass mein erstes Kind in Summertown, Tennessee, geboren worden war. Da hatte sie zwei und zwei zusammengezählt. Ich fragte sie, was sie über die Farm wusste, und sie erzählte mir, sie habe Ina Mays Buch *Spirituelle Hebammen* gelesen und es sei während ihrer Ausbildung zur geburtshilflichen Krankenschwester ihre Rettung gewesen.

Jetzt wusste sie genau, welche Art von Geburtsbegleitung ich mir wünschte, weshalb sie mich gleich in das alternative Entbindungszimmer brachte. Sie erzählte der Hebamme von mir und sie versuchten nicht, mir einen Einlauf zu machen oder mich an den Tropf zu hängen. Ich war so erleichtert, dass ich nicht darum kämpfen musste, wie ich mein Baby zur Welt bringen wollte. Ich bin sicher, dass meine Entbindung dadurch entspannter verlief, was wiederum den Geburtsvorgang beschleunigte und zu einem frohen Ereignis werden ließ.

Gegen Mitternacht spürte ich, wie sich etwas bewegte. Chris holte Alicia, die meinte, ich sei nun zehn Zentimeter weit geöffnet. Ich konnte hören, wie die Hebamme im Nebenzimmer rief: »Pressen! Pressen!« Ich erklärte Alicia daraufhin, ich hätte keine Lust, auf die Hebamme zu warten, und fühlte mich bei ihr in bester Obhut. Inzwischen hatte ich großes Vertrauen in sie. Sie erwiderte: »Das ist genau das, was wir jetzt brauchen. Deshalb gib uns einen kleinen Stoß!« Ich begann zu pressen und dann kam die Hebamme hereingerannt, wusch sich die Hände, und mit drei Presswehen hatte ich mein Baby um vier Minuten nach Mitternacht herausgepresst.

Es war ein Mädchen, wie ich es mir gewünscht hatte. Chris und ich waren total begeistert. Obwohl sie fast dreieinhalb Kilo wog und mit dem Arm und dem Ellbogen über dem Kopf herauskam, war ich nicht eingerissen. Meine Tochter war wunderschön. Sie hatte pechschwarzes Haar und sah aus wie ein kleiner Eskimo. Sie ließen sie fast eine Stunde lang bei mir, bevor sie gebadet wurde, sodass wir genug Zeit hatten, unsere Mutter-Kind-Bindung zu entwickeln. Sie blieb die ganze Nacht bei mir und wir untersuchten sie erst am nächsten Morgen.

Alicia und die Hebamme meinten beide, meine Einstellung habe zu der leichten Entbindung beigetragen, und sie wünschten, all ihre Entbindungen würden so glatt verlaufen. Ich führe meine Haltung darauf zurück, dass ich auf der Farm gelebt habe und mit Kindern aufgewachsen bin, die auf natürliche Weise zur Welt gekommen waren, und mit Menschen, für die eine Geburt ein normaler, natürlicher Vorgang ist.

## Reisende

*Die meisten Frauen, die aus einem anderen Bundesstaat in unser Geburtshaus reisen, hatten ursprünglich geplant, mehr in der Nähe ihres Wohnortes zu entbinden. Die Tatsache, dass gut informierte, intelligente Frauen während ihrer Schwangerschaft so drastisch von ihrem Plan abweichen, zeigt, dass es in weiten Teilen der USA immer noch wenige Wahlmöglichkeiten für Gebärende gibt. Die folgenden Geburtsgeschichten stammen von Menschen, die aus den unterschiedlichsten Gründen beschlossen hatten, dass es ihnen die Reise wert war, um an einen Geburtsort zu kommen, wo sie sich sicher fühlen konnten.*

*Bei uns gilt als Faustregel bei der Geburtshilfe, es der Gebärenden zu überlassen, in welcher Position sie entbinden will. Wir Hebammen bevorzugen keine spezielle Position für die Wehen und die Entbindung. Hin und wieder kommt es vor, dass eine Mutter eine Position einnimmt, die den Fortschritt der Wehen eher behindert. Nur in diesem Fall schlagen wir ihr eine andere Haltung vor, die den Geburtsvorgang beschleunigt, bevor sie völlig erschöpft ist.*

### Sebastians Geburt

*Von Ellen Coss*

Ich erinnere mich daran, dass ich das Gefühl hatte, auf dem Meer zu treiben. Ich sah auf die Uhr: Es war 4.15 Uhr morgens, als die nächste Welle über mich schwappte. Fünf Minuten später erreichte das Gefühl seinen Höhepunkt. Da dämmerte mir, dass meine Wehen eingesetzt hatten. Ich weckte Tom und rief Deborah an. Ich versuchte, mich zu sammeln, aber ich konnte an nichts anderes mehr denken, als dass ich bald mein Baby bekommen würde. Deborah kam und riet mir, mich zu bewegen. Tom und ich gingen spazieren, spielten ein wenig Basketball und versuchten, uns nicht schon bei den Eröffnungswehen zu sehr aufzuregen.

Gegen Abend gingen meine Wehen mit Volldampf voran. Ich lief immer noch herum, aber jetzt konnte ich mich während der Wehen kaum mehr auf den Beinen halten. Ich hängte mich an Tom oder warf mich mit dem Gesicht zuerst auf die Couch.

Gegen Mitternacht ging Deborah ein paar Sachen holen und Tom schlief ein. Auf mich allein gestellt, lief ich ziellos herum, bis ich mich schließlich in die Badewanne setzte und heißes Wasser über meinen Körper schüttete. Als Deborah zurückkam, legte ich mich aufs Bett und sie massierte meinen Rücken, was mich so entspannte, dass ich in einen Halbschlaf fiel. Aber schon bald saß ich wieder in der Badewanne und Deborah beobachtete mich. Ich war so erledigt, dass sie Angst hatte, ich würde in der Wanne einschlafen. Schließlich war ich wieder so ruhig, dass ich noch einmal versuchen wollte zu schlafen. Mit einem Heizkissen für den Rücken ging ich ins Bett und schlief tatsächlich ein.

Gegen drei Uhr morgens platzte meine Fruchtblase. Ich war so überrascht von dem Gefühl, wie die warme Flüssigkeit aus mir herausschoss, dass ich wild herumtanzte. Noch erstaunlicher war, dass die Wehen nach dem Blasensprung sehr viel stärker wurden. Instinktiv wollte ich als Erstes auf allen vieren im Bett kauern und mein Gesicht im Kissen vergraben. Deborah hatte jedoch andere Pläne mit mir. Sie schickte mich hinaus in den Flur, wo ich auf und ab gehen sollte, mit kleinen Unterbrechungen, in denen sie und Tom mir Mut machten und meine Oberschenkel massierten. Dann kam Joanne, um Deborah zu unterstützen. Sie und Tom passten auf mich auf, während ich knurrend und heulend herumtigerte.

Zu diesem Zeitpunkt war mein Muttermund achteinhalb Zentimeter weit geöffnet und ich wollte pressen. Joanne erklärte mir, meine Zervix sei angeschwollen und ich sollte erst pressen, wenn sie es sagte. In diesem Moment wachte Deborah auf und wandte sich wieder mir zu. Auch Ina May kam jetzt dazu und gab mir Kraft. Gemeinsam forderten sie mich auf, mein Gesicht zu entspannen, meine Augen offen zu lassen und durch die Lippen zu prusten, wenn ich während der stärksten Wehen ausatmete. Ich fühlte mich wie ein Kamel, aber die Methode funktionierte wirklich. Als ich in die Augen der Hebammen blickte, atmeten wir gemeinsam und der Schmerz ließ nach. Sie machten mir sehr viel Mut.

Plötzlich war es Zeit zum Pressen. Was für ein wunderbares Gefühl! Ich war so froh, endlich etwas tun zu können. Ich rannte eine Weile herum, als sei ich verrückt geworden. Dann ging ich wieder neben dem Bett in die Hockstellung. Nach zwei oder drei kräftigen Presswehen stürzte ich mich aufs Bett. Ich hatte das Gefühl, als würde ich entzweigerissen, aber aus irgendeinem Grund schien nichts zu passieren. Alles, was ich wollte, war, das Baby herauszupressen.

Ich sah im Spiegel, wie eine kleine, violette Wölbung auftauchte und sich zu einem großen Kopf entwickelte, der mit schwarzem Haar bedeckt war. Die beiden Schultern traten gleichzeitig heraus, anstatt eine nach der anderen, aber weil ich auf allen vieren war, blieben sie nicht stecken. Plötzlich glitt das Baby ganz heraus – ein kerngesunder Junge.

Irgendwie brachten sie mich wieder in eine normale Lage und legten mir das Baby in die Arme. Ich wollte etwas Passendes sagen, aber ich fand keine Worte. Ich fühlte nur eine grenzenlose Freude, die meine Seele mit der Liebe für unseren Sohn erfüllte – der Liebe für Sebastian!

## Annahs Geburtsgeschichte

*Von Lais Sonkin*

Wir stammen aus Brasilien. 1990 kamen wir als Touristen in die Vereinigten Staaten von Amerika. Wir nahmen eine berufliche Auszeit, um die Welt kennenzulernen. Wir verkauften unser Haus, schafften uns ein Wohnmobil an und reisten herum. Meine Schwangerschaft war dabei nicht eingeplant. Mauricio und ich waren schon seit langem zusammen. Er war sechsundvierzig, ich sechsunddreißig Jahre alt. Ich war sehr glücklich, aber es schien, als würde uns die Schwangerschaft zur Heimkehr zwingen, was ich nicht wollte. Ich konnte mir nicht vorstellen, wie man unseren damaligen Lebensstil in einem Wohnmobil mit einem Baby in

Einklang bringen konnte. Schließlich war unsere Kinderlosigkeit einer der Gründe gewesen, warum wir uns zum Reisen entschlossen hatten.

Ich begann, monatlich zur Vorsorgeuntersuchung zu gehen, und alles schien in bester Ordnung zu sein. Doch wir waren ganz und gar nicht entspannt. Erstens waren mir die Methoden der amerikanischen Frauenärzte fremd. In meiner Heimat geht man zum Arzt, wenn man einen Termin hat. Er stellt ein paar Fragen und notiert sie in der Krankenakte, misst den Blutdruck und untersucht den Patienten. Er ist immer für einen da, ob er nun den Blutdruck misst oder sich unterhält. Mit anderen Worten, er nimmt sich Zeit für seine Patienten.

In den Vereinigten Staaten musste ich bei jedem Frauenarztbesuch erst einmal einen Fragebogen ausfüllen und dann kümmerte sich eine Krankenschwester um mich. Danach erst kam ich für ein paar Minuten ins Sprechzimmer des Arztes, der sich mehr mit meinem Fragebogen beschäftigte als mit mir. Dann musste ich einen langen Korridor mit vielen Türen entlanggehen. An jeder Tür hingen Patientenbögen. Als wir in ein freies Zimmer kamen, zeigte die Schwester auf eine Tür zu einem Umkleideraum. Ich sollte mich entkleiden und mich auf die Untersuchungsliege legen, bis die Schwester zurückkam, um den Blutdruck zu messen oder andere notwendige Untersuchungen zu machen, während der Arzt sich einer anderen Patientin widmete. Schließlich kam der Arzt noch einmal kurz herein, untersuchte mich und ging wieder. Dann kam wieder die Schwester zu mir. Danach zog ich mich wieder an und wartete wieder darauf, ins Sprechzimmer des Arztes gerufen zu werden. Diese Vorgehensweise gefiel mir absolut nicht. Es war alles so unpersönlich und unfreundlich.

In Los Angeles war ich im fünften Monat schwanger. Bei der Vorsorgeuntersuchung machte mir der Arzt Angst. Er empfahl mir, aufgrund meines »fortgeschrittenen Alters« ein paar Tests machen zu lassen. Er wollte eine Amniozentese (Fruchtwasserdiagnostik) und einen Test auf Tay-Sachs (erblich bedingte Stoffwechselerkrankung) machen lassen, da mein Mann und ich jüdischer Abstammung sind. Der Arzt war kalt und die Klinik, in die er mich überwies, ebenso. Er führte die Amniozentese durch und es stellte sich heraus, dass das Baby normal war, soweit es der Test beurteilen konnte. Aber der Vorfall regte uns auf und wir fingen an, uns über alle möglichen Dinge Sorgen zu machen, die dem Baby schaden könnten, angefangen von den Vibrationen des Motors, wenn wir fuhren, bis hin zu meinem Alter und der Tatsache, dass wir während der Schwangerschaft so auf uns allein gestellt waren.

Zunächst plante ich, in irgendeiner Klinik zu entbinden. Aber ich hatte Heimweh, vermisste meine Freundinnen und wünschte, ich könnte einen besseren Geburtsort für mein Baby finden als einen kalten Kreißsaal in irgendeiner Klinik. Ich hatte Angst vor den Injektionen und Medikamenten, die ich dort bekommen würde. Ich war einmal in meinem Leben in einem Krankenhaus gewesen und ich hatte dort nicht nur körperlich, sondern auch emotional sehr gelitten.

Zwei Monate später befanden wir uns gerade in Louisiana und erinnerten uns an die Farm. Wir kamen auf die Idee, sie zu besuchen, weil wir nur ein paar hundert Kilometer davon entfernt waren. Ich hatte schon vor langer Zeit das Buch *Spirituelle Hebammen* gelesen, das mich sehr beeindruckt hatte. Die Farm war berühmt und viele meiner Freundinnen und ich hatten davon geträumt, in einer Gemeinschaft wie dieser leben zu können. Ich erinnere mich, dass wir in Brasilien mehr an den Fotos als am Text interessiert gewesen waren.

Ich rief auf der Farm an und bekam dort einen Termin zur Vorsorgeuntersuchung, als ich im siebten Monat war. Manchmal vergessen wir unsere Träume wieder und es ist großartig, wenn wir die Chance bekommen, sie doch noch zu verwirklichen.

Als Mauricio und ich das Einfahrtstor zur Farm passierten, fühlten wir uns augenblicklich wohl. Irgendetwas schien in der Luft zu liegen, das sich freundlich und ganz neu für uns anfühlte. Jemand kam sofort an unser Auto und begrüßte uns, was in Amerika nicht besonders häufig passiert. Zunächst sollten wir uns nur etwas umsehen, das Geburtshaus besichtigen und mit den Hebammen sprechen. Mein Mann war fest entschlossen, dass ich in einer Klinik entbinden sollte. Ich war nicht so sicher wie er, aber er sorgte sich um die Sicherheit unseres Kindes und da ist es ganz normal, dass man zuerst daran denkt, ins Krankenhaus zu gehen.

Wir campierten am Weiher in der Nähe des Tores, gingen zweimal zur Farmklinik und lernten ein paar Leute kennen. Als wir uns entspannten, änderten wir unsere Meinung. Wir machten die Bekanntschaft aller Hebammen: Ina May, Pamela, Deborah und Joanne. Wir erkannten, dass es eine großartige Chance war, unser Baby auf der Farm zur Welt zu bringen, da dort jeder – nicht nur die Hebammen – ein Experte auf diesem Gebiet ist. Die Leute auf der Farm zeigten uns, wie einfach alles sein kann. Tatsächlich war es das größte Geschenk, das uns die Hebammen machen konnten.

Wir wussten, dass ein amerikanisches Krankenhaus mit jeder erdenklichen Technologie ausgestattet ist. Gleichzeitig wusste ich aber auch, dass ich dort nicht das bekommen würde, was ich wirklich erwartete: professionelle Hilfe, Freundlichkeit und Mitgefühl – und die fand ich bei den Hebammen. Bei ihnen war jede Vorsorgeuntersuchung ein Vergnügen. Das Wartezimmer ist ein fröhlicher Ort, wo die Leute miteinander reden und lachen. Die Mütter vergleichen ihre Bäuche miteinander und man spürt die positiven Schwingungen im Raum. Selbst im Untersuchungsraum herrscht die gleiche fröhliche Stimmung. Es war viel leichter für mich, etwas so Intimes wie eine Vorsorgeuntersuchung von Frauen machen zu lassen, die selbst Kinder hatten. Dieser Umstand erleichterte mir auch, meine Fragen zu stellen und meine Sorgen auszusprechen, was ich bei einem Frauenarzt niemals getan hätte.

Wir beschlossen, für zwei Monate ein kleines Haus auf der Farm zu mieten, und begannen, unser Nest für die Geburt vorzubereiten. Wir schlossen Freundschaft mit der Familie Cramer und der Familie Gavin, die zur Farmgemeinschaft gehörten und ihre Kinder zu Hause entbunden hatten. Es war schön, ihre gesunden, wunderbaren Kinder zu sehen. Auch die Kinder waren mit Babys vertraut. Sie erzählten uns von all den Babys, die sie betreut hatten – den Adoptivkindern, den Behinderten und Tausenden von Geburten. Ich war begeistert, als ich erkannte, dass die ganze Gemeinschaft auf der Farm ein Geburtszentrum ist.

Meine Wehen setzten um 3.15 Uhr morgens ein. Mauricio war sofort bei mir und unterstützte mich. Die Wehen kamen mit unterschiedlicher Stärke. Dann wurden sie heftiger und ich musste jede Viertelstunde auf die Toilette gehen. Es war angenehm, während der Wehe auf dem Klo zu sitzen. Als die Wehenstärke noch mehr zunahm und die Abstände kürzer wurden, riefen wir Pamela an. Es war sechs Uhr. Ich wollte, dass sie ausschlafen konnte, und fühlte mich recht wohl. Sie kam und untersuchte mich. Bei Pamela finde ich so toll, dass sie immer zu lächeln scheint.

Nach der ersten Untersuchung meinte sie: »Dein Muttermund ist schon voll eröffnet. Du wirst dein Baby heute noch bekommen.« Ich erinnere mich, wie überrascht ich darüber war, da ich während meines letzten Schwangerschaftsmonats so oft Vorwehen gehabt und jedes Mal gedacht hatte, jetzt käme das Baby. Ich fragte Pamela, ob sie wirklich sicher sei. Bald darauf trafen Ina May und Deborah ein.

Die Hebammen waren ein eingespieltes Team. Sie waren ständig bei mir, ohne auf unserem winzigen Bett Platz zu brauchen. Sie waren einfach toll, massierten mich und wuschen mich ab. Ich trank Wasser, was mir guttat, weil ich ständig Durst hatte. Im Krankenhaus hatte man mir gesagt, ich dürfe während der Wehen nichts trinken. Die Hebammen unterhielten sich mit leiser, warmer Stimme. Da es im Zimmer nicht dunkel war, brauchten wir nur gedämpftes Licht. Ich fühlte mich respektiert. Ich war unglaublich empfindlich gegenüber Geräuschen und Licht und allem anderen und sie verstanden mich vollkommen. Während der Wehen musste ich keinerlei Zugeständnisse machen und durfte jede Position einnehmen, die ich nur wollte. Als ich zu pressen begann, massierten sie mich und halfen mir, entspannt zu bleiben.

Plötzlich war mein Baby da, zuerst in Ina Mays, dann in Mauricios Händen. An diesem sonnigen Frühlingsmorgen legte er mir meine Tochter an die Brust. Dies war das wundervollste Gefühl, das ich je in meinem Leben erlebt habe. Annah war geboren. Ich werde den Hebammen immer dankbar sein. Annah blieb in meinen Armen. Ich wollte sie gar nicht mehr hergeben und die Hebammen hatten natürlich Verständnis dafür. Niemand nahm sie mir weg, um sie zu waschen. Keiner brachte sie fort. Ich brauchte keinen Schlaf. Mauricio, Annah und ich blieben zusammen. Pamela, Deborah und Ina May blieben noch eine Weile bei uns, aber nicht als Personal, das seine Pflicht tut, sondern als meine Freundinnen, die Hebammen.

*Sue und Chris Topf erlebten während ihrer Reise zur Farm mehr Abenteuer als die meisten Paare, die zu uns kommen, um ihr erstes Kind zur Welt zu bringen. Sie hatten keine Ahnung, ob sie es rechtzeitig zum Geburtstermin schaffen würden, weil sie den Atlantik mit einem kleinen Segelschiff, der »Fri«, überqueren wollten. Bevor sie Amsterdam verließen, wo ich sie kennengelernt hatte, stattete ich sie mit einem kleinen Notfallkoffer aus, in dem sie alle notwendigen Utensilien fanden, falls das Baby unterwegs auf hoher See geboren werden würde. Wir waren alle sehr froh, dass es Sue über den Atlantik bis zu uns nach Tennessee schaffte und immer noch schwanger bei uns ankam.*

*Sue sah ihrer Erstgeburt sehr entspannt entgegen. Sie ließ sich von ihrem Instinkt leiten. Es schien, als wäre es eine prima Geburtsvorbereitung gewesen, über den Atlantik zu segeln. Sue war sehr zierlich und schlank, was ein Zeichen für kurze und sehr heftige Wehen sein kann, die sehr schmerzhaft und beängstigend für eine Mutter sein können, wenn sie ein ängstlicher Typ ist. (Sehr schlanke Frauen haben scheinbar nicht die nötige Muskelmasse wie kräftigere Frauen, um die Wehentätigkeit auszuhalten. Natürlich gibt es immer Ausnahmen.)*

*Doch Sue hatte offenbar nie Angst. Vielleicht war sie als Mitglied einer Segelmannschaft in der Lage, uns und dem Geburtsvorgang zu vertrauen. Oder vielleicht hatte sie die Erfahrung, in den letzten Schwangerschaftsmonaten den Elementen so nah zu sein, in Einklang mit der Natur und ih-*

*ren eigenen Instinkten gebracht. Was auch immer es war, ich erinnere mich daran, wie beeindruckt ich davon war, wie sie sich von ihrem Instinkt leiten ließ und wie wenig Unterstützung sie bei den Wehen brauchte. Die ständige Zuwendung von Chris trug eindeutig dazu bei, dass Sue während der Wehen ruhig blieb und sie als wunderbare Erfahrung erlebte. Die Geburt war nicht das erste Abenteuer, das die beiden gemeinsam bestanden!*

## Lisas Geburt

*Von Sue und Chris Topf*

*Sue:* Unser schwimmendes Zuhause, ein Segelschiff von 115 Fuß Länge, sollte als Lastschiff für die internationale Hilfsorganisation der Farm, »Plenty«, dienen (www.plenty.org). Damals brachten wir geburtsmedizinische Hilfsgüter zu den Gemeinschaften in der Karibik. Als wir mit den Reisevorbereitungen von Europa in die Vereinigten Staaten beschäftigt waren, entdeckte ich zu meiner großen Freude und der meines Mannes Chris, dass ich schwanger war.

Wir hatten Ina May in Amsterdam kennengelernt und uns mit ihr über die Geburtshilfe auf der Farm unterhalten. Wir nahmen in Tennessee Kontakt mit ihr auf und vereinbarten, dass ich mein Baby dort zur Welt bringen würde. Ich wollte für einige Monate auf der Farm bleiben, während unser Schiff unterwegs in die Karibik war. Infolge einiger Verzögerungen und Rückschläge in der Vorbereitung des Schiffs lagen wir viele heiße Tage lang fest und kamen erst später als geplant in Amerika an. Bis zu Lisas Geburtstermin waren es nur noch drei Wochen. Es dauerte weitere zehn Tage, bis wir eine Mitfahrgelegenheit zur Farm gefunden hatten. Als wir dort eintrafen, waren wir ausgesprochen erleichtert, dass unsere lange Reise zu Ende war und wir nun bereit waren, unser Baby zu bekommen.

Wir fühlten uns gut auf die Geburt vorbereitet. Auf hoher See hatten wir immer mit einer Krise gerechnet, mit der wir alleine zurechtkommen mussten. Unser Buch *Spirituelle Hebammen* war vom häufigen Gebrauch durch uns und einige unserer Crewmitglieder, die für den Notfall ebenfalls vorbereitet sein wollten, ziemlich abgegriffen. Daher war es ein großer Luxus, jetzt auf der Farm und in der Obhut von erfahrenen Hebammen zu sein.

Zwei Tage vor dem Geburtstermin erlebte ich eine besondere Bewusstseinserweiterung – die Farben wirkten intensiver, klarer und lebendiger. Ich fühlte mich offen und wie in einem Traum. Es überraschte mich nicht besonders, als meine Wehen einsetzten, kurz nachdem wir zu Bett gegangen waren.

An den zeitlichen Ablauf der Geburt kann ich mich nicht mehr erinnern, sondern nur noch daran, dass sie ein aufregendes Erlebnis war, bei dem ich wie ein Schiff unter vollen Segeln hoch auf den Wellen ritt und den Genuss einer Schönwetterfront, einer kompetenten Crew und eines guten Segelschiffs auskostete.

*Chris:* Als Sues Wehen stärker wurden, verlor die Zeit jegliche Bedeutung. Wir kuschelten uns eng aneinander. Ich massierte ihren Rücken und ihren wundervollen Bauch, den ein Erdbeben erschütterte und den Nabel bis in den Himmel hinauf zu wölben schien. Wir lagen einander in den Armen und ließen uns von den Wehen davontreiben. Ina May untersuchte Sues Muttermund und stellte fest, dass ihre Zervix verstrich und sich öffnete. Sie schickte nach Katsi, eine Mohawk-Hebamme, die gerade auf der Farm zu Besuch war, und nach Lidewij, einer jungen holländischen Hebammenanwärterin, mit denen wir befreundet waren und die wir eingeladen hatten, die Geburt unseres Kindes zu begleiten. Die Wehen waren inzwischen sehr stark und regelmäßig und Ina May bat mich, mich hinter Sue aufs Bett zu setzen. So konnte sich Sue an mich lehnen und sich entspannen, während ich ihr Kreuz, ihren Bauch oder ihre Oberschenkel massierte, wenn ich das Gefühl hatte, es könnte den Wehenschmerz lindern, oder wenn Sue mir ein Zeichen gab, indem sie mich ins Bein kniff. Es war zu schön, um wahr zu sein. Allmählich nahm die Wehenstärke zu. Die Wehen dauerten noch länger und Sue begann, beim Ausatmen durch die Lippen zu prusten.

Ina May: *Ich entdeckte, dass das Prusten beim Ausatmen sehr gut geeignet ist, um die Zervix bei starken Wehen zu entspannen. Als Sues Muttermund voll geöffnet war, begann sie ganz von selbst mit dieser Form des Ausatmens.*

*Chris:* Katsi und Lidewij kamen mit leuchtenden Augen herein. Sie stellten sich gut auf die Atmosphäre im Geburtszimmer ein, die entspannt und heilig war. Alles schien genau richtig zu sein, so als ob wir alle in Harmonie miteinander wären, wobei das Wesen, das neu geboren werden sollte, der Mittelpunkt des Geschehens war. Sue muss das Gleiche empfunden haben, denn ihre Wehen wurden immer noch stärker und ihre Stimme immer lauter, je mehr sich ihr Muttermund öffnete. Während jeder Wehe drückte sie meine Hand jetzt fester als ein Berufsringkämpfer und wir waren beide schweißgebadet.

Die Zeit verging. Die Entbindungsutensilien wurden im rechten Augenblick bereitgelegt. Sues Muttermund öffnete sich weit, ihre Wehen wurden noch intensiver und die Laute, die aus ihrem Mund kamen und nicht mehr irdisch klangen, ebenso. Meine Gefühle waren so intensiv und doch so richtig und rein. Zwischen den Wehen stöhnte Sue und ließ ihren Kopf zurück an meine Brust fallen, gerade lange genug, um ein paarmal durchatmen zu können und sich einen Moment zu entspannen und einen Schluck Wasser zu trinken, bevor die nächste Woge über uns zusammenschlug. So arbeiteten wir uns vorwärts, wodurch sich der Muttermund ziemlich schnell ganz öffnete und nach ein paar Presswehen der Kopf austrat.

Ina May bat Sue zu hecheln, damit sich ihr Damm um den Kopf herum dehnen konnte. Auf diese Weise kam der Kopf des Babys langsam heraus. Er war hellblau und gesprenkelt. Das Gesicht wies nach ein paar weiteren Wehen nach unten und drehte sich dann zu Sues rechtem Bein. Soweit ich es sehen konnte, war das Gesicht unserer Tochter ganz rot und verschrumpelt und der Kopf fast kahl und voll Käseschmiere. Dann glitt sie mit einem Schrei mit der nächsten Wehe heraus. Mein Herz und mein Körper flossen über vor Freude.

*Sue:* Ich erinnere mich, dass ich nach unten fasste und Lisas Kopf berührte, als er austrat. Bei der nächsten Presswehe glitt sie heraus. Innerhalb von ein paar Sekunden lag sie in meinen Armen und ich in den Armen von Chris. Lisa war glitschig und warm und so wunderschön. Sie fand schnell meine Brustwarze und begann zu saugen. Wir fühlten uns so stark, so erfüllt und vollständig.

*Chris:* Wir waren verrückt vor lauter Glück über dieses neugeborene, vollkommene und kerngesunde Wesen, als unsere Tochter auf Sues Bauch gelegt wurde. Dort lag das winzige, wunderbare, vollkommene, rosige kleine Geschöpf und machte mit einer klaren Stimme auf sich aufmerksam und unsere Herzen wurden eins. Ihre Unterlippe zitterte ein wenig und ihre Ärmchen und Beinchen vollführten ihren ersten Tanz. Ina May durchtrennte die Nabelschnur und unsere kleine Tochter machte ihren ersten Versuch an der Mutterbrust. Ich konnte mich gar nicht sattsehen an diesem vollkommenen, neuen Menschenkind. Es gibt keine Worte, um die Gefühle bei der ersten Begegnung zu beschreiben.

Während wir uns kennenlernten, klemmte Ina May sanft die Nabelschnur ab und entband die Plazenta. Alles verlief bestens und Sue hatte weder einen Einriss noch eine Blutung. Nach ein paar Stunden umarmten uns die Hebammen und verabschiedeten sich, damit wir die restliche Nacht für uns allein haben konnten. Bald dämmerte der Morgen und überzog den Himmel mit einem ruhigen, magischen Licht und nach langer Zeit hörten wir Regentropfen, die auf das Blechdach klopften.

## Mariahna Margarets Geburt

*Von Carol Nelson*

Mariahna Margaret war mein viertes Kind. An meinem Geburtstermin machte ich einen Spaziergang, fuhr in die Stadt (was mit einer Fahrt über einen holprigen Weg auf der Farm verbunden war) und danach ging ich noch einmal spazieren. Kurz nach dem zweiten Spaziergang setzten meine Wehen in unregelmäßigen Abständen ein. Nachdem ich die Kinder gebadet und ins Bett gebracht hatte, legte ich mich ebenfalls hin und dachte, ich weiß zwar, dass es bald losgehen wird, aber es wäre schön, vorher noch ein wenig Schlaf bekommen zu können. Ich schlief schnell ein und schlief ungefähr fünfundvierzig Minuten lang sehr tief.

Dann erwachte ich vom Blasensprung, weil davon das Bett ganz nass geworden war. Zu diesem Zeitpunkt fühle ich mich ausgeruht und bereit. Innerhalb der nächsten Viertelstunden kamen meine Wehen in kurzen Abständen. Meine gute Freundin und Hebammen-Assistentin Judith kam und untersuchte mich. Mein Muttermund war ungefähr vier Zentimeter weit geöffnet. Großartig! Alle Sorgen, die ich mir während der Schwangerschaft gemacht hatte, lösten sich in nichts auf. Die Wehen waren jetzt so stark, dass ich meine ganze Konzentration brauchte, um sie durchzustehen. Ich hatte ganz einfach keine Zeit mehr, mir Sorgen zu machen.

Ich wusste jetzt schon, dass es ein großes Baby war – mindestens so groß wie Sally Kate, die bei ihrer Geburt über 4000 Gramm gewogen hatte. Meine Wehen waren stark und kamen sehr schnell. Sie dauerten zweieinhalb Stunden. Ich spürte, dass ich mich weiter öffnete als je zuvor. Ich glaube, wenn die Fruchtblase geplatzt ist, werden die Wehen auch noch stärker, weil der Kopf des Babys gegen die Zervix gepresst wird und nicht mehr durch ein Wasserkissen vor dem Kopf abgepolstert wird.

Ich tat alles, was ich konnte, um die Geburt voranzubringen, und das, obwohl der Wehenschmerz so heftig war. Don und ich saßen uns im Schneidersitz gegenüber, hielten uns an den Händen und sahen uns während der Wehen in die Augen. Wir verschmolzen und lachten miteinander. Er gab mir viel Kraft und das Lachen half mir, mich zu entspannen. Schließlich konnte ich nicht mehr sitzen. Deshalb legten wir uns nebeneinander hin und schmusten miteinander, was ein sehr sinnliches und prickelndes Gefühl war. Diese Erregung erleichterte mir die Wehen und ich spürte, wie ich mich weiter öffnete. Don und ich küssten uns, was mir über die starken Übergangswehen hinweghalf. Bald darauf kam ein tiefes, kehliges Stöhnen aus mir heraus und ich fühlte den Pressdrang.

Meine Hebamme Mary untersuchte mich vorsichtig und einfühlsam. Sie stellte fest, dass mein Muttermund fast vollständig geöffnet war. Der Kopf des Babys war nur noch von einem kleinen Teil meiner Zervix umschlossen. Ich presste noch ein paarmal, was mir aber langsam sehr schwerfiel, obwohl ich es wollte. Mary und die anderen Hebammen massierten meine Oberschenkel und meine Waden, was ein wunderbares Gefühl war und dazu beitrug, dass ich mich entspannen konnte. Mary untersuchte mich wieder und tastete immer noch einen Teil der Zervix. Sie meinte jedoch, ich könne langsam weiterpressen und sie würde versuchen, die Zervix mit ihren Fingern über dem Kopf des Babys zu verstreichen. Es funktionierte. Jetzt war ich ganz offen und wirklich bereit zu pressen.

Nach ein paar Presswehen senkte sich das Baby schnell. Ich fühlte, wie es durch die Zervix glitt, durch meine Beckenknochen trat und sich der Kopf in den Geburtskanal senkte. Es war ein intensives, befriedigendes Gefühl. Der Kopf kam langsam heraus. Ich versuchte jetzt, langsam zu machen, denn ich wusste, in dieser Phase bestand das Risiko, einzureißen. Als der Kopf des Babys zur Hälfte draußen war, spürte ich so heftige Schmerzen, dass ich nicht wusste, ob ich es aushalten würde. Mary gab mir einen Lagebericht und meinte, dies sei jetzt der schwerste Teil und der Kopf des Babys würde wahrscheinlich mit der nächsten Presswehe geboren werden. Es tat so gut, das zu hören. Ich war Mary so dankbar, dass sie so mitfühlend war und genau wusste, was ich fühlte und spürte. Gut, dachte ich. Das schaffe ich schon.

Mit der nächsten Presswehe kam der große Kopf meiner Tochter heraus – was eine riesige Erleichterung für mich war! Mary untersuchte sie und erklärte, die Nabelschnur wäre nicht um ihren Hals gewickelt. Plötzlich wurden meine Wehen schwächer. Ich presste noch ein paarmal, aber die Wehen waren nicht mehr stark genug. Es wurde offensichtlich, dass das Baby nicht weiter herauskam. Seine Schultern steckten fest.

In diesem Moment verlor ich jedes Zeitgefühl und erkannte ganz deutlich, wie schmal der Grat zwischen Geburt, Leben und Tod sein kann, wenn nicht schnell die richtigen Entscheidungen getroffen werden. Die

Sekunden verstrichen. Ich versuchte, weiterzupressen, und zog meine Beine noch weiter an. Ich drehte mich auf die Seite und legte ein Bein über das andere und versuchte in dieser Stellung weiterzupressen, aber es funktionierte nicht. Der Kopf des Babys verfärbte sich bereits blau. Mary versuchte mit ihren Händen alles, was nur möglich war. Ich presste weiter, konnte das Baby aber nicht weiter ausstoßen. Die Sekunden liefen uns davon. Ich sah, wie sich der Kopf immer mehr verfärbte. Wir wussten alle, dass die Lage sehr ernst war und wir schnell eine Lösung finden mussten.

Diane, eine andere Hebamme, schlug vor, ich solle mich umdrehen und auf alle viere gehen. Mary bat Don, mir dabei zu helfen. Als ich Dianes Vorschlag hörte, dachte ich erst, sie machte einen Scherz. Ich kann mich unmöglich bewegen! Als ich aber daran dachte, wie gefährlich die Situation war, begann ich sofort, mich umzudrehen, und Don half mir dabei. Alle waren jetzt sehr schnell. Innerhalb von ein paar Sekunden hockte ich auf allen vieren und presste wieder. Sofort spürte ich, dass es wieder ein wenig vorwärts ging. Die Schwerkraft half und ich spürte viel mehr Kraft und Erleichterung beim Pressen. Ich betete auch. Ich wusste, wir brauchten Hilfe, wenn wir dieses große Mädchen auf die Welt bringen wollten. Ich presste wieder und mit einem Satz kam meine Tochter heraus! Ich hatte das Gefühl, ich hatte ihr Leben gerettet, weil ich auf alle viere gegangen war.

Ihr Muskeltonus war gut und sie begann sofort, selbstständig zu atmen, was uns zeigte, dass es ihr gut ging. Sie packte Marys Finger und hielt ihn fest. Von der Geburt des Kopfes bis zur vollständigen Austreibung hatte es ungefähr zwei Minuten gedauert, aber sie war offensichtlich völlig gesund.

Ich drehte mich wieder um und hielt sie auf meinem Bauch. Sie war so süß, wunderschön – und riesengroß – und blickte so wach und intelligent in die Welt! Es war ein wundervolles Gefühl, sie gesund und stark zur Welt gebracht zu haben. Die Babywaage ging nur bis zehn Pfund**** und mei-

**** Ein amerikanisches Pfund entspricht ungefähr 454 g.

ne Tochter wog mehr. Am nächsten Morgen zeigte die Waage über 4500 Gramm an. Sie hatte schon ein paarmal Pipi und Stuhlgang gemacht, deshalb wussten wir, dass sie noch schwerer gewesen war. Obwohl sie neugeboren war, sah sie aus wie ein paar Monate altes Baby. Sie war so goldig. Ich liebte sie so sehr dafür, dass sie so stark war und sich mit der gleichen Intensität wünschte, bei uns zu sein, wie wir sie uns gewünscht hatten.

Ich bin dankbar dafür, dass ich zu Hause mit professionellen Hebammen entbinden konnte, die in diesem Notfall genau wussten, was zu tun war. Ich war nicht eingerissen und hatte keinen Dammschnitt gebraucht. Mary hatte warmes Babyöl auf meinen Damm gegeben, als der Kopf durchtrat. Ich hatte mich wirklich bemüht, entspannt zu bleiben, während ihr Kopf entbunden wurde, und auch während der ganzen Hektik danach. Es war sehr hilfreich gewesen, mein Gesicht und meine Nackenmuskulatur durch tiefe Stöhngeräusche zu entspannen, mithilfe der großen Unterstützung und Ermutigung durch Don und die Hebammen.

Alle waren froh, dass Mariahna gesund geboren worden war. Es ist ein schönes Gefühl, zu Hause im Kreis von Freunden zu entbinden, die wirklich um mich und mein Baby besorgt waren. Dankbar war ich auch den Ärzten, die nach der komplizierten Schwangerschaft einer Hausgeburt zugestimmt hatten.

Unser Filmteam hat ein tolles Video von der Geburt gedreht. Darauf kann man gut erkennen, wie man bei einer Schulterdystokie die Stellung wechselt und auf alle viere geht und dass es leicht ist und wirklich funktioniert.

*Als Heidi und Rudy zur Geburt ihres ersten Kindes zu uns kamen, erkannte ich schnell, dass sie mehr Angst vor der Geburt hatten als die meisten anderen Paare, die wir kennengelernt hatten. Woran lag das? Beide befanden sich in den letzten Monaten ihrer Ausbildung zu Geburtsmedizinern. Sie hatten sich mit einer Vielzahl von beängstigenden Situationen im Zusammenhang mit Schwangerschaft und Geburt beschäftigt und wussten beide, dass ein unnö-*

*tiger chirurgischer Eingriff gefährlich sein konnte. Bei einer ihrer Vorsorgeuntersuchungen erfuhr ich, dass ein paar gesunde Frauen an Komplikationen nach einem Kaiserschnitt verstorben waren. (Keiner der Fälle hatte sich infolge eines Kaiserschnitts an der Universitätsklinik ereignet, an der Heidi und Rudy arbeiteten, sondern vielmehr infolge früherer Kaiserschnitt-Operationen.) Kein Wunder also, dass die beiden eine Entbindung wollten, bei der die größte Chance bestand, dass kein unnötiger operativer Eingriff gemacht werden würde. Ich wusste auch, dass sie sicherlich Angst hatten, so weit von einer Klinik entfernt zu entbinden. Deshalb gab ich ihnen bei ihrer ersten Vorsorgeuntersuchung eine Statistik über die fast zweitausend Geburten mit, die bis zu diesem Zeitpunkt bei uns stattgefunden hatten, angefangen mit der ersten Geburt, die ich je miterlebt hatte.*

## Die verkappte Hebamme

*Von Dr. Heidi Rinehart*

Nachdem ich über sieben Jahre lang darauf gewartet hatte, schwanger zu werden, bekamen Rudy und ich unser erstes Kind. Wir hatten während unseres Studiums darauf gewartet und danach in der Zeit, als wir als Assistenzärzte in der Geburtsmedizin gearbeitet hatten, und jetzt waren wir an der Reihe, das Gleiche wie unsere Patienten zu erleben. Rudi und ich wurden Eltern.

Auf einem Konvent für Medizinstudenten hörte ich 1985 zum ersten Mal etwas über Hausgeburten. Die »Humanistic Medicine Task Force« der Amerikanischen Medizinstudentenvereinigung hatte Dr. Stanley Sagov und Ina May Gaskin zu einem Vortrag über Hausgeburten eingeladen. Intuitiv machte es Sinn für mich, dass ein Baby zu Hause im Kreis seiner Familie zur Welt kommen sollte! Ich kann mich an keine Einzelheiten des Vortrags mehr erinnern, aber ich weiß noch, dass ich dachte, dass ich mich durch diese holistische Sicht der Geburtshilfe zur Medizin hingezogen fühlte.

Vor meinem Medizinstudium hatte ich keine besonders große Angst vor der Geburt gehabt. Meine Mutter hatte immer darüber gesprochen, dass eine Geburt harte Arbeit sei – zwar schmerzhaft, aber eine ausgesprochen intensive Körpererfahrung –, für deren Mühe man reich belohnt würde. Ich hörte ihr gerne zu, wenn sie meine Geburtsgeschichte und die meiner Geschwister erzählte. Als sie schwanger war, weigerte sie sich, sich die Horrorgeschichten anzuhören, die ihr andere Frauen erzählen wollten. Sie entschied sich, lieber nichts weiter über die Geburt zu wissen, anstatt dem Ereignis mit Angst zu begegnen. Sie vermittelte mir das Vertrauen, dass die Geburt ein normaler Vorgang sein muss, denn sonst gäbe es nicht so viele Menschen auf unserem Planeten. Ich verstand nicht, warum im Medizinstudium Schwangerschaft und Geburt genauso behandelt werden wie all die Krankheiten, die wir lernten.

Die Medizin beschäftigt sich mit der Diagnose und Therapie von Krankheiten. Meiner Ansicht nach hat sie nichts mit Gesundheitsvorsorge, Prävention und Unterstützung darin zu tun, sein Allgemeinbefinden zu verbessern. Allmählich wurde mir bewusst, dass die oberste Priorität der Medizin darin besteht, Pathologien aufzuspüren und zu behandeln. Ich erkannte, dass sie sich nicht besonders gut dazu eignet, die Gesundheit zu fördern. Ich hatte sehr viel Zeit und Geld in meine Ausbildung investiert und so schien es mir, als könne ich Veränderungen am besten von innen heraus bewirken. Deshalb studierte ich weiter – trotz des hartnäckigen Gefühls, nicht am richtigen Platz zu sein. Mein Mann wusste jedoch viel genauer, wofür mein Herz schlug, und nach meiner Promotion schenkte er mir ein Schild für meinen Schreibtisch, auf dem stand: »Heidi Rinehart, MD – Midwife in Disguise« (dtsch.: »Dr. Heidi Rinehart, verkappte Hebamme.«)

Rudy entschied sich erst im dritten Jahr seines Medizinstudiums für die Geburtshilfe und Gynäkologie, während ich von Anfang an wusste, dass ich diese Fachrichtung einschlagen wollte. Wir waren beide fasziniert von der Reproduktion, arbeiteten gerne mit Frauen und waren interessiert daran, wie Menschen mit ihrer Fortpflanzungsfähigkeit umgehen und welche Entscheidung sie diesbezüglich treffen. Einer Geburt beiwohnen zu können, bedeutet für uns beide eine große Erfüllung.

Da sich die Medizin hauptsächlich mit der Pathologie beschäftigt, sah ich meiner Assistenzzeit mit Angst entgegen. Ich wusste, ich würde nicht für die Mehrheit der gesunden Frauen ausgebildet, die bei der Entbindung keine Medizintechnologie brauchen. Ich befürchtete, dass vier Jahre Indoktrination in geburtsmedizinischer Pathologie vor mir lagen.

Medizin ist eine Kultur für sich. Sie hat ihre eigenen Standards beispielsweise dafür, welches Verhalten erwünscht ist. Ich wusste, dass ich hundert Stunden pro Woche in dieser Kultur leben würde, ohne Zeit zu haben, darüber nachzudenken, was wir eigentlich tun. Für mich ist es unvorstellbar, wie sehr die Glaubens- und Wertvorstellungen der Schulmedizin die sogenannte »wissenschaftliche« Forschung nach neuen Erkenntnissen beeinflussen und die Schlussfolgerungen manipulieren, zu denen die medizinische Forschung gelangt. Jede wissenschaftliche Forschung wird von den Überzeugungen derjenigen beeinflusst, die sie betreiben, aber diese Tatsache findet in der Medizin keine Berücksichtigung und wird nicht hinterfragt. Wenn das Vorurteil besteht, Kinder zu gebären sei voller Gefahren, wie konnte ich dann an meiner Vorstellung festhalten, dass die Schwangerschaft und die Geburt ein normaler Vorgang sind?

Deshalb schrieb ich an Ina May und fragte: »Darf ich auf die Farm kommen?« Die Farm ist in den Vereinigten Staaten ein Mekka für alle, die Hebammenhilfe und eine natürliche Geburt haben wollen. Ich stellte mir vor, wenn ich auf die Farm ginge, könnte ich eine gesunde, normale Einstellung zur Geburt finden, bevor ich mich mit all den geburtsmedizinischen Risiken befasste. Die zwei Wochen, die ich auf der Farm verbrachte, waren sehr lehrreich für mich – ich begleitete Geburten, las, sah mir Geburtsvideos an, beobachtete die Hebammenhilfe und sprach mit den Hebammen. Diese Erfahrung veränderte meine Perspektive vollkommen. In der Klinik war mir die Angst und negative Einstellung zur Geburt nicht aufgefallen und erst jetzt nahm ich sie wahr, und zwar deshalb, weil sie bei den Hebammen nicht da war. Sie ließen den Frieden und das Wunder der Geburt und den vertrauten Umgang damit zu. Was für ein wohltuender Unterschied!

Einmal erlebte ich, dass eine Frau eine starke Nachblutung hatte. An meiner Reaktion und am Verhalten der Hebammen wurde mir klar, dass die (intellektuelle, handwerkliche, beobachtende und intuitive) Kompetenz der Geburtshelferinnen ausschlaggebend für die Qualität der Geburtshilfe ist und nicht die technische Ausstattung. Aufgrund meiner Ausbildung hatte ich medizinische Hilfsmittel eingesetzt, ohne mich zu fragen, ob sie auch wirklich notwendig waren. Die Hebammen reagierten mit sanften Methoden, aber nicht übertrieben. Sie verwendeten medizinische Hilfsmittel, wenn es notwendig war, aber ihr Einsatz war viel begrenzter als in der Klinik.

Ich beschäftigte mich mit der Sicherheit von Geburten, die nicht in einem Krankenhaus stattfinden. In Hinblick auf die Todesfallrate sind Hausgeburten oder Geburten in Geburtshäusern für eine gesunde Frau und mit einer erfahrenen Hebamme genauso sicher wie eine Krankenhausentbindung. Wahrscheinlich ist sie sogar sicherer, wenn man die Eingriffe berücksichtigt, die bei der Mutter gemacht werden, oder die Verletzungen, die dadurch der Mutter oder dem Baby zugefügt werden. Tatsächlich sind die wenigen Frauen, die in einer Klinik entbinden müssen, die Minderheit. Misserfolge bei Hausgeburten lassen sich oft auch im Krankenhaus nicht vermeiden (tödliche Geburtsfehler, Schulterdystokie usw.)

Meine Assistenzzeit war so schrecklich, wie ich erwartet hatte – die Arbeitszeiten, die Intensität, das nötige Durchhaltevermögen und die Tragödien, die ich miterleben musste. Eine normale Geburt war eine Seltenheit. Wir lernten nicht, wie man eine Geburt erleichtert oder unterstützt. Die Hilfsmittel, die wir einsetzten, unterbrachen den natürlichen Prozess – ich erinnere mich an viele Fälle, wo ich eingriff (mittels PDA, Pitocin, künstlichem Blasensprung, sogar Kaiserschnitt), nur um später festzustellen, dass dieser Eingriff den normalen Geburtsverlauf gestört oder nur eine Komplikation vorweggenommen hatte. Obwohl ich unter meinen Kollegen diejenige war, die am wenigsten Eingriffe machte, fühlte ich mich oft von der geburtsmedizinischen Ideologie dazu gezwungen, etwas zu tun, anstatt zu tun, was wirklich erforderlich gewesen wäre – nämlich den Geburtsvorgang zu unterstützen, die Mutter zu beruhigen oder zu ermutigen oder einfach Geduld zu haben.

Ich habe versucht, meinen Patientinnen in der Klinik Hebammenhilfe zu geben. Es war enttäuschend, weil sogar die Frauen, die motiviert und gut informiert waren und mich als Geburtshelferin wollten, weil ich eine Befürworterin der natürlichen Geburt war, gegen die Klinikvorschriften kämpfen mussten, die eine Eigendynamik hatten. Selbst die geringfügigsten Abweichungen von der Krankenhausroutine erforderte die Vorausplanung der Frau, ihren Widerspruch oder ihre »Einverständniserklärung« dafür, dass sie ihr Recht auf Autonomie einforderte. Der allgemeine Sprachgebrauch spiegelte, wer die Kontrolle hatte: »Wir erlauben ihr, dass sie etwas isst, dass sie herumläuft, keine Tropfinfusion bekommt usw.« und »Sie lassen mir das Baby die ganze Nacht«. Es war frustrierend und ausgesprochen schwierig, die Atmosphäre einer Klinikentbindung zu verändern.

Als ich schwanger wurde, wusste ich, dass ich während der Schwangerschaft von Hebammen betreut werden und eine natürliche Geburt haben wollte. Ich wollte während der Schwangerschaft und der Wehen meine Verletzbarkeit zeigen und mich den Hebammen anvertrauen können. Mein dritter Wunsch war am kompliziertesten. Ich war von der Schulmedizin (und meinen Kollegen) indoktriniert, dass Ärztinnen keine Zweifel oder Fragen haben und nicht verletzlich sein dürfen.

Für mich aber war es überaus wichtig, dass meine Geburtshelfer verstanden, dass ich genauso sensibel und verletzlich war wie jede andere Schwangere. Sie mussten in der Lage sein, Rudy und mich dort abzuholen, wo wir waren – zwei Menschen, die einfach zu viel über Geburtshilfe und alle Katastrophen wussten, die passieren konnten, aber viel zu wenig über die körperlichen und emotionalen Erfahrungen während der Schwangerschaft und der Geburt. Ich brauchte niemanden, der mir während der Wehen Angst machte oder mich einschränkte. Sowohl Rudy als auch ich brauchten Bestätigung und Führung, während wir auf unser Baby warteten und Eltern wurden.

Wir entschlossen uns, zur Schwangerenvorsorge auf die Farm zu fahren (rund 130 Kilometer entfernt), weil Rudy und ich uns bei den Hebammen dort am wohlsten fühlten. Pamela Hunt und Ina May haben dreimal so viel Erfahrung in vaginalen Entbindungen wie Rudy und ich zusammen. Diese Erfahrung gibt ihnen genug Selbstvertrauen und Zutrauen in ihre Tätigkeit, dass sie sich nicht davor scheuen, zwei Geburtsmediziner zu betreuen. Das wiederum gab Rudy und mir das Vertrauen, dass sie uns durch eine normale Schwangerschaft und Geburt begleiten konnten – ein Gebiet, das wir manchmal zu kennen glaubten!

Rudy und ich waren froh darüber, dass unsere langen Vorsorgeuntersuchungen die Pathologie, die wir kannten, in die richtige Perspektive rückten und uns die Möglichkeit gaben, über das Wunder der Schwangerschaft zu sprechen und die Normalität der Schwangerschaft und Geburt zu bestätigen. Wir fühlten uns von unseren Hebammen stark unterstützt, angenommen und bestens versorgt. Sie teilten unsere Freude und halfen uns, uns mit unseren Sorgen auseinanderzusetzen. Ich besprach mit ihnen mein Problem, dass ich es Autoritätspersonen immer recht machen wollte und dass unser Vorhaben den Autoritäten in unserem Leben nicht gefallen würde! Ich erzählte ihnen auch von meinen Träumen von Schwangerschaftsproblemen, die ich kurz zuvor bei anderen Schwangeren erlebt hatte. Rudy wiederum machte sich Sorgen wegen der Babypflege, obwohl er schon mit Hunderten von Neugeborenen zu tun gehabt hatte.

Während der Schwangerschaft ließ ich mich gleichzeitig von einem geburtshilflichen Frauenarzt betreuen. Dies hatte mehrere Gründe: Zum einen scheint der körperliche und emotionale Stress, unter dem Ärzte stehen, das Risiko von verfrühten Wehen und Präeklampsie (Schwangerschaftsinduzierter Hochdruck) zu erhöhen. Deshalb wollte ich ein Vertrauensverhältnis zu einem Geburtsmediziner aufbauen, sodass ich für den Fall, dass ich in die Klinik musste, nicht erst über alle Abweichungen von der Routine verhandeln musste. Zum anderen wollten wir zwar kein Geheimnis aus unseren Absichten machen, aber ich wollte auch nicht ständig darüber reden müssen. Wir hatten Kollegen (Krankenschwestern und Ärzte), die uns unterstützten, und andere, die nicht informiert, aber aufgeschlossen waren, und wiederum andere, die nicht nachfragten, weil sie es gar nicht wissen wollten! Wenn ich von Kollegen, die mich nicht unterstützten, gefragt wurde: »Wer ist Ihr Arzt?«, konnte ich ehrlich antworten. Der Arzt, den ich konsultierte, hörte mir sehr einfühlsam und aufmerksam zu, und obwohl er unsere Entscheidung nicht befürwortete, respektierte er sie.

## Juliannas Geburt

*Von Dr. Heidi Rinehart*

An Juliannas Geburtstermin veränderten sich die Wehen, die ich schon seit ein paar Wochen hatte. Ich spürte sie im Kreuz und sie wurden schmerzhafter. In den vergangenen Wochen hatte der Zervixschleim zugenommen und am Geburtstermin war er den ganzen Tag blutig. Da wurde uns klar, dass das Baby jeden Augenblick kommen konnte. An diesem Abend gingen mein Mann Rudy und ich essen und während des gesamten Abendessens hatte ich alle fünf bis zehn Minuten Wehen. Sie waren aber noch sehr schwach. Als wir zum Auto gingen, sagte Rudy: »Das war vielleicht unser letztes Dinner zu zweit.«

Gegen zwei Uhr morgens erwachte ich mit starken Wehen, die so schmerzhaft waren, dass sie mich aus dem Schlaf gerissen hatten und mich aus dem Bett jagten, um sie durchstehen zu können. Dann legte ich mich wieder hin. Gegen 2.30 Uhr kam eine ähnlich starke Wehe. Um drei Uhr kamen die Wehen dann regelmäßig in Abständen von fünf bis zehn

Minuten. Sie waren nicht sehr stark. Nur mein Kreuz tat weh. Rudy döste immer wieder kurz ein. Dann massierte er mir den Rücken, wenn er schmerzte. Gegen fünf Uhr schienen die Wehen tatsächlich in Gang gekommen zu sein. Deshalb standen wir auf, duschten, packten unsere Sachen zusammen und frühstückten noch eine Kleinigkeit. Ich rief Pamela an, um ihr zu sagen, dass wir auf dem Weg zur Farm sind.

Als wir das Haus verließen, war die Sonne schon aufgegangen. Die Windschutzscheibe war ein wenig mit Reif überzogen. Aber der Tag war sonnig und klar und wir hatten eine ruhige Fahrt. Die Wehenabstände wurden wieder länger – ungefähr alle zehn Minuten –, aber im Auto waren die Wehen viel unangenehmer. Pamela erwartete uns bereits im Geburtshaus in der Tower Road, als wir gegen 7.30 Uhr ankamen. Wir brachten unser Gepäck hinein und setzten uns auf ein Schwätzchen hin. Pamela machte uns einen Vollkorn-Imbiss zurecht. Carol, eine andere Hebamme, und Ina May kamen vorbei. Ina May sollte an diesem Morgen auf einem Gesundheitsreform-Symposium in Nashville eine Rede halten, aber sie wollte auch bei unserer Geburt dabei sein. Drei Frauen wünschten sich, dass meine Wehen schnell vorangingen. Da meine Mutter kurze Wehen gehabt hatte, war es vorstellbar, dass es bei mir auch so sein würde. Ich sagte Ina May, sie solle ruhig zu der Veranstaltung fahren, da meine Wehen immer noch nicht besonders stark und etwas unregelmäßig seien. Als mich Pamela untersuchte, war mein Muttermund erst drei Zentimeter weit geöffnet. Deshalb gab uns Ina May eine Telefonnummer, unter der sie erreichbar sein würde, und fuhr nach Nashville.

Da wir in der vergangenen Nacht nicht besonders viel Schlaf bekommen hatten und wussten, dass uns noch einiges bevorstand, legten Rudy und ich uns hin, um ein Nickerchen zu halten. Carol und Pamela gingen kurz weg. Ich hatte immer noch Wehen, aber sie waren wirklich nicht sehr stark. Pamela und Carol kamen zurück und fanden uns schlafend vor, weshalb sie uns eine Nachricht auf einem Zettel hinterlassen wollten. In diesem Moment bekam ich eine sehr starke Wehe und rollte mich aus dem Bett, um mich über eine Kommode zu lehnen. Als die Wehe ihren Höhepunkt erreichte, geriet ich in Panik, weil ich nicht wusste, wie ich die Schmerzen aushalten sollte, und plötzlich wünschte ich mir, Pamela und Carol würden kommen, um mir zu helfen. In diesem Augenblick öffnete sich die Tür und ich jammerte: »Diesmal tut es wirklich weh!« Von da an blieben die beiden bei mir. Carol schlug gegen 10.15 Uhr morgens vor, ich solle einen Spaziergang machen, um ein wenig Abwechslung zu haben.

Es war ein wundervoller Tag Anfang März. Ein wenig Grün und ein paar Narzissen lugten schon hervor und die Bäume trugen dicke Knospen. Die Sonne schien bei über zwanzig Grad. Wir liefen auf einem matschigen Weg durch Felder und Kiefernwälder, wobei mir Rudy ständig den Rücken massierte. Die Wehen waren schwach. Deshalb unterhielten wir uns und alberten herum. Rudy war in Sorge, dass er keine große Hilfe während der Wehen für mich sein würde, und zog deshalb bereits Bilanz über seine Qualitäten als Ehemann. Wir genossen unser Zusammensein draußen an der frischen Luft und waren ganz aufgeregt, weil ich Wehen hatte. Es war so schön und wir waren so glücklich, dass unser Baby jetzt bald auf die Welt kommen würde, dass mir dieser Spaziergang immer unvergesslich bleiben wird. Nach etwa einer halben Stunde bekam ich eine Wehe, die so stark war, dass ich mich an Rudy festhalten musste. Ich spürte, wie sich das Baby nach unten senkte, was einen Brechreiz bei mir bewirkte. Das störte mich zwar nicht, aber danach war ich etwas wackelig auf den Beinen.

Wir gingen wieder zurück ins Geburtshaus, damit ich mir das Gesicht waschen und den Mund ausspülen konnte. Ich setzte meine Kontaktlinsen ein, weil es den Anschein hatte, als würde es jetzt losgehen. Später würde ich nicht mehr dazu in der Lage sein. Als ich auf der Toilette saß, ging ein großer blutiger Pfropfen ab. Es war gegen 11 Uhr vormittags. Wir überlegten, ob wir noch etwas spazieren gehen sollten, aber die Wehen waren inzwischen viel stärker geworden. Von diesem Moment an verschwamm die Zeit. Die Ereignisse schienen keinen klaren, zeitlichen Ablauf mehr zu haben und meine Wahrnehmung veränderte sich. Zum Beispiel kamen die beiden Hebammen Deborah und Joanne zu einem späteren Zeitpunkt der Entbindung dazu und halfen mit. Ich konnte nicht sagen, wann sie gekommen waren und was sie machten. Irgendwann fiel mir auf, dass sie da waren. Ich begrüßte sie nicht einmal. Ich registrierte sie einfach.

Dann untersuchte mich Pamela. Mein Muttermund war drei bis vier Zentimeter weit geöffnet. Sie beschloss, Ina May zu rufen, und sagte ihr, sie solle nicht »herumtrödeln«, weil sie glaubte, es könnte schnell vorwärts gehen. Bei jeder Wehe hatte ich starke Rückenschmerzen bis ins Kreuz hinunter. Es half mir, wenn während der Wehe jemand meinen Rücken massierte oder dagegenpresste. Manchmal setzte ich mich auf einen Stuhl und lehnte meine Stirn gegen Rudys oder Pamelas Bauch. Ein andermal hängte ich mich an Rudys Hals.

Wenn die Wehen abgeklungen waren, duschte ich, kniete mit gespreizten Beinen und hielt mich an Rudy fest, hockte auf der Toilette und legte mich auf die Seite. Bei jeder neuen Wehe rief ich: »Kann mir jemand den Rücken massieren«, wenn Pamela oder Carol nicht schon dabei waren. Ich vermute, dass mich auch Deborah und Joanne massiert haben, aber ich nahm nicht mehr wahr, wessen Hände meinen Rücken massierten. Grunzlaute und Stöhnen halfen mir ebenfalls sehr. Ich hätte niemals in einem Bett im Liegen und an ein CTG angeschlossen Wehen durchstehen können. Der Wehenschmerz war so intensiv, und wenn ich mich nicht so viel hätte bewegen können, hätte ich es nicht ausgehalten.

Gegen drei Uhr nachmittags rief mein Vater an. Er ist Pilot und befand sich auf einem Stopover über Nacht in Nashville. Er rief auf der Farm an, weil er, anders als geplant, bei uns zu Hause niemanden erreichen konnte. Rudy war gerade eine Kleinigkeit essen gegangen. Deshalb musste ich mit meinem Vater sprechen: »Papa, ich habe Wehen und deshalb nur eine Minute Zeit. Ich muss dir ein paar Dinge sagen.« Er fragte nebenbei: »In welchen Abständen kommen deine Wehen denn?« Ich spürte gerade, dass die nächste Wehe einsetzte, deshalb sagte ich: »Sei still! Ich hab nur eine Minute!«, und erklärte ihm, wie er in unser Haus kommen könnte. Die nächste Wehe kam, bevor ich den Hörer auflegen konnte, und da ich vorher nicht mit dem Atmen begonnen hatte, war sie noch schwerer auszuhalten.

Während der Wehen schwitzte ich stark, aber kurz danach fror ich. Ich erinnere mich, dass die Heizung ein paarmal auf- und dann wieder zugedreht wurde. Rudy und ich glaubten, ich hätte Fieber und eine Gebärmutterinfektion sei die Ursache für meinen Zustand, obwohl wir hätten wissen müssen, dass es an der Heftigkeit der Wehen lag (oder dem Exorzismus der Geburtshilfe-Dämonen!). Alle möglichen pathologischen Gründe für meinen Zustand während der Wehen kamen uns in den Sinn. Der Puls des Babys lag beispielsweise meistens bei 140, aber einmal, als Carol die Herztöne abhörte, bei 160. Das machte mir große Sorgen, weil ein erhöhter Puls der Hinweis auf eine Infektion oder Stress des Babys sein kann. Ich bat Carol nach ein paar Minuten, die Herztöne noch einmal abzuhören, weil ich Angst hatte. Natürlich war der Puls wieder bei 140.

Die Tatsache, dass das Baby während der Wehen ständig trat und sich in mir bewegte, beruhigte Rudy und mich jedoch. Ich spürte sogar einen Tritt während der Presswehen. Und wenn ich mich an Rudys Hals festklammerte, spürte er die Tritte durch meinen Bauch hindurch.

Aber andere Dinge beunruhigten uns: Das Baby lag noch bis kurz vor der vollständigen Öffnung des Muttermunds sehr hoch in meinem Becken. Rudy und ich hatten gelernt, dass Erstgeborene, die in der Austreibungsphase noch sehr hoch im Becken liegen, schwer zu entbinden sind und dass diese Lage häufig eine Zangen- oder Kaiserschnittentbindung erforderlich macht. Als die Stunden vergingen und ich immer noch keine Senkung des Babys gespürt hatte, fragten wir uns beide, was der Grund dafür sein könnte.

(Ina May: *Wir Hebammen glaubten alle, dass Heidis Baby sich nicht in den Geburtskanal senkte, weil sie und Rudy so große Angst hatten.*)

*Heidi:* Ich dachte immer noch, mein Becken sei groß genug für das Baby, sodass es herauskommen könnte. Aber ich zweifelte daran, ob ich die Rückenschmerzen noch länger ertragen könnte. Rudy hingegen fragte sich, ob das Baby überhaupt herauskommen konnte. Bei der nächsten Untersuchung bat Rudy Pamela, mich ebenfalls abtasten zu dürfen. Die Hebammen spürten Rudys Zweifel, ob das Baby herauskommen könne, deshalb glaubten sie, es könne ihm vielleicht helfen. Sie hatten das absolute Vertrauen, dass ich das Baby zur Welt bringen würde, aber Rudy war im Zweifel und deshalb auch keine zuverlässige Stütze für mich. Ein paarmal tat er mir während der Wehen beim Abtasten weh. Als wir später darüber sprachen, erklärte er mir, in diesem Moment habe er mich »aus Angst« untersucht, anstatt mich zu beruhigen.

Als Rudy mich untersuchte, war mein Muttermund ungefähr acht bis neun Zentimeter weit geöffnet und meine Zervix war weich und schon fast verstrichen. Der Kopf des Babys lag in einer Position, die wir Geburtsmediziner »tiefer Querstand« nennen. Er erklärte mir, ich müsse das Baby mit der nächsten Wehe nach unten pressen, und als ich es tat, senkte sich der Kopf problemlos in den Geburtskanal. In diesem Moment erhellte sich Rudys Miene. Er blickte mir in die Augen und sagte: »Du schaffst es. Das Baby wird herauskommen!« Von da an hörte Rudy nicht mehr auf, mich anzufeuern.

Es half mir, dass Rudy wieder Vertrauen zu mir hatte. Er ist ein schlechter Lügner. Er hätte seinen Gesichtsausdruck und seine Stimme nicht verstellen können, als er mir sagte, ich würde es schaffen. Obwohl ich noch empfindlicher war, als sich mein Muttermund die letzten beiden Zentimeter öffnete, und ich begann, meine Ängste und Gefühle auszusprechen (»Ihr würdet es mir doch sagen, wenn mit mir oder dem Baby etwas nicht in Ordnung ist, oder?« und »Kommt das Baby wirklich?«), gab mir Rudys Vertrauen Kraft.

Die Heftigkeit und Stärke der Wehen überwältigten mich. Ich konnte den Schmerz in meinem Rücken kaum aushalten, aber ich wusste, er würde mich nicht verletzen. Die Intensität der Wehen war es, die mir Angst einjagte. Ich hatte das Gefühl, als liefe ich auf Eisenbahnschienen vor einer nahenden Lokomotive um mein Leben. Zu diesem Zeitpunkt erkannte ich nicht, dass es das Freisetzen dieser Kraft ist, die den Geburtsvorgang beschleunigt, und dass ich nicht in Gefahr war, »überrollt zu werden«. Später sprachen Carol und ich darüber. Sie beschrieb das Gefühl noch besser: »Es fühlt sich an, als ob du auf einer Lok sitzt, die mit 150 Meilen dahinjagt. Du fällst zwar nicht runter und wirst überfahren, aber du brauchst großes Vertrauen und musst dich diesen Gewalten überlassen.«

Als ich das Gefühl hatte, dass mir alles zuviel wurde, wünschte ich mir, ich bekäme eine Pause und die Wehen würden wie durch ein Wunder plötzlich aussetzen. Ich legte mich hin und schloss die Augen. Das passierte mir vier- oder fünfmal, und die Hebammen meinten, es habe ausgesehen, als hätte ich dies kraft meines Willens geschafft. Als die nächste Wehe unerträglich wurde, sagte ich: »Ich mache jetzt Pause«, und tatsächlich ließ der Wehenschmerz nach. Das Problem war nur, dass ich in diesen Pausen Gelegenheit hatte, neue Ängste zu entwickeln, was die Sache nicht gerade leichter machte.

Ina May: *Ungefähr zu diesem Zeitpunkt meinte Heidi, sie könne nicht mehr. Ich bat sie, während der nächsten Wehe etwas Positives zu sagen, bevor sie aufgab. »Ich schaffe noch einen Zentimeter mehr. Ich schaffe noch einen Zentimeter mehr«, wiederholte sie bei den nächsten Wehen, sodass sie in die Presswehen übergehen konnte. Diese Technik wird in der hinduistischen Tradition »Mantras aufsagen« genannt. Sie ist sehr wirkungsvoll, wenn man starke Angst auflösen will, da allein das Sprechen von positiven Aussagen Kraft gibt.*

*Heidi:* Schließlich war mein Muttermund neun Zentimeter weit geöffnet und ich bat Ina May, meine Fruchtblase zu sprengen, in der Hoffnung, dies würde den Geburtsvorgang so weit beschleunigen (und auch das Gefühl verstärken, auf einer Lokomotive zu sitzen), dass ich das Baby herauspressen könnte. Das war auch bald der Fall. Das Pressen war eine willkommene Veränderung, aber die Rückenschmerzen hörten erst auf, als das Baby schon sehr tief eingestellt war.

Als der Kopf des Babys heraustrat, hatte ich die verrücktesten Empfindungen. Ich spürte, wie sich die Muskeln in meiner Vagina auseinanderspreizten, als der Kopf des Babys durchtrat. Meine Empfindungen waren so genau, dass ich sogar die unterschiedlichen Muskelgruppen spüren konnte. Das war wirklich verrückt! Als der Kopf meiner Tochter geboren wurde, hielt ich meine Hand schützend über meine Vulva, weil ich dadurch langsamer presste und sie sanfter herausgleiten konnte. Ich hatte erwartet, dass es noch schmerzhafter wäre, wenn der restliche Körper geboren wird. Aber stattdessen war alles nur sehr intensiv, weil jeder Nerv in mir übererregt war und vibrierte. Nach ungefähr einer Stunde des Pressens und fünfzehn Minuten, bis der Kopf geboren war, wurde Julianna um 19.48 Uhr geboren.

Was für eine Erleichterung – körperlich und seelisch, weil sie gesund war und sofort selbstständig zu atmen begann und weil der Kampf endlich vorbei war. Zunächst war ich verblüfft. Ich kann mich an nicht mehr viel erinnern, nur noch daran, dass mich ein Wohlgefühl durchströmte. Ich bat die Hebammen, die Nabelschnur zu durchtrennen, weil sie kurz war und an mir zog, als sie mir meine Tochter auf den Bauch legten. Rudy und Joanne waren damit beschäftigt, sie zu untersuchen, während ich gewaschen wurde. Dann hielt ich sie in meinen Armen. Seither haben mein Mann und ich sie nie mehr hergegeben.

Ich bin so dankbar für die Hilfe, die ich von allen bekommen habe. Rudy und die Hebammen waren wunderbar. In einer Klinik hätte ich die Wehen nicht ohne Schmerzmittel überstanden, weil ich zu gehemmt gewesen wäre, die Dinge zu tun, die hilfreich für mich waren (wie die Nacktheit, Stöhnen, Festklammern, als Juliannas Kopf geboren wurde), und ich hätte mich von der Krankenhausroutine eingeschränkt gefühlt. Sowohl die vertrauensvolle Atmosphäre als auch die Gefühlsintensität machten die Geburt zu einem Wunder. Als Rudy und ich später darüber sprachen, waren wir froh, dass die Wehendauer nicht sehr kurz war. Wir brauchten die Zeit, um zu lernen, mit den Wehen zu arbeiten, und auch dafür, um uns von unseren Vorurteilen gegenüber der Geburt zu distanzieren. Rudy und ich sind sehr dankbar für diese Erfahrung.

Das Geburtserlebnis ist etwas sehr Kostbares für mich und besonders dankbar bin ich für die ersten Lebensstunden mit Julianna. Sie war hellwach, da sie kein Schmerzmittel bekommen hatte und wir keine Sekunde voneinander getrennt waren. Joanne ging ganz behutsam mit ihr um, als sie sie untersuchte und Salbe in ihre Augen tat. Noch nie in ihrem Leben hat sie jemand grob angefasst oder unpersönlich behandelt. Die ganze Nacht nach ihrer Geburt, überschütteten wir sie mit unserer Liebe. Was für eine Gnade, dass wir dieses Kind bekommen haben!

# Teil 2

# *Die Grundlagen der Geburt*

# Einführung

Eigentlich erübrigt sich der Hinweis darauf, dass sich die Geburtsgeschichten im ersten Teil meines Buches von den Erfahrungsberichten der meisten westlichen Frauen unterscheiden. Vor allem klingen sie beinahe zu positiv. Die Frauen erzählen von ihrer Freude, Ekstase und Erfüllung. Nicht wie üblicherweise von Zangen- und Saugglockengeburten oder Kaiserschnitt-Entbindungen. (Bei den Frauen, die in unserem Hebammenzentrum auf der Farm entbunden haben, lag die Rate für diese Entbindungsmethoden bei weniger als 2 % verglichen mit mindestens 30 bis 40 % im Durchschnitt aller Gebärenden in den USA.)

Die hier beschriebenen Geburten fanden größtenteils in kleinen Geburtshäusern oder zu Hause statt. Die Anzahl der daran beteiligten Hebammen liegt weit höher als im amerikanischen Durchschnitt. Angesichts dieser Unterschiede fragen Sie sich jetzt vielleicht, ob diese Berichte und die Erfahrung der Frauen, die bei meinen Kolleginnen oder mir entbunden haben, für Sie von Bedeutung sein könnten.

Wären die hier zitierten Frauen etwas Besonderes, würde die Antwort »nein« lauten. Aber wenn die Frauen, die auf der Farm entbunden haben, sich von ihren körperlichen Voraussetzungen her nicht von anderen amerikanischen Frauen unterscheiden – und ich bin sicher, dass dies der Fall ist –, können Sie etwas aus ihren Erfahrungen lernen. Die Erzählungen dieser Frauen enthalten Lektionen, die auch Sie stärken können, damit Sie Ihr Kind ohne technologische Eingriffe zur Welt bringen können, wo auch immer Sie dies tun wollen. In unserer Gesellschaft ist die Geburt aufgrund einer Vielzahl von weit verbreiteten Mythen kompliziert und schwer verständlich geworden. Im Widerspruch dazu behindern beispielsweise die Eigenschaften des Körpers nur selten die Gebärfähigkeit einer Frau. Mit anderen Worten, Ihr Becken ist wahrscheinlich groß genug für eine vaginale Geburt. Das ist bei fast jeder Frau der Fall. Andererseits wirken sich Vorurteile und negative Gefühle weitaus stärker auf die Gebärfähigkeit aus, als normalerweise bekannt ist.

Im zweiten Teil meines Buches erkläre ich, warum wir auf der Farm sogar bereits ganz zu Anfang ausgezeichnete Ergebnisse vorweisen konnten (bei Bedarf mit der Unterstützung verschiedener Ärzte, Krankenhäuser und Mitglieder unserer Gemeinschaft), als meine Kolleginnen und ich praktisch noch völlig unerfahren waren. Bevor der erste Kaiserschnitt notwendig wurde, wurden 186 Babys geboren (das 187. Kind lag in Querlage im Mutterleib und konnte nicht gewendet werden). Erst die 324. Entbindung war wieder ein Kaiserschnitt. Diese Erfolgsquote erzielten wir, ohne die Frauen oder ihre Babys zu gefährden.

Der Grund für die hervorragende Statistik unserer Hebammen (siehe hierzu auch Anhang) lässt sich darauf zurückführen, dass wir vieles richtig machten, was man auch verkehrt machen kann. Noch bevor wir uns mit der wissenschaftlichen Forschung befassten, hatten wir bereits viel richtig gemacht. Je öfter man etwas richtig macht, umso besser wird es integriert.

Wenn man jede Maßnahme für sich betrachtet, handelt es sich scheinbar nur um Kleinigkeiten: *Wie bitte? Sie überlassen die Geburt der Frau? Sie geben der Frau etwas zu essen? Sie lassen sie schlafen? Sie warten, bis die Wehentätigkeit von selbst einsetzt? Sie warnen die Frau nicht vor möglichen Risiken und machen ihr keine Angst?* Doch all diese Haltungen zusammen führen zu einer Vorgehensweise, die entspannte, glückliche und begeisterte Mütter und gesunde Babys hervorbringt. Zwar benötigen auch wir hin und wieder ein Krankenhaus oder einen Geburtsmediziner, aber die Farm-Statistik zeigt, wie selten das bei gesunden und gut auf die Geburt vorbereiteten Frauen notwendig ist.

Teil II des Buches gibt Ihnen auch Auskunft darüber, mit welchen Methoden und Maßnahmen Sie bei einer Krankenhausgeburt rechnen müssen und wie diese die Entbindung und den normalen physiologischen Verlauf der Geburt beeinflussen können.

An dieser Stelle möchte ich betonen, wie wichtig es ist, die Geburt als heilig zu erkennen, ihre spirituelle Dimension. Meiner Meinung nach entgeht uns etwas Fundamentales, wenn wir die Geburt nicht als überwältigendes Wunder verstehen wollen. Ich erinnere mich, dass mir ein Ehepaar erzählte (noch bevor ich eine Beschreibung einer Geburt gesehen, geschweige denn einer Geburt beigewohnt hatte), kurz nach der Geburt ihres Kindes in ihrem Haus auf dem Land seien die Kühe ihres Nachbarn von ihrer Weide ausgebrochen und hätten durch ihr Schlafzimmerfenster geschaut, um das Neugeborene zu betrachten. Bei dieser Geschichte bekam ich eine Gänsehaut, denn sie erweiterte meine bisherige Sicht auf die Geburt und auch auf die Kühe. Was hatte sie dazu veranlasst, zum Fenster zu laufen?

Einige Zeit später wurde ich zur Entbindung einer Frau namens Anna eingeladen. Als ihre Wehen einsetzten, bat ihr Mann mich um Hilfe. Ich versprach, zu tun, was ich konnte, obwohl ich noch nie zuvor an einer Geburt teilgenommen hatte. Als ich das Zimmer betrat, war mir klar, dass Anna die verletzlichste Person in diesem Raum war. Doch gleichzeitig war sie die Stärkste und Mutigste. Sie befand sich an der Schwelle zwischen Leben und Tod – und gab sich dem Geschehen und ihren Betreuerinnen und Betreuern hin, offensichtlich voller Dankbarkeit für alles, was dort und mit ihr geschah. Sie hatte kein Ziel. Sie war wunderschön. Jede ihrer Willensbekundung richtete sich anscheinend darauf, in diesem Zustand der Dankbarkeit zu verweilen. Mir schien es, als ob diese Haltung einen breiten Kanal öffnete, aus dem der Mut in sie einströmte, um das, was auf sie zukam, durchzustehen. Als sie ihr Baby herauspresste, wollte sie, dass ich sie ansah und meine Aufmerksamkeit auf nichts anderes richtete, bis sie es geschafft hatte. Sie wirkte während der ganzen Zeit der schnellen Geburt dankbar. Es war mir eine große Ehre, jeder Sekunde einer Geburt beizuwohnen, die so unvorstellbar anmutig verlief. Ein Geschenk, das mein Leben veränderte.

Diese Erfahrung unterstreicht, warum ich für mein erstes Buch den Titel *Spirituelle Hebammen* gewählt habe. »Spirituell« sind für mich alle Gedanken, Worte und Taten, welche die Stimmung heben und während des Geburtsvorgangs für eine Atmosphäre der Ruhe und Hingabe sorgen: freundliche Gesten, Gebete, ein Lied, Stille und die Bekundung von Liebe und Güte. Damit lassen sich Schmerzen lindern oder Widerstände auflösen, die aus der Angst heraus entstehen. Wenn der Prozess immer noch schmerzhaft ist, kann das Erwecken der spirituellen Kräfte ihn erträglicher machen.

Ich bin nicht die einzige Hebamme oder Ärztin, deren Leben sich veränderte, als sie bei einer Mutter waren, die sich beim Gebären für die universelle Schöpferkraft öffnen konnte. Dadurch erhält der Zustand der Gnade eine Bedeutung. Für mich heißt es: Dankbarkeit für alle Gedanken, die in einer so intensiven Phase wie den Wehen und der Geburt auftauchen; dem Leben danken; für jeden Atemzug, den wir tun können, dankbar sein ebenso wie für die Möglichkeit, lebensrettende Maßnahmen zu ergreifen; Dankbarkeit dafür, dieses einzigartige Kind zur Welt zu bringen, und für diejenigen, die dabei helfen. Liebe und Dankbarkeit gehören zusammen. Wenn diese beiden Energien fließen können, kann der Oxytozin-Spiegel im Entbindungszimmer steigen und unglaublich transformierend wirken.

Nachdem ich einige Jahre lang als Hebamme tätig war, lernte ich ein paar traditionelle Hebammen-Großmütter aus Alabama, Florida und Arkansas kennen. Jede einzelne dieser Frauen war tief religiös und voll Demut gegenüber ihrer Berufung. Sie alle teilten nach jahrelangem Miterleben Tausender Geburten den Glauben, dass Dankbarkeit und Liebe das Herz ihrer Arbeit waren. Alle bekundeten, wie viel leichter die Geburt verläuft, wenn eine Atmosphäre der Dankbarkeit im Raum vorhanden ist, und wie hilfreich diese ist, wenn es zu einer Komplikation kommt. »Amazing grace, how sweet it is« – erstaunliche Gnade, wie süß du bist.

Eine spirituelle Weisheit besagt, dass sich ein Mensch in einem Zustand der Gnade befinden sollte, damit er Gnade empfangen kann. Das hörte sich für mich stimmig an, weshalb ich versuchte, dies im Umgang mit schwangeren und gebärenden Frauen zu beherzigen. Diese werdende Mutter blieb während einer schnell verlaufenden, intensiven Wehenphase (oftmals die schmerzhafteste) ruhig und voller Vertrauen – solange die Anwesenden das Gefühl von Dankbarkeit, Ermutigung und Hingabe an eine höhere Kraft, die sie trägt, aufrechterhielten. Mit der Zeit konnte ich beobachten, dass Dankbarkeit einer Frau, die an Schmerzen litt, half, in kritischen Augenblicken ihre Zweifel, Ängste, Wahnvorstellungen, Wut, Widerstände, Schuld- oder Schamgefühle loszulassen. Sicherlich erfordert es ein großes Maß an Vertrauen, Dankbarkeit zu verspüren, wenn wir das Gefühl haben, uns in einer Situation zu befinden, die wir kaum mehr ertragen können. Doch wenn es uns gelingt, mitten im heftigsten Sturm, den wir je erlebt haben, einen Moment der Dankbarkeit zu empfinden, können wir uns ein wenig entspannen und die angebotene Hilfe annehmen. Wenn wir uns in jedem Augenblick für die Dankbarkeit entscheiden, öffnet sich der Kanal für die Gnade.

# Kapitel 1

## *Die mächtige Verbindung von Körper und Psyche*

Glauben Sie eigentlich, dass Seele, Geist und Körper voneinander getrennt sind? Wenn ja, denken Sie so wie die meisten Frauen, die in einer westlichen Kultur aufgewachsen sind. Von Kindheit an werden die meisten von uns mit Botschaften gefüttert, die uns glauben machen wollen, unsere Gedanken und Gefühle hätten keinen Einfluss auf unseren Körper. Auch die westliche Schulmedizin geht von einer völligen Trennung von Körper und Psyche aus. Gedanken und Gefühle haben scheinbar nichts mit dem körperlichen Wohlbefinden zu tun. In unserer Gesellschaft lernen wir, dass wir Medikamente nehmen oder uns operieren lassen müssen, wenn mit unserem Körper etwas nicht stimmt.

Der gut belegte Placebo-Effekt ist eine bemerkenswerte Ausnahme innerhalb der schulmedizinischen Ideologie, die den Zusammenhang zwischen Körper, Geist und Seele eigentlich ausschließt. Das Phänomen des Placebo-Effekts besteht darin, dass jemand glaubt, ein Medikament zu bekommen, das in Wirklichkeit jedoch nichts anderes als eine Zuckertablette ist. Manche Leute werden nach der Einnahme des Placebos völlig geheilt von ihren Beschwerden. In diesen Fällen wurde der Geist irrtümlich zu dem Glauben veranlasst, der Körper würde durch das Medikament genesen. Diese Überzeugung führt zur tatsächlichen Heilung oder beschleunigt sie. Ein Placebo ist ein Trick, wie man Menschen zum positiven Denken bringt. Obwohl der Placebo-Effekt schulmedizinisch anerkannt ist, schenken die konventionellen medizinischen Theorien über die Wehen und die Geburt der Verbindung von Körper und Psyche im Allgemeinen wenig Beachtung.

Zwei meiner ersten zehn Geburten zeigten mir, wie mächtig die Interaktion von Körper und Psyche während der Wehen und der Geburt sein kann. Die ersten acht Frauen hatten Wehen wie aus dem Lehrbuch. Die Wehen setzten ein und der Muttermund (die ringförmige Öffnung am unteren Ende der Gebärmutter) öffnete sich allmählich. In den anderen beiden Fällen jedoch öffnete sich der Muttermund zunächst ungefähr sieben Zentimeter weit (bei zehn Zentimetern ist er ganz geöffnet) und blieb dann mehrere Stunden lang in diesem Stadium, egal wie langsam und tief die Frau atmete und wie ruhig sie jede Wehe akzeptierte. Bei keiner der beiden Frauen unterschied sich der Muttermund von denen der anderen Frauen, aber sie verhielten sich deutlich anders. Ich fragte mich warum, konnte aber auch in meinem Geburtshilfebuch keinen Hinweis auf eine mögliche Ursache finden.

Im ersten Fall löste der Besuch einer engen Freundin der Gebärenden eine dramatische Wende des Geburtsprozesses aus. Nachdem sie eingeladen wurde, ins Geburtszimmer zu kommen, fragte sie: »Hat Ihnen Sheila (so hieß die Gebärende) schon von ihrer Mutter erzählt?« Mein Körper fing bei diesen Worten überall zu kribbeln an. Dann erfuhr ich, dass die Gebärende als Kind adoptiert worden war und ihrer Freundin anvertraut hatte, sie sei mit der Angst aufgewachsen, ihre leibliche Mutter sei bei ihrer Geburt gestorben. Offenbar war sie zu betroffen und konnte nicht darüber reden, dass sie Angst hatte zu sterben, wenn sie sich der Macht der Wehen überließ. Als diese tief sitzende Furcht ausgesprochen war, entspannte sich ihre Zervix und war zu einer vorher scheinbar unmöglichen Leistung fähig. Kurz darauf war sie vollständig geöffnet. Zwei Stunden später brachte sie ein gesundes Kind zur Welt. Ich war sehr beeindruckt, wie stark sich die unausgesprochene Angst auf die normale Funktion des Körpers auswirken konnte. Gleichzeitig freute ich mich, dass eine verbale Lösung dieser Situation eine medikamentöse, instrumentelle oder chirurgische Intervention überflüssig gemacht hatte.

Im zweiten Fall hatte sich der Muttermund der Gebärenden ebenfalls sieben Zentimeter weit geöffnet und blieb dann trotz starker Wehen über einen Tag lang in diesem Zustand. Wie bei der zuvor erwähnten Frau war es ihr erstes Kind, und sie freute sich sehr darauf. Ich war sicher, dass Pamela keine Angst hatte, bei der Geburt zu sterben, deshalb war ich ratlos, warum die Geburt nicht voranging. Nach vielen Stunden Wehen, ohne dass etwas passierte, fragte ich sie, ob sie sich Sorgen über etwas machte. Zu meinem Erstauen bejahte sie meine Frage. Sie dachte an ihr Ehegelübde, das sie mit ihrem Mann vor einigen Monaten niedergeschrieben hatte. Sie wollte gerne ein lebenslanges Versprechen abgeben, aber ihrem Mann ging das zu weit. Als sie mir das erzählte, spürte ich wieder dieses Kribbeln in meinem Körper wie bei der anderen Frau.

Mir fiel nichts anderes ein, als meinen Mann Stephen um Rat zu fragen, der zufällig eng mit Pamela befreundet war. Er schlug vor, dass Pamela und ihr Mann ihren Schwur mit dem Zusatz »bis dass der Tod uns scheidet« wiederholen sollten, was sie dann zwischen den Wehen auch taten. Zwei Stunden später brachte Pamela einen gesunden Sohn zur Welt.

Diese Geburten habe ich niemals vergessen. An meine ersten paar hundert Geburten kann ich mich sehr lebhaft erinnern und diese beiden zählen zu den ersten, deren Zeugin ich wurde. Ein Grund, warum sie sich mir so tief eingeprägt haben, ist, dass ich eine besonders wertvolle Erkenntnis daraus zog. Ich lernte, dass sich die Beckenmuskulatur entspannen kann, wenn man die Wahrheit ausspricht. Denn dabei lösen sich Emotionen, die ansonsten das Fortschreiten der Entbindung behindern.

An eine weitere Geburt einige Jahre später erinnere ich mich auch noch sehr gut, weil sie mir zeigte, wie stark die Psyche den Körper während der Wehen beeinflusst. Ich befand mich gerade auf Reisen mit meiner Familie und Freunden, als ich ein paar Tage in einer Stadt blieb, wo meine Freundin Dawn gerade kurz vor der Entbindung stand. Dawns erstes Kind war unter Mitwirkung einer meiner Kolleginnen zu Hause geboren worden. Auch ihr zweites Kind wollte sie jetzt zu Hause gebären, falls es nicht ein paar Wochen zu früh geboren würde. Sie hatte erfahren, dass eine Klinik für Hochrisiko-Schwangerschaften an ihrem Wohnort einige neue Medikamente einsetzte, um Frühgeburten zu verhindern. Bei diesem Versuch würde sie eine Geburtshilfeschwester bei der Geburt begleiten. Die Entbindung müsste dann allerdings im Krankenhaus stattfinden, selbst wenn die Schwangerschaft zum normalen Geburtstermin endete, was auch geschah.

Zu meiner Überraschung wurde ich ins Krankenhaus gerufen, als Dawn Wehen bekam. Ich wusste nicht, was mich erwartete, als ich durch die weitläufigen Flure dieses nagelneuen Krankenhauses mit seinen glänzenden Fußböden und hochmodernen Geburtsstühlen lief. Als ich auf die Entbindungsstation kam, sah ich ein großes, grünes Bord an der Wand, auf dem der Name und die Zimmernummer jeder Gebärenden stand mit dem Vermerk, wie weit der Muttermund der jeweiligen Frau geöffnet war. Plötzlich klingelte eine Alarmglocke, und Leute liefen hektisch in alle Richtungen. Eine Krankenschwester rannte zu der Liste und trug in die Spalte für die Öffnung des Muttermunds neben dem Namen der Gebärenden »vollständig geöffnet« ein, während etwas weiter vorne ein Arzt und einige Geburtshilfeschwestern in das Zimmer eilten, in dem die Frau kurz vor der Entbindung stand.

Als ich in Dawns Zimmer kam, stellte sich mir die Geburtshilfeschwester vor und bat mich ruhig herein. Sie erklärte mir, sie sähe die bevorstehende Geburt als eine Gelegenheit, ihrer Klientin ihren größten Wunsch zu erfüllen – nämlich, dass ich ihre Geburt begleiten sollte –, und selbst gleichzeitig der ersten »natürlichen Hausgeburt« beiwohnen zu können. In ihrer Ausbildung hatte sie keine Möglichkeit gehabt, eine Geburt außerhalb des Krankenhauses zu erleben, außer einmal, als ihre Hündin Junge bekommen hatte. Während sie mir das erzählte, zeigte sie mir ein Schloss an der Zimmertür, das ich noch nicht bemerkt hatte. Es sollte sicherstellen, dass die Gebärende während der Wehen nicht gestört werden konnte. Sie verriegelte es. Nun waren wir sicher, dass die ruhige Atmosphäre, die wir mitten in dem hektischen Betrieb dieses riesigen Hochrisiko-Krankenhauses hatten, nicht von ungebetenen Eindringlingen oder neugierigem Klinikpersonal beeinträchtigt werden konnte.*

Dawn war so erleichtert, dass der Plan, den sie mit ihrer Geburtshilfeschwester ausgeheckt hatte, funktionierte, dass sie während der Wehen dankbar lächelte. Nach einer Weile untersuchte ich ihren Muttermund, um zu sehen, wie weit er bereits geöffnet war. Sie sagte: »Ich möchte gerne aufmachen und mein Baby rauslassen.« Als sie das gesagt hatte, öffnete sich ihr Muttermund noch unter meinen Fingern um weitere zwei Zentimeter. Nun machte ich die für mich damals noch neue Erfahrung, dass eine Frau den Wunsch aussprach, ihr Muttermund solle sich öffnen, während gerade meine Finger auf ihm lagen und bestätigen konnten, dass es tatsächlich geschah. Ganz schön verrückt, dachte ich, dass man seinem Körper genau mitteilen konnte, was man wollte, und er darauf entsprechend reagiert. Ich zweifelte, ob ich selbst dazu in der Lage gewesen wäre.

Kurz danach presste Dawn ihr Mädchen in meine wartenden Hände. Außer ein paar Gummihandschuhen, einer Nabelschnurklemme, einer Schere zum Durchtrennen der Nabelschnur und Decken für das Neugeborene, brauchten wir keines der zahlreichen Hilfsmittel, die für die Geburt bereitgelegt worden waren. Dawn hatte ihre »Hausgeburt« im Krankenhaus und eine dort angestellte Geburtshilfeschwester bekam eine Vorstellung davon, wie eine Geburt ablaufen kann, wenn sie in einer Umgebung stattfindet, die Ruhe und Vertrauen ausstrahlt und wo nicht die Angst regiert.

Einige Jahre später hielt ich einen Vortrag vor Hebammen und Müttern in Edinburgh in Schottland. Ich hatte gerade die Geschichte von meiner Freundin erzählt, deren Muttermund sich auf ihren Wunsch hin geöffnet

---

* Zufällig fand diese Geburt Mitte der 1970er-Jahre statt, als der Trend zu Hausgeburten gerade seinen Höhepunkt erreicht hatte. In den Krankenhäusern passte man sich den Wünschen der Gebärenden und Hebammen an, was wahrscheinlich der Grund dafür war, warum innen an den Türen Schlösser angebracht wurden. Seitdem habe ich kaum mehr gehört, dass man die Türen in amerikanischen Kliniken von innen verriegeln kann.

hatte. Mir fiel eine Zuhörerin mit sehr gespanntem Gesichtsausdruck hinten im Saal auf, die gerne über ihre Erstgeburt berichten wollte. In der Eröffnungsphase der Wehen (während der sich der Muttermund öffnet) saß sie auf dem Bett. Ihr Mann hielt sie umarmt. Er flüsterte ihr ins Ohr: »Du bist wunderbar!« Sie war sicher, dass sich ihr Muttermund öffnete, während sie seine Worte hörte.

»Bitte, sag das noch einmal!«, bat sie ihn.

Er wiederholte seine Worte und wieder spürte sie, wie sich ihr Muttermund weiter öffnete.

Sie sagte zu ihm und ihrer Hebamme: »Wahrscheinlich werdet ihr mich für verrückt halten, aber würdet ihr das noch einmal wiederholen?«

Ihr Mann sprach den Satz zusammen mit der Hebamme wiederholt aus. Bald war ihr Muttermund vollständig geöffnet, und sie konnte das Baby herauspressen.

Ich glaube, jede der Frauen im Raum war dankbar zu hören, wie die weibliche und männliche Energie harmonisch zusammenwirken können. An solchen Geschichten mag ich besonders, dass sie uns zeigen, was alles möglich ist, wenn wir die Möglichkeiten nur kennen. Was kann befreiender für einen werdenden Vater sein, als zu wissen, dass seine zärtlichen Worte seiner Partnerin die Kraft und Energie geben, damit ihre Geburt leichter wird? Das kann sogar so weit gehen, dass die Geburt ein ekstatisches Erlebnis wird.

## Die falsche Umgebung kann die Wehen schwächen

Mehr als jede andere Körperfunktion erfordert eine Geburt maximale Entspannung. Babys sind das Größte, was je durch unsere Körperöffnungen nach draußen gelangt.

Durch Beobachtung und Erfahrung lernten meine Kolleginnen und ich auf der Farm, dass die Anwesenheit einer einzigen Person, die sich nicht gut in die Mutter einfühlen kann, die Wehentätigkeit zum Stillstand bringen kann. Alle Frauen sind sehr sensibel. Manche sind sogar extrem feinfühlig. Anhand der Beobachtung, dass die Wehen schwächer wurden oder aufhörten, wenn jemand das Entbindungszimmer betrat, der nicht achtsam mit den Gefühlen der Mutter war, stellten wir fest, dass wir recht hatten. Wenn der Betreffende das Zimmer wieder verließ, ging die Geburt wieder normal weiter.

In meinem dritten Jahr als Hebamme entdeckte ich etwas, das ich noch nie zuvor erlebt hatte. Ich fand heraus, dass sich der Muttermund wieder schließen kann, nachdem er bereits zur Hälfte geöffnet war.

Meine Freundin Judith erwartete ihr erstes Kind. Sie lag seit ungefähr drei oder vier Stunden in den Wehen, die leicht verliefen. Sie war dabei ganz entspannt. Während der Kontraktionen schmuste sie mit ihrem Mann und sie scherzten miteinander und mit den Hebammen. Judith bat mich, sie zu untersuchen. Ich stellte fest, dass ihr Muttermund bereits fast völlig geöffnet war (acht Zentimeter). Von diesem Moment an stagnierte der Prozess. Sie bekam diesen in sich gekehrten Ausdruck, den Frauen haben, wenn sie spüren, dass die nächste Wehe kommt, und sie wissen, dass sie stärker sein wird als die vorangegangene.

Während der Wehe nahm sie eine Haltung ein, als ob sie auf einer zerbrechlichen Eierschale säße. Danach war sie wieder ruhig, wach und ernst. Die nächsten Wehen waren beträchtlich leichter – in der Tat waren sie so schwach, dass sie mich bat, wieder nach dem Muttermund zu sehen, weil sie wusste, dass ich mich in ein paar Stunden verabschieden musste, weil ich eine Reise gebucht hatte. Zu meinem Erschrecken hatte sich ihr Muttermund wieder um die Hälfte zusammengezogen. Da ich die ganze Zeit bei ihr gewesen war, wusste ich, dass sie dies bewusst herbeigeführt hatte, denn sie hatte ganz still gesessen, als es passierte.

Ich spürte intuitiv, dass Judith ihren Muttermund wieder bewusst öffnen konnte, wenn sie sich erlaubte zu lachen. »Versuch einfach, dich leichter zu fühlen«, bat ich sie so sanft und aufmunternd, wie ich nur konnte. Sie schaffte es, und kurz darauf kam ihre Tochter zur Welt, so rechtzeitig, dass ich bei ihrer Geburt dabeibleiben konnte.

Über diese neue Entdeckung war ich so erstaunt, dass ich etwas über das Phänomen nachlesen wollte, dass sich der Muttermund während der Wehen tatsächlich erst öffnen und dann wieder schließen kann – bewusst oder unbewusst. Nachdem ich reichlich Fachliteratur für Geburtshelfer und Hebammen durchgesehen und viele Geburtshilfeschwestern und Hebammen danach gefragt hatte, musste ich feststellen, dass ich nichts über dieses Phänomen finden konnte. Die meisten in Kliniken angestellten Geburtshilfeschwestern berichteten mir, dass man immer den Ärzten (und nicht der Hebamme oder Schwester) glaubt, wenn deren Messung des Muttermunds (was von den Ärzten häufig gemacht wird) sich von ihrer unterschied. Sie erklärten mir auch, dass ihnen die Ärzte kaum – wenn überhaupt jemals – glauben würden, dass der Muttermund zuvor bereits weiter geöffnet gewesen sei. Es fällt ihnen leichter zu glauben, die Hebamme oder Schwester habe sich geirrt, als sich vorzustellen, die Gebärenden verfügten über Kräfte, die in ihren Fachbüchern nirgendwo erwähnt werden.

In der schulmedizinischen Geburtshilfe fehlt eine Kommunikation über derartige Themen fast ganz. Während ihrer Ausbildung haben Ärzte wenig Gelegenheit, stundenlang bei den Gebärenden zu bleiben. Die meisten lernen, in den natürlichen Geburtsprozess so häufig und einschneidend einzugreifen, dass sie fast noch nie normale Wehen und eine normale Geburt erlebt haben. Dabei lernt man durch Beobachtung am meisten über den Zusammenhang von Körper und Psyche, denn nur so bekommt der Beobachter die Möglichkeit, die feinen Gefühlsschwankungen mitzuerleben, die während der Wehen aufkommen und wieder abflauen. Dies ist die einzig sichere Möglichkeit, emotionale mit körperlichen Veränderungen in Verbindung zu bringen.

Später fand ich heraus, dass die Ärzte, die Lehrbücher veröffentlichten, niemals die Gelegenheit hatten, die gleichen Verhaltensweisen zu beobachten wie ich. Ich fragte mich, ob die medizinische Fachwelt schon immer so blind gegenüber diesem psychosomatischen Aspekt der Wehentätigkeit gewesen ist. Ich wälzte alte Texte aus einer Zeit, in der Geburten noch nicht im Krankenhaus stattfanden, und stellte fest, dass frühere Ärztegenerationen ebenfalls Allgemeinwissen zurückhielten, das im 19. Jahrhundert in anderen medizinischen Texten überliefert wurde. Darin fanden sich nämlich viele Hinweise auf die nachlassende Wehentätigkeit, wie ich sie beobachtet hatte. Es scheint, dass manche Frauen dazu in der Lage sind, ihr Baby wieder in sich einzusaugen, wenn sie sich in ihrer Umgebung nicht wirklich wohlfühlen. Das war damals genauso wie heute, aber mehr Menschen wussten darüber Bescheid.

Die Ärzte des 19. Jahrhunderts betonten, wie wichtig es sei, sich vom Entbindungszimmer fernzuhalten bis die Geburt unmittelbar bevorstehe oder die Hebammen ärztliche Hilfe für nötig hielten. Die Ärzte lehrten ihre Studenten (die zu dieser Zeit ausschließlich Männer waren), die Meinung der Hebammen zu respektieren.

- Betschler (1880) erwähnt einen Fall, »wo die Wehen plötzlich stillstanden, weil ein heftiges Gewitter losbrach, und der bereits weit geöffnete Muttermund sich wieder schloss. Die Wehen setzten erst neunzehn Tage später wieder ein.«[1] Cazeaux (1884) schreibt: »Täglich beobachten wir, dass die Wehentätigkeit ungefähr eine halbe Stunde, bisweilen sogar mehrere Stunden lang stillsteht, nachdem wir die Gebärende besucht haben und sie durch unsere Anwesenheit in ihrem Schamgefühl verletzt wurde.«[2] In dieser Zeit waren Männer vergleichsweise selten bei Geburten anzutreffen.
- Dewees (1847) erklärt: »1792 wurde ich von einer Hebamme zu einer Frau C. gerufen. Nach meiner Ankunft wollte ich sofort zu ihr stürzen, um keine kostbare Zeit zu verlieren. Man zeigte mir den Weg und als ich eintrat, erholte sich Frau C. gerade von einer Wehe – der letzten. Nach etwa einer Stunde, in der die Wehen nicht mehr einsetzten, verließ ich das Haus wieder. Erst zwei Wochen später wurde ich wieder zu ihr gerufen.« Dr. Lyall sagt: »Ein angesehener Arzt berichtete uns von einer Schwangerschaft, die fast pünktlich zum Geburtstermin endete. Die Wehen kamen jedoch über zwei Tage lang wieder zum Still-

stand, nachdem ein Herr zu der Gebärenden geschickt worden war, zu dem sie kein Vertrauen hatte. Jeder Geburtshelfer hat erlebt, dass die Wehen vorübergehend nachließen, nachdem er das Entbindungszimmer betreten hatte, wobei die Dauer von zwei Wochen eher selten vorkommt.«[3]

- A. Curtis (1846) empfiehlt: »Sobald Sie eingetroffen sind, sollten Sie über den Ehemann oder einen vertrauten Freund die Gebärende darüber unterrichten lassen und dann im Vorzimmer warten, bis sie Sie hereinbittet. Eine plötzliche Aufregung, die womöglich mit der Angst vor einem Eingriff verbunden ist, wird den Geburtsverlauf stark verzögern und führt in vielen Fällen dazu, dass der Fötus zurückgehalten wird. Wenn Sie das Geburtszimmer betreten, sollten Sie ruhig und gesammelt sein und der Gebärenden mit großem Mitgefühl begegnen.«[4]
- Francis H. Ramsbotham (1861) schreibt: »Nach Ihrer Ankunft im Haus der Gebärenden sollten Sie besser nicht abrupt in ihr Zimmer gehen, außer es besteht die Notwendigkeit Ihres sofortigen Eingreifens. Lassen Sie sich von der Geburtshelferin über den bisherigen Verlauf der Wehen informieren, sodass Sie beurteilen können, ob die Geburt bereits begonnen hat. Wenn Sie das Entbindungszimmer betreten haben, sollten Sie mit der Gebärenden eine ungezwungene Unterhaltung beginnen, wodurch Sie Gelegenheit bekommen, die Häufigkeit, Dauer, Stärke und Art der Wehen zu beobachten, und Ihr Verhalten darauf abstimmen.«[5]
- W. A. Newman Dorland (1901) schreibt: »Über die Wehen oder Gebärmutterkontraktionen: Jegliche Art von Gefühlen wird sie vorübergehend schwächen oder sogar völlig zum Stillstand bringen. Dasselbe kann passieren, wenn der Arzt das Entbindungszimmer betritt.«[6]

Mit großer Begeisterung erfuhr ich, dass die meisten Ärzte einmal gewusst hatten, dass die unerwünschte Anwesenheit einer Person die Wehentätigkeit beeinträchtigen konnte. Sie wussten es ebenso wie die Bauern das Gebärverhalten ihrer Tiere kannten. Es gehörte zum Allgemeinwissen, das durch Beobachtung erworben und von einer Generation an die nächste überliefert worden war. Aber irgendwann wurde dieses Wissen über Hausgeburten verschüttet, und obwohl es einst weit verbreitet war, wurde es selten oder ging sogar völlig verloren. Tatsache ist, dass es der Position der Ärzte schadet, wenn sie feststellen, dass ihre Anwesenheit im Entbindungszimmer oder ihre hektische Wesensart die Wehentätigkeit oft hemmen kann. Denken wir daran: Das Phänomen der Wechselwirkung von Körper und Psyche, das in den Fachbüchern des neunzehnten Jahrhunderts beschrieben wird, hat heute noch die gleiche Gültigkeit wie damals.

Das Problem ist, dass die Ärzte heute oft annehmen, mit den Wehen stimme etwas nicht oder der Körper der Frau funktioniere irgendwie nicht richtig (ich spreche oft davon, »den Körper der Frau wie ein Montagsauto zu behandeln«). Aus unterschiedlichen Gründen sind auch viele Frauen zu der Überzeugung gelangt, dass die Natur mit ihrem Körper irgendetwas falsch gemacht hat. Bei vielen ist diese Vorstellung so stark geworden, dass sie lieber medikamentös oder chirurgisch eingreifen lassen, anstatt geduldig und bewusst die Normalität und Harmlosigkeit der Situation wahrzunehmen, was für ihre Gesundheit und die ihres Babys besser wäre als chirurgische und technologische Eingriffe. Die meisten Frauen brauchen Ermutigung und Begleitung mehr als Medikamente.

Denken Sie daran, denn es ist absolut wahr: Ihr Körper ist keine schlecht gebaute Maschine. Sie sind keine Maschine. Der Schöpfer ist kein sorgloser Mechaniker. Der Körper einer Frau besitzt das gleiche Potenzial, Nachkommen zu gebären, wie der von Löwinnen, Nashörnern, Elefanten, Mäusen und Wasserbüffeln. Auch wenn Sie bisher nicht gerade positiv über Ihren Körper gedacht haben, empfehle ich Ihnen, das jetzt nachzuholen.

# Kapitel 2

## *Was passiert während der Wehentätigkeit?*

Die körperlichen Veränderungen, die sich im Körper einer Frau während der Wehen vollziehen, sind vielleicht die dramatischsten, die es beim Menschen überhaupt gibt. Sie erfordern mehr Bewegung, eine stärkere Formveränderung verschiedener Organe, intensivere und länger anhaltende Körperempfindungen und beträchtlich mehr Anstrengung als andere physiologische Körperfunktionen wie zum Beispiel Gähnen, Schlucken, Aufstoßen, Niesen, Husten, Lachen, Weinen, Verdauen, Atmen, Urinieren, Erbrechen, Stuhlgang entleeren, Furzen und zum Höhepunkt kommen. Diese Körperfunktionen erleben wir regelmäßiger. Die Geburt – so wie die Mutter sie erfährt – ist bei jedem Säugetier der Mount Everest unter den Körperfunktionen. Bevor wir es nicht selbst gesehen haben, können wir uns kaum vorstellen, dass etwas so Riesiges durch eine so kleine Körperöffnung passen soll. Doch es passiert jeden Tag.

Obwohl es nicht sofort einleuchtet, wie das vor sich geht, wollen wir zunächst ein paar Grundlagen betrachten. Beginnen wir mit dem, was während der Schwangerschaft und der Wehentätigkeit mit dem Uterus geschieht.

Es gibt kein anderes Organ, das sich mit der Gebärmutter nur annähernd vergleichen ließe. Besäßen Männer ein solches Organ, würden sie damit angeben. Das sollten wir Frauen auch tun.

Die Fruchtblase ist ein fast durchsichtiger, mit einer salzigen Flüssigkeit gefüllter und von Membranen umhüllter Beutel – ein Miniaturozean –, der das Baby und seine Nabelschnur in sich birgt. Die Nabelschnur führt zur Plazenta, ein kurzlebiges, aber wunderbares Organ, das mit dem Nabel des Babys und mit einer Unmenge von Blutgefäßen in der Gebärmutterwand verbunden ist und das während der Schwangerschaft eine Vielzahl von Zwecken erfüllt. Die Plazenta übernimmt die Arbeit der Lungen des Babys, seines Verdauungssystems, seiner Leber, seiner Ausscheidungsorgane und der beiden Herzkammern, die während seines Lebens im Mutterleib größtenteils noch nicht funktionieren. In manchen Sprachen wird das Wort Plazenta mit »Mutterkuchen« übersetzt, vielleicht weil sie bei seinem Wachstum im Mutterleib eine so wesentliche Rolle spielt. Die Plazenta ernährt das Baby buchstäblich.

Der Gebärmutterhals (Zervix; lat. cervix = Hals) ist eine flaschenhalsähnliche, ringförmige Öffnung am unteren Ende der Gebärmutter. Er ist ein kräftiger Muskelstrang, der die Gebärmutter fest verschlossen hält, bis die Wehen einsetzen. Stellen Sie sich einen Beutel vor, der oben mit einer Schnur fest zusammengebunden ist. Dieser Muskelstrang muss so stark sein, dass er die ungefähr sieben Kilo, die das Baby, die Plazenta und das Fruchtwasser zusammen wiegen, halten muss – bei Zwillings- oder Mehrlingsschwangerschaften sogar noch mehr. Vor Einsetzen der Wehen bleibt der Zervikalmuskel ohne körperliche Anstrengung in diesem geschlossenen Zustand. (Wenn die Wehen einsetzen, muss er nachgeben und den Durchgang freimachen.)

Der Gebärmutterhals ist während der Schwangerschaft mit einem dicken Schleimpfropfen verschlossen, der sich in den Stunden vor dem Einsetzen der Wehen auflöst. Gewöhnlich enthält dieser Schleim etwas Blut, das ihn rosa, rötlich oder bräunlich färbt. Wenn dieser Schleim dünnflüssig wird und aus dem Gebärmutterhals abfließt, ist dies das Zeichen dafür, dass bald die Wehen einsetzen werden (daher wird dieser Vorgang auch »Zeichnen« genannt).

Der obere Bereich der Gebärmutter ist ebenfalls ein Muskelgewebe, das sich aber vom Zervikalmuskel unterscheidet. Es besteht aus drei Schichten von äußerst starken, aber sehr dehnbaren und flexiblen Muskelfasern. Diese müssen so dehnbar sein, dass sie sogar Mehrlinge tragen können, und wenn die Wehen einsetzen, alles, was sich in der Gebärmutter befindet, herauslassen, egal, wie groß oder klein das Baby und die Gewebeteilchen sind.

Vor einer Schwangerschaft ist der Uterus ein aus Muskeln bestehendes Hohlorgan, das die Größe und die Form einer auf dem Kopf stehenden Birne hat. Die Gebärmutter sitzt in der unteren Bauchhälfte der Frau und wird von starken Bändern festgehalten. Nach der Empfängnis wandert das befruchtete Ei aus dem Eileiter in die Gebärmutter und nistet sich dort ein. Es entwickelt eine Plazenta und eine Fruchtblase, die einen menschlichen Embryo enthält.

Während das Baby und die Plazenta heranwachsen, dehnt sich die Gebärmutter aus. Bis zum Ende der Schwangerschaft hat sie die Ausmaße einer großen Wassermelone erreicht. Bei Mehrlingen wird sie sogar noch größer. Kurz vor dem Geburtstermin hat sich die Gebärmutter über den unteren Rand des Brustkastens hinaus ausgedehnt und den Magen nach oben gedrückt. Aus diesem Grund können Schwangere in den letzten Wochen der Schwangerschaft oft nur kleinere Mahlzeiten zu sich nehmen und müssen dafür öfter essen, wenn sie Sodbrennen vermeiden wollen.

Obwohl die Gebärmutterwand relativ dünn ist, kann sie sich während einer Kontraktion so stark zusammenziehen, um ein großes Baby durch den offenen Gebärmutterhals und die Vagina, die sich ebenfalls dehnen und öffnen muss, nach draußen zu schieben.

In den letzten Schwangerschaftstagen wird der feste Zervikalmuskel (auch »Muttermund« genannt) durch Hormone, sogenannte Prostaglandine, geschmeidig. Auf diese Weise wird er auf die Wehentätigkeit vorbereitet. Dieser Vorgang heißt »Zervixreifung«. Die Zervix, die sich während der Schwangerschaft wie eine Nase angefühlt hat, fühlt sich jetzt, wo sie »verstrichen« ist, ganz weich an. Sie ist nicht mehr flaschenhalsförmig, sondern wird nun Teil der Gebärmutter.

Die Phase der Wehen, in der sich die Zervix entfaltet, heißt »Eröffnungsphase«. Wenn man ihnen die Möglichkeit dazu lässt, sind die meisten Säugetiere in dieser Wehenphase ruhelos. Denn in dieser Zeit windet und dreht sich das Baby, falls es noch nicht in der richtigen Geburtsposition liegt, in die vorteilhafteste Lage, um durch den Geburtskanal zu gelangen. Bei Huftieren werden die Jungen meist mit den Beinen zuerst geboren. Bei den Primaten, wie den Menschen und Affen, kommt zuerst der Kopf, obwohl auch Babys mit den Füßen zuerst vaginal geboren werden können.

Wenn die Zervix erst einmal vollständig geöffnet ist, wird das Baby durch die Kontraktionen der Gebärmutter und den Druck der Bauchmuskeln aus dem Körper der Mutter geschoben. Diese *zweite Geburtsphase* wird »Austreibung« genannt. Sie dauert bis zur Geburt des Babys. Während dieser Wehenphase kann der Geburtsverlauf durch die Schwerkraft günstig beeinflusst werden wie auch viele andere Dinge, auf die wir später noch zurückkommen werden.

Die Fruchtblase platzt in manchen Fällen vor, in anderen während der Wehentätigkeit. Manchmal ist sie jedoch bei der Geburt noch intakt und umhüllt das Baby, sodass man sie öffnen muss, damit das Baby seinen ersten Atemzug tun kann. Manchmal wird die Fruchtblase absichtlich geöffnet, um die Wehen anzuregen. Dies birgt das Risiko, dass die Nabelschnur mit dem nach unten abfließenden Fruchtwasser unter dem Baby weg- und aus der Gebärmutter herausgeschwemmt wird (Nabelschnurvorfall). Dadurch kann die Zirkulation des sauerstoffreichen Blutes zum Baby unterbrochen werden, wenn sich die Nabelschnur zwischen dem Kopf des Babys und dem sich öffnenden Muttermund einklemmt.

In der Eröffnungsphase wird die Zervix durch die rhythmischen Kontraktionen des oberen Teils der Gebärmutter geöffnet. Während der Austreibungsphase wird der Kopf des Babys ebenfalls durch den unteren Teil des Beckens geschoben. Nur selten passt ein Baby nicht durch das Becken seiner Mutter. (Obwohl die Frauen in zivilisierten Ländern im

19. Jahrhundert häufig an Beckendeformationen aufgrund von Vitamin-D-Mangel litten, stellten diese kein Hindernis für eine vaginale Geburt dar.) Der Schädel des Babys (der wie das Becken aus mehreren separaten Knochen besteht, die durch dehnbare Bänder zusammengehalten werden) kann sich vorübergehend verformen, damit er besser durch das Becken der Mutter passt.

Die Ruhephasen zwischen zwei Wehen gehören zu den besten Eigenschaften von Wehen. In Büchern über die Geburtsvorbereitung spricht kaum jemand darüber, obwohl sie eines der herausragenden Charakteristika von Wehen sind. Seien Sie froh über jede Sekunde dieser Zeit und genießen Sie sie. Die Pausen geben Ihnen Gelegenheit, sich zu entspannen und sich wieder »normal« und lebendig zu fühlen. Nach jeder Wehe dauern die Ruhephasen etwa zehn, manchmal sogar fünfzehn Minuten. In der Austreibungsphase (bis zur Geburt des Babys) werden die Wehenpausen manchmal nur noch ein bis zwei Minuten dauern.

Die *dritte Phase der Geburt*, die Nachgeburtsperiode, dauert von der Geburt des Babys bis zur Ausstoßung der Plazenta. Nach der Geburt des Kindes zieht sich die Gebärmutter weiterhin zusammen und verkleinert sich auf die Größe der Plazenta. Durch weitere Kontraktionen löst sich die Plazenta von der Gebärmutterwand ab, was sich gewöhnlich in dunkelrotem Blutfluss ungefähr fünfzehn bis zwanzig Minuten nach der Geburt zeigt. Mit weiteren Wehen wird die Plazenta dann ausgestoßen. Durch die Schwerkraft und dadurch, dass der Geburtshelfer leicht an der Nabelschnur zieht, kann dieser Vorgang unterstützt werden.

Das *vierte Stadium der Geburt* ist die Neugeborenenperiode bis ungefähr sechs Wochen nach der Geburt. In dieser Zeit passt sich der Körper der Mutter an die neue Mutterschaft an und kehrt in den Zustand vor der Schwangerschaft zurück (»Rückbildung«).

Bei einer Erstgebärenden dauern die Wehen zwischen unter einer Stunde (was in unserer Kultur relativ selten vorkommt) und bis zu zwanzig Stunden oder sogar beträchtlich mehr, wie wir aus den Geburtsgeschichten in Teil I wissen. Die meiste Zeit dieser Wehentätigkeit ist jedoch nicht schwer. Die späteren Wehen kommen gewöhnlich etwas schneller, aber auch hier gibt es Ausnahmen.

In über vierzig Jahren als Hebamme wurden meine Ehrfurcht und mein Respekt vor der Fähigkeit und wunderbaren Beschaffenheit des weiblichen Körpers, die während der Wehen und der Geburt zum Ausdruck kommen, nicht weniger. Tatsächlich nimmt meine Bewunderung immer noch zu, wie gut unser Körper – unter den richtigen Bedingungen – funktionieren kann. Die Erfahrungen unserer Geburten zeigen, wie selten es zu Komplikationen kommt, wenn eine Frau richtig auf die Geburt vorbereitet wird und die technologischen Eingriffe auf ein Minimum reduziert werden – das heißt, nur dann gemacht werden, wenn es nötig ist.

## Die Hormone zur Steuerung der Wehen und der Geburt

Eine komplizierte und ausgesprochen gut aufeinander abgestimmte Kombination von Hormonen ist notwendig, um all die zuvor beschriebenen Funktionen der Wehen und der Geburt auszulösen. Das subtile und komplexe Zusammenspiel des sich während des Geburtsprozesses ständig verändernden Hormonspiegels ist einer der faszinierendsten und in unserer modernen Welt am wenigsten verstandenen Aspekte der Schwangerschaft und der Geburt. Die Veränderung unseres Hormonspiegels ist eng mit unseren Emotionen verbunden. In Gefahr müssen wir schnell, stark und kampfbereit sein. Während des Gebärens oder Stillens brauchen wir Ruhe und Entspannung. Die Hormone, die unser Körper freisetzt, je nachdem, wie wir uns gerade fühlen, ermöglichen uns, von einem Zustand in den anderen zu wechseln. Wir können die Realität nicht verändern, aber wir können lernen, unsere Gefühlsreaktionen in Situationen, die uns Angst machen, zu kontrollieren.

### *Stresshormone*

Die meisten Menschen kennen Stresshormone, die im Körper produziert werden: Die Adrenalinausschüttung, die angeregt wird, wenn wir Gefahr spüren oder aus irgendeinem Grund verängstigt sind. Adrenalin erhöht den Blutdruck und leitet das Blut weg vom Uterus und vom Baby hin zum Herzen, den Lungen und den Hauptmuskelgruppen, um die außergewöhnliche Kraft und Schnelligkeit während der Kampf-Flucht-Reaktion zu wecken. Wenn die Gefahr vorüber ist, schaltet dieses uralte Alarmsystem ab, und wir kehren in den Normalzustand zurück.

In den modernen Kulturen fällt es den Menschen schwer, dieses Alarmsystem auszuschalten. Der Grund dafür liegt darin, dass wir sehr viel häufiger von inneren Ängsten, Stress oder negativen Gefühlen in Alarm versetzt werden als von einem Raubtier. Zweifel, Depression, Pessimismus und Misstrauen in die angeborenen Fähigkeiten unseres Körpers führen zur Ausschüttung von Stresshormonen, die einen ständigen Stresszustand aufrechterhalten, bis wir gelernt haben, die Emotionen zu steuern, die ihn hervorrufen.

Stresshormone werden auch in Frauen freigesetzt, die keine besonders große Angst vor der Geburt haben, jedoch auf die fehlende Privatsphäre, grelles Licht, die Angst, das Zeitlimit der Wehen zu überschreiten, oder auf Routinemaßnahmen, die unangenehm oder demütigend sind, reagieren. Die Wirkung von Adrenalin sollte besonders bei Entbindungen in der hektischen Atmosphäre eines Krankenhauses nicht unterschätzt werden. Ich werde niemals die Frau vergessen, die mir erzählte, dass sie bei ihrer ersten Geburt von einem jungen Assistenzarzt betreut wurde, der seinen entsetzten Gesichtsausdruck nur schwer verbergen konnte, als der Kopf des Babys zwischen den Schamlippen sichtbar wurde. Er hatte noch nie ein Baby mit dem Gesicht zuerst herauskommen sehen (normalerweise kommt der Hinterkopf des Kindes zuerst), erkannte das angeschwollene Gesicht nicht und hielt das Kind für eine schreckliche Missbildung. Seine erschrockene Miene versetzte die Mutter in Panik, und sie fühlte, dass sich ihr Baby mit solcher Kraft wieder in die Gebärmutter zurückzog, dass eine ihrer Rippen brach. Eine Geburtshilfe-Schwester bewahrte in dieser Situation einen kühlen Kopf und übernahm die Sache. Es gelang ihr, die Austreibung wieder anzuregen, indem sie die Gebärmutter der Frau nach unten presste. Das Baby kam kerngesund zur Welt.

Die Erstgeburt meiner Schwester ist ein Beispiel für die entgegengesetzte Wirkung von Adrenalin, nämlich die Geburt zu beschleunigen anstatt zu verzögern. Als ein ungeduldiger Arzt ihr mit einem Kaiserschnitt drohte, falls ihr Muttermund nicht innerhalb der nächsten zwanzig Minuten vollständig geöffnet wäre, gelang es ihr, ihn um die fünf Zentimeter zu erweitern, die nötig waren, um den Kaiserschnitt abzuwenden. »Ich wollte absolut nicht aufgeschnitten werden!«, erzählte sie mir später. Der französische Arzt Michel Odent nennt dies den »Fötus-Ausscheide-Reflex« – ein plötzlicher Adrenalinstoß gibt uns die nötige Kraft, um die Geburt zu Ende zu bringen.

### *Oxytozin, das Hormon der Ruhe und Bindung*

Oxytozin ist ein Hormon, das die entgegengesetzte Wirkung von Stresshormonen hervorruft. Die natürliche Ausschüttung von Oxytozin beeinflusst in vieler Hinsicht unser Gehirn und unseren Körper, was in der Medizin gut bekannt ist. Ein Samenerguss, die Gebärmutterkontraktionen während und nach den Wehen und der Milcheinschuss sind Körperfunktionen, die von einem hohen Oxytozin-Spiegel im Blutkreislauf der Mutter angeregt werden. Oxytozin wird freigesetzt, wenn wir fröhlich, glücklich und dankbar sind und uns wohlfühlen und wenn unsere Privatsphäre respektiert wird. Es senkt den Blutdruck, verlangsamt die Herzfrequenz, beseitigt Angst und weckt die Neugierde und den Wunsch nach Kontakt und Kommunikation mit anderen Menschen. Darüber hinaus wirkt es analgetisch, weil es einen ekstatischen Zustand hervorruft. Wenn wir »ich liebe dich« sagen, wird Oxytozin ausgeschüttet. Die schwedische Ärztin und Physiologin Kerstin Uvnäs Moberg hat mit ihrem Forscherteam das uralte Wissen über die Geburt auf der ganzen Welt verifiziert, dass eine Frau am besten gebären kann, wenn ihr Bedürfnis nach Privatsphäre respektiert wird und ein vertrauter, ruhiger Mensch in der Nähe ist.[1] Es ist kein Zufall, dass Kerstin Uvnäs Moberg und all ihre Kolleginnen selbst Kinder geboren haben. So wie mir war ihnen wahrscheinlich aufgefallen, dass die Stimulation der Brustwarzen beim Stillen zu Kontraktionen der Gebärmutter führt, die den Eröffnungswehen ähnlich sind. Dieses Wissen um die Körperfunktionen ist sicherlich der Grund dafür, warum indigene Hebammen auf der ganzen Welt um die Wirkungen von Oxytozin (egal, ob sie den Fachbegriff dafür kannten oder nicht) mehr wussten als die modernen Ärzte, die sich wenig mit Physiologie auskennen und kaum einmal eine natürliche Geburt beobachten konnten (wie es früher noch öfter der Fall war). Tiefe, langsame Atmung, Meditation, Singen, Tanzen, Lachen, wohltuende Berührung, Küssen, Lob, Umarmung und Beten stimulieren die natürliche Ausschüttung von Oxytozin. Darüber hinaus lindern all diese Aktivitäten die Angst ohne unangenehme oder schädliche Nebenwirkungen.

Beruhigende Hormone wurden als zurückhaltend beschrieben. Das bedeutet, dass ihre Wirkungen so subtil sind, dass sie jemandem entgehen könnten, der sie nicht genau beobachtet hat. Eine Hebamme aus Island erzählte mir einmal, junge und noch unerfahrene Hebammen hätten den Gesichtsausdruck einer Erstgebärenden, die eine natürliche Geburt erlebte, als dümmlich bezeichnet. Aus der Perspektive der älteren Hebammen habe die Frau sich wunderbar geschlagen und sei in den tranceartigen Zustand eingetreten, durch den sie wussten, dass sich der Muttermund schön öffnete und die Frau bald ihr Baby austreiben würde.

### *Natürlich Opiate*

Die dritte wichtige Hormonkategorie, die bei den Wehen eine Rolle spielt, ist die der Beta-Endorphine, der natürlichen Opiate. Diese körpereigenen Stoffe aktivieren das Belohnungszentrum des Gehirns bei körperlicher Aktivität und stärken das Immunsystem und das Wohlbefinden. Sie tragen zu dem veränderten Bewusstseinszustand bei, den ich im Zusammenhang mit Oxytozin erwähnt habe. Beta-Endorphine verschaffen uns ein Wohlgefühl, das sich einstellt, wenn wir eine Aufgabe erfolgreich erledigt haben oder uns in einem schöpferischen Prozess befinden. Manchmal ist ihre Wirkung so stark, dass sich Schmerz in ein lustvolles Gefühl verwandelt.

Als Jessica Mitford, Autorin des Buches *The American Way of Birth*, das Prinzip der Geburt zu schildern versuchte, zitierte sie ihre Mutter (was Frauen oftmals tun): »Es ist, als ob man versuchen würde, eine Orange durch sein Nasenloch herauszupressen.« Mir gefiel alles, was sie in ihrem Buch schrieb, außer dieser Satz. Nasenlöcher sind nicht dazu gedacht. Aus ihnen kommt nichts Größeres als etwas Schleim. Eine Vagina hingegen ist in der Lage, ihre Größe und Form an das anzupassen, was sie gerade in sich birgt, sei dies nun ein Penis oder ein Baby. Das große »Geheimnis« besteht darin, dass ihr dies besser gelingt, wenn wir uns vorstellen können, wozu sie in der Lage ist.

## Techniken zum Umgang mit der Angst

Die folgende einfache Übung können Sie während der Schwangerschaft machen. Setzen Sie sich bequem hin. Schließen Sie die Augen und konzentrieren Sie sich auf Ihre Gedanken und Gefühle, egal ob sie positiv und angenehm oder belastend und unangenehm sind. Lassen Sie sie vorbeiziehen, ohne sie zu bewerten. Beobachten Sie Ihren Atem – wie Sie ein- und ausatmen. Achten Sie darauf, wie sich Ihr Körper anfühlt, welche Gedanken und Gefühle auftauchen, während Sie ein- und ausatmen.

Was geschieht in Ihrem Körper, wenn unangenehme Gedanken oder Gefühle aufsteigen? Was, wenn ein positiver Gedanke oder ein positives Gefühl auftaucht?

Wenn Sie dies ein- oder zweimal gemacht haben, werden Sie bemerken, dass Sie die Gedanken, die Ihnen durch den Kopf gehen, nicht kontrollieren können. Was Sie jedoch steuern können, ist das Tempo, die Tiefe und der Rhythmus des Atems. Sie können tiefer einatmen als gewöhnlich und langsamer und vollständiger ausatmen als sonst. Wie fühlt sich Ihr Körper danach an? Wenn Ihre Schultern nach vorne gezogen sind, richten Sie sie auf. Entspannen Sie Ihren Kiefer und Ihre Stirn, Ihre Hände und Füße.

Diese Übung eignet sich sehr gut vor einem Mittagsschlaf oder vor dem Einschlafen. Lassen Sie zu, dass Ihr Körper schwer wird, und lassen Sie ihn sinken. Immer, wenn Sie Angst vor der Geburt haben oder sich darüber Sorgen machen, können Sie diese Methode anwenden. Das Wichtigste dabei ist, daran zu denken, dass der Atem der Schlüssel zu Ihren Gefühlen ist. Er ist die erste Maßnahme, die Sie ergreifen können, um sich zu beruhigen, wenn Sie merken, dass Sie sich verspannen. Halten Sie inne und atmen Sie. Tun Sie das, was notwendig ist – ohne Angst.

Machen Sie sich keine Vorwürfe, wenn Sie Angst haben. Es ist ganz normal, sich ein wenig vor dem Unbekannten zu fürchten. Doch das lehrt Sie, den Mut zu entwickeln, Ihre Angst zu überwinden.

# Kapitel 3

## *Der Zusammenhang von Schmerz und Lust*

*»Je kultivierter die Menschen wurden, desto mehr verbreiteten sie, die Geburt sei eine schmerzhafte und gefährliche Qual.«*
Grantly Dick-Read, Childbirth Without Fear

Die Botschaft, eine Geburt sei extrem schmerzhaft, hat sich weltweit verbreitet. Niemand bezweifelt, dass die Wehen und die Geburt für viele Frauen eine körperlich schmerzhafte Erfahrung darstellen können. Weniger bekannt ist jedoch die Tatsache, dass es in allen Kulturen Frauen gibt, die keine schmerzhaften Wehen haben. Daraus ergeben sich zwei Fragen: 1. Wie ist es möglich, dass der gleiche körperliche Vorgang so vollkommen verschieden erlebt werden kann? 2. Was können wir daraus über die Geburtsvorbereitung lernen?

Zur Beantwortung dieser beiden Fragen ist es hilfreich, die Wehen und die Geburt aus einem anderen Blickwinkel als sonst anzusehen. Betrachten wir einmal einen anderen Vorgang, an dem die gleichen weiblichen Fortpflanzungsorgane beteiligt sind wie an den Wehen – den Geschlechtsverkehr. Abhängig von der Erfahrung und Sensibilität des Partners und der Bereitschaft der Frau kann der Sexualakt äußerst schmerzhaft oder lustvoll sein. Die Größe des in sie eindringenden Glieds hat tatsächlich weniger mit den körperlichen Empfindungen während des Akts zu tun als die oben erwähnten Faktoren. Das Gleiche gilt für die Gefühle, die eine Frau beim Einführen eines Tampons hat. Es sei angemerkt, dass Tampons kleiner sind als der Penis eines erwachsenen Mannes. Doch ein gleich großer Tampon kann beim Einführen Schmerzen bereiten oder nicht, abhängig davon, ob die Frau morgens zu viel Kaffee getrunken hat, wie kalt es ist oder wie schnell sie ihn einführen möchte. Vieles hängt auch davon ab, wie bereit sie für die Erfahrung ist. Aus dieser Perspektive sollte es uns nicht mehr so erstaunen, wie unterschiedlich Frauen ihre Gefühle während der Wehen und der Geburt beschreiben.

Im Zusammenhang mit den Wehenschmerzen ist ein weiterer interessanter Aspekt, dass Frauen sie je nach ihrer Herkunft und Kultur, aus der sie stammen, verschieden erleben. In manchen Ländern einschließlich den Vereinigten Staaten empfinden Frauen es als Härte, die Wehen ohne irgendeine Narkose durchzustehen. Natürlich gibt es Ausnahmen wie die Frauen auf unserer Farm oder die Amish-Gemeinschaften. In anderen, ebenso wohlhabenden Ländern (hierfür sind die Niederlande und Japan vorbildlich) erwarten die meisten Frauen nicht, bei einem normalen Geburtsverlauf und normaler Wehentätigkeit narkotisiert zu werden. Wenn sie Schmerzen haben, konzentrieren sie sich nicht ausschließlich darauf. Sie gehören zum natürlichen Geschehen und ängstigen sie daher nicht. Sowohl in den Niederlanden als auch in Japan begleiten Hebammen die meisten Geburten – im Gegensatz zu den Vereinigten Staaten, wo es zwar immer mehr Hebammen gibt, aber nur ungefähr 10 % aller Geburten mit einer Hebamme stattfinden.

In einer Studie wurden die Erwartungen von holländischen Frauen bezüglich der Wehenschmerzen mit denen amerikanischer Frauen verglichen. Die Studie brachte auffallende Unterschiede zu Tage.[1] Beide Gruppen brachten ihre Babys im Krankenhaus zur Welt. Zwei Tage nach der Entbindung stellte man ihnen folgende Fragen: Erwarteten sie, dass die Geburt schmerzhaft sein wird, nahmen sie Schmerzmittel und wie würden sie bei ihrer nächsten Geburt mit den Wehenschmerzen umgehen? Sowohl die holländischen als auch die amerikanischen Frauen waren über die Risiken von schmerzstillenden Mitteln aufgeklärt worden. Ungefähr zwei Drittel der holländischen Frauen erhielten kein Schmerzmittel, aber nur ein Sechstel der amerikanischen Frauen. Zwei Drittel der amerikanischen Frauen wurden während der Wehen narkotisiert und erhielten eine Anästhesie bei der Geburt. Die amerikanischen Frauen hielten die Wehen für viel schmerzhafter als die holländischen Frauen und erwarteten, dass sie Schmerzmittel bekommen würden. In beiden Gruppen war die Anzahl der Frauen, die Schmerzen erwarteten, mit denen, die dann tatsächlich Schmerzmittel verabreicht bekamen, nahezu identisch.

Die Anthropologin Brigitte Jordan kommentiert die unterschiedliche Einstellung der holländischen und amerikanischen Frauen zu den Wehen in ihrem bedeutenden Buch *Birth in Four Cultures*. Sie schreibt: »Die holländischen Gebärenden haben eine tief verwurzelte Überzeugung, dass der Körper einer Frau genau weiß, was er zu tun hat, und die Natur das am besten weiß und ihren richtigen Verlauf nehmen wird, sofern man ihr genug Zeit lässt.«[2] Als ich Japan bereiste, stieß ich bei den Frauen und Hebammen, mit denen ich mich unterhielt, auf die gleiche Haltung. Einige Frauen sagten: »Die Geburt ist eine natürliche Sache. Vor einem Erdbeben hätte ich Angst, aber nicht davor, ohne Narkose ein Baby zu bekommen. Frauen tun das schon immer. Außerdem geht die Ekstase verloren, wenn man Betäubungsmittel nimmt. Man erlebt keine Euphorie mehr.«

Eine andere Studie verglich die unterschiedlichen Einstellungen zum Wehenschmerz bei zwei Gruppen von amerikanischen Frauen. Die einen entbanden im Krankenhaus, die anderen zu Hause. Bei den Frauen, die im Krankenhaus entbanden, war die Rate derjenigen, die Schmerzen hatten, weit höher als bei den Frauen mit einer Hausgeburt.[3] Dafür gibt es ein paar gute Gründe. So ist es sehr viel wahrscheinlicher, dass Frauen im Krankenhaus die Wehen im Liegen durchleben müssen, sie nichts zu essen und zu trinken bekommen und während der Wehentätigkeit durch die Anwesenheit fremder Leute gestört werden. Alles, was für einen Menschen im Alltag völlig normal ist, wie sich frei bewegen und essen und trinken zu dürfen, was man will, ist hier plötzlich verboten. Frauen haben bei einer Hausgeburt auch sehr viel eher ständig jemanden um sich, dem sie vertrauen. Wie sich gezeigt hat, ist auch dies ein Faktor, der die Angst vor Wehenschmerzen reduziert.

In mancher Hinsicht ist Schmerz eine seltsame menschliche Erfahrung. Je nachdem, was wir für die Ursache des Schmerzes halten, scheinen wir eine unterschiedliche Einstellung dazu zu haben. Wahrscheinlich kennt jeder die stechenden oder krampfartigen Schmerzen, die Blähungen verursachen können – was eine meiner Freundinnen einen »verklemmten Furz« nennt. Wenn man versteht, dass eine winzige Verlagerung des Darms durch eine geringfügige Gasbildung so starke, schneidende Schmerzen verursachen kann, leuchtet es auch eher ein, warum Schmerzen eben oft zu den Wehen und der Geburt gehören.

Wehenschmerzen lassen sich viel subtiler beeinflussen, als unsere kulturellen Mythen zugeben wollen. Wenn ich von »subtil« spreche, meine ich damit nicht den Einfluss auf das Schmerzempfinden, sondern eine Veränderung der Einstellung, durch die sich unsere Schmerzwahrnehmung ändert. Ich habe schon viele Gebärende gesehen, die erst durch die Hölle gingen und dann innerhalb von Sekunden ein Glücksgefühl erlebten, als sie die Furcht verloren und erkannten, wie sie mit der Geburtsenergie fließen konnten.

Natürlich können Sie sich viel leichter auf solch subtile Veränderungen in Ihrer Einstellung konzentrieren, wenn Sie ständig von jemandem dazu ermutigt werden, der keine Angst vor den Wehen hat. Während einer Wehe haben Sie vielleicht das Gefühl, innerlich stark verletzt zu sein, aber die Ruhe und Gelassenheit Ihrer Hebamme und deren beruhigende Worte versichern Ihnen, dass nichts passiert ist. Diese Sicherheit ist in solchen Augenblicken so beruhigend, dass entweder der Schmerz nachlässt oder Sie ihn besser ertragen können. Ich kann schon gar nicht mehr zählen, wie oft Frauen vor Schreck die Augen weit aufgerissen haben, wenn sie die volle Wucht der Wehen bei der vollständigen Öffnung des Muttermunds spürten. Wenn ich diese angstvollen Blicke sehe, weiß ich genau, was ich sagen muss, um ihnen ihre unbegründete Angst wieder zu nehmen.

»Keine Sorge«, sage ich in diesem Fall. »Ich habe noch nie erlebt, dass eine Frau dabei explodiert ist oder in zwei Hälften gerissen wurde.« Gewöhnlich entspannt sich die Gebärende danach sofort wieder völlig.

»Nur das Baby wird herauskommen,« fahre ich fort, wenn ich merke, dass meine Worte die Frau beruhigen. »Dein Körper ist sehr weise. Er presst nur das heraus, was auch herauskommen soll.«

Durch die auf diese Weise herbeigeführte Entspannung und Erleichterung kommt es zu einer vermehrten Ausschüttung der Endorphine, der natürlichen Opiate. Der Schmerz lässt nach. Dies bewirkt eine noch tiefere Entspannung und Erleichterung, wodurch noch mehr Endorphine freigesetzt werden. Die Gebärende lernt die Weisheit der Natur, so wie sie durch ihren Körper zum Ausdruck kommt, neu kennen. Wenn sie erkennt, dass es die Geburt besser voranbringt, wenn sie locker und entspannt bleibt, kann sie diesen Gefühlszustand aktiv herbeiführen. Die harte Arbeit geht zwar weiter, aber die Gebärende kann sie jetzt aushalten. Anstatt Angst vor ihrem Körper zu haben, kann sie sich ihm vertrauensvoll überlassen.

## Schmerzlose Geburt

Wie bereits erwähnt, gibt es Frauen, die eine schmerzlose Geburt erleben. Manche merken nicht einmal, dass sie Wehen haben, bis das Baby plötzlich aus ihrem Körper kommt. Meine Freundin Mary führte die Krämpfe, die sie bei ihrem ersten Kind im neunten Schwangerschaftsmonat spürte, auf eine Darmgrippe zurück, die gerade kursierte. Sie ging auf die Toilette. Ein paar Minuten später, nachdem sie sich auf die Toilette gesetzt hatte, kam ihr Sohn zur Welt. Sein Vater konnte ihn gerade noch auffangen, bevor er ins Wasser eingetaucht wäre. Ich sollte an dieser Stelle darauf hinweisen, dass meine eigenen Geburten nicht so verliefen. Ich wusste immer, wann ich ein Baby bekam. Dennoch haben Frauen sogar bei ihrem ersten Kind solche Erlebnisse. Gelegentlich leidet ein Vater sogar unter mehr Schmerzen als die Gebärende.

In der Talk-Show von Maury Povich sah ich 1996 drei Frauen, die von solch relativ schmerzlosen Überraschungsgeburten erzählten. Keine der Frauen wusste, dass sie schwanger war. Eine hatte noch kein Kind geboren (ein Arzt hatte ihr früher einmal gesagt, sie könne keine Kinder bekommen). Die Schmerzen waren bei ihr nicht so stark, dass sie glaubte, ins Krankenhaus gehen zu müssen. Sie hatte Krämpfe wie bei einer Magen-Darm-Grippe und legte sich deshalb in die Badewanne. Sie hatte nicht bemerkt, dass sie ein Baby bekam, bis plötzlich sein Kopf auftauchte.

Gelegentlich werden Geschichten wie diese niedergeschrieben. Ein Geburtsvorbereitungsbuch von Alice B. Stockham, vor einem Jahrhundert verfasst, berichtet über folgende Fälle:[4]

»Dr. Douglas wurde 1828 in London zu einer Familie gerufen. Dort musste er feststellen, dass das Baby bereits geboren worden war, bevor man nach ihm geschickt hatte. Die Frau hatte das Kind im Schlaf geboren und wurde sich dessen nur bewusst, weil sie von ihrer fünfjährigen Tochter geweckt wurde, die sehr erschrocken war, als sie die Schreie des Neugeborenen gehört und seine Bewegungen gespürt hatte.«

- In einem anderen Fall, der von Dr. Douglas berichtet wird, heißt es: »Eine sehr angesehene Dame, die Ehefrau eines Mitglieds des Oberhauses, gebar ihr Kind tatsächlich im Schlaf. Sie weckte sofort ihren Mann auf, der überrascht war, in seinem Bett plötzlich noch jemanden vorzufinden.«
- »Alice Stockhams Nachbarin bekam jedes ihrer vier Babys, bevor Dr. Stockham bei ihr eintraf, obwohl sie nur auf der anderen Straßenseite wohnte. Nachdem ihr erstes Baby so schnell auf die Welt gekommen war, musste Dr. Stockham bei den nächsten Geburten mit bereits geschnürten Schuhen ins Bett gehen, wenn die Niederkunft der Nachbarin kurz bevorstand.«

Eine meiner Schwestern lieferte mir ein Beispiel dafür, wie die Lebenserfahrung die Wehenschmerzen in die richtige Perspektive rücken kann. Ich hatte ihr und ihrem Mann gerade bei der Geburt ihres ersten Kindes zu Hause geholfen, als ich beiläufig bemerkte, dass die Geburt für eine Erstgeburt besonders leicht gewesen sei.

»Ich wartete, bis die Wehen so schmerzhaft waren wie meine Periodenkrämpfe«, erzählte sie mir. »Gewöhnlich habe ich so starke Schmerzen während meiner Regel, dass ich mich die ersten beiden Tage ins Bett legen muss.« Eine Frau, die eine Fehlgeburt erlitten hat oder normalerweise starke Regelschmerzen hat, verfügt bereits über eine gewisse Lebenserfahrung, die ihr helfen kann, keine allzu große Angst vor dem Gebären zu haben.

In seinem Klassiker *Childbirth Without Fear* erzählt Dr. Grantly Dick-Read die Geschichte von einer seiner ersten Geburten, deren Zeuge er als junger Medizinstudent in London im Jahr 1913 wurde. Damals glaubte er noch, eine Geburt sei immer schmerzhaft. Deshalb war er überrascht, als die Gebärende das Chloroform ablehnte, das er ihr angeboten hatte. Das hatte er in seinem zugegeben kurzen Medizinerdasein noch nicht erlebt. Nach der Entbindung fragte er sie, warum sie die Atemmaske nicht aufsetzen wollte.

»Die Frau antwortete mir nicht sofort«, schreibt er, »sondern blickte erst die alte Frau an, die bei der Geburt geholfen hatte, und dann zum Fenster, durch das das erste Licht der Dämmerung hereinfiel. Dann wandte sie sich mir schüchtern zu und sagte: ›Es hat nicht wehgetan. Aber das sollte es, oder, Herr Doktor?‹«

Während des 1. Weltkriegs war Dr. Dick-Read Lazarettarzt. In dieser Zeit wurde er Zeuge von zwei unvergesslichen Geburten. Bei der ersten bat ihn die Gebärende, sie zu untersuchen. Als er dafür gesorgt hatte, dass sie in einem geschützten Raum untersucht werden konnte, wollte er gerade anfangen, als er feststellte, dass sie bereits starke Wehen hatte. Kurz darauf wurde ein gesundes Baby geboren. Die junge Mutter bemerkte den Krieg offenbar nicht, der draußen tobte. »Sie setzte sich auf der Liege auf, lachte und nahm ihr Kind sofort in den Arm.«

Bei der zweiten Gebärenden handelte es sich um eine Flämin, die offenbar gerade auf dem Feld gearbeitet hatte und sich nun an eine Bank lehnte. Die Art, wie sie dastand, sagte ihm, dass etwas mit ihr vorging. Sie konnten sich nicht verständigen, aber es gelang ihr, ihm zu erklären, dass sie ein Baby bekam, keine Angst hatte und seine Hilfe wirklich nicht benötigte. Er beschloss, in der Nähe zu bleiben und in der Zwischenzeit seine Pfeife zu rauchen, um später für sie da zu sein, falls sie ihn brauchte. Inzwischen war die Frau voller Freude und Glück. Als die Wehen wieder einsetzten, wurde ihr Gesicht »ernst, aber nicht ängstlich oder schmerzverzerrt, sondern es spiegelte eine Art gespannter Erwartung wieder.« Bald darauf wurde das Baby geboren. Die Mutter lächelte, ließ es aber noch ein paar Minuten auf dem Boden liegen.

Nach scheinbar langer Zeit begann das Baby zu schreien. Die Mutter nahm es hoch und durchtrennte irgendwie die Nabelschnur. Sie hüllte den Säugling in ein Tuch, das sie zuvor um ihre Schultern getragen hatte, drehte sich zu dem verblüfften Dick-Read um und »lachte fröhlich«. Fünf Minuten später hatte sie noch einige Kontraktionen und die Nachgeburt trat ohne größere Blutung aus. Dick-Read vergaß dieses Erlebnis in seinem ganzen Leben nicht, weil es so völlig anders war als die Geburten, die er im Krankenhaus bei Frauen sah, die mehr Angst hatten. Er schrieb dazu:

»Was mir besonders auffiel, waren die Freude, das Glück und der Stolz bei der Ankunft des Babys sowie die Laute des Kindes. ...

Meine Vorstellungen von einer Nachblutung, blau angelaufenen Babys, die nicht atmen, einer Gebärmutter, die sich nicht zusammenzieht, und einer Plazenta, die sich nicht ablöst, lösten sich angesichts dieser Geburt, die effizienter war, als ich es mir in meinen kühnsten Träumen je vorgestellt hatte, in Luft auf.«[5]

Mit sechzehn Jahren las ich das Buch *Childbirth Without Fear*. Dadurch wurde ich gut auf die Wehen vorbereitet – wenn nicht sogar darauf, wie man es schafft, der Apparatemedizin in den amerikanischen Krankenhäusern Mitte der 1960er-Jahre zu entkommen, die Frauen daran hinderten, Wehen ohne Medikamente zu durchleben und ohne Dammschnitt, Zange oder Saugglocke zu gebären.

Die Frage, ob eine Geburt nun schmerzhaft sein müsse oder nicht, war inzwischen seit mindestens eineinhalb Jahrhunderten diskutiert worden – ungefähr die Zeit, in der verschiedene Narkosemittel verwendet wurden, um den Wehenschmerz zu betäuben. John Dye, ein amerikanischer Arzt aus dem 19. Jahrhundert, stellte denjenigen eine interessante Frage, die glaubten, dass eine schmerzhafte Geburt eine Strafe Gottes für den Ungehorsam einer Ahnin sei (manchmal wurde dieser Glaube die »Eva hat es verpatzt«-Theorie über die Schmerzen bei der Geburt genannt). Seine Frage lautete: Wenn Schmerz tatsächlich zur Geburt gehört und wirklich notwendig ist, warum leiden dann manche Frauen so viel stärker als andere? Außerdem fragte er, warum ausgerechnet die Ärzte, die das Leid der Frauen bei der Geburt so bereitwillig in die Hand des Schöpfers legten, so schnell mit von Menschen gemachten Medikamenten zur Stelle waren, um diesen von Gott bestimmten Schmerz zu betäuben?[6]

Das ganze Leben und die berufliche Karriere von Grantly Dick-Read wurde von der faszinierenden Frage bestimmt, warum manche Frauen bei der Geburt Schmerzen haben und andere nicht. Während seiner Studienzeit konnte er an Londoner Krankenhäusern erfahrene Hebammen bei ihrer Arbeit beobachten. Dabei fiel ihm auf, dass manche Frauen, die mit starken Wehen in die Klinik kamen, von einer mitfühlenden Hebamme beruhigt und ihre Schmerzen dadurch gelindert werden konnten. Eine Hebamme konnte zu einer Frau gehen, die »ein Bild des Jammers« war, ihr über das Haar streichen und so mit ihr sprechen, dass der Schmerz, wenn auch nicht die Anstrengung, verschwand. Immer wieder beobachtete er, wie achtsame Hebammen sich verhielten und die Gebärenden bemutterten, beruhigten und trösteten, die zuvor als »schwierige Sonderfälle« eingeliefert worden waren.

## Lustvolle Geburt

In manchen Kulturen – einschließlich unserer – akzeptieren oder verlangen Frauen Schmerzmittel, noch bevor sie probiert haben, wie stark der Geburtsschmerz ohne Medikamente überhaupt ist. Einmal fragte ich bei einem Vortrag ins Publikum, ob jemand schon einmal davon gehört hätte, dass manche Frauen während der Wehen oder bei der Geburt einen Orgasmus haben.

Die meisten Zuhörer machten ein überraschtes und neugieriges Gesicht. Eine zierliche, blonde Frau wirkte besonders bewegt. »Ja! Ich bin so froh, dass Sie das sagen! Bei meiner Geburt vor siebzehn Jahren hatte ich den längsten und tollsten Orgasmus meines Lebens!«, erzählte sie. »Ich dachte, ich sei die Einzige auf der Welt, der so etwas passiert, und ich sei vielleicht nicht normal.«

Die Zuhörerin berichtete weiter, sie sei von ihrem Arzt damals sehr unter Druck gesetzt worden, weil sie während der Wehen Schmerzmittel abgelehnt hatte. »Sie bekommen keine Medaille dafür, dass Sie kein Schmerzmittel wollen«, sagte er zu ihr. Als die Wehen stärker wurden und die Geburt kurz bevorstand, begann ihr ganzer Körper zu prickeln. Dann tat sie etwas, das sie später bereute: Sie erzählte dem Arzt, sie hätte das Gefühl, als ob sie einen Orgasmus erlebe.

»Wissen Sie, was er darauf antwortete?«, fragte sie mich. »Er sagte: ›Sie sind ja verrückt! Sie sind die merkwürdigste Patientin, die ich jemals hatte.‹ So drückte er sich aus. Jetzt erkenne ich, dass die Scham, die ich immer verspürt habe, wenn ich an meine Geburt zurückdachte, nur der Ignoranz und Gefühllosigkeit dieses Arztes zuzuschreiben war.« Sie hielt einen Moment inne. Dann fügte sie hinzu: »Aber der Orgasmus war wunderbar!«

Mir sind schon viele Frauen mit ähnlichen Erfahrungen begegnet: Egal, welche Vorstellung sie von Wehen gehabt hatten, stellten sie fest, dass sie zumindest zeitweise eine ausgesprochen angenehme Erfahrung waren. Einige waren verblüfft, solche Lust zu verspüren, während sie von ahnungslosen fremden Leuten umgeben waren, die noch nie etwas davon gehört hatten, dass eine Geburt ein lustvolles Erlebnis sein kann. Caroline aus South Carolina, die Geburtshelfer ausbildet, erzählte mir, dass sie es für besser gehalten hatte, ihre Gefühle bei der Geburt für sich zu behalten und dem anwesenden Arzt und der Schwester nichts davon zu sagen. »Ich überließ mich einfach meinen Gefühlen und genoss sie«, erklärte sie mir. »Bis heute habe ich noch nie jemandem davon erzählt. Ich habe mich immer gefragt, warum nie jemand davon spricht.«

Ich war neugierig, wie viele Frauen es wohl geben konnte, die während der Wehen oder bei der Geburt einen Orgasmus erlebt hatten. Deshalb beschloss ich, in meinem Freundes- und Bekanntenkreis eine kleine Umfrage durchzuführen. Von 151 Frauen gaben 32 an, wenigstens eine lustvolle Geburt erlebt zu haben. Das sind 21 % – viel mehr, als ich gedacht hatte. Die meisten dieser Frauen hatten ihre Babys auf der Farm zur Welt gebracht, aber interessanterweise erlebten einige von ihnen eine lustvolle Geburt im Krankenhaus. Nachfolgend gebe ich einige Berichte von Frauen wieder, die vielleicht erklären, welche Faktoren bei derartigen Geburtserlebnissen eine Rolle spielen. (Die Namen der Frauen wurden geändert, um ihre Privatsphäre zu schützen.)

*Julia:* »Bei meinem vierten Kind erlebte ich einen Orgasmus bei der Geburt. Es geschah während der Presswehen. Wir fuhren in die Klinik, nachdem mein Muttermund schon seit einer Weile neun Zentimeter geöffnet war. Ich hatte eine Hausgeburt geplant, aber die Hebammen hatten mich nervös gemacht. Als ich ins Krankenhaus kam, hatte ich das starke Bedürfnis, das Baby herauszupressen! Ich bekam einen Orgasmus, als meine Tochter geboren wurde. Sie hatten es kaum geschafft, mich rechtzeitig auf den Geburtsstuhl zu setzen, aber ich hatte davon nichts mitbekommen, weil ich mich so wohl dabei gefühlt hatte, mein Kind herauszupressen.«

*Margaret:* »Ich hatte einen Orgasmus, bei dem ich mich mit dem Universum verbunden fühlte, ein erweiterter und gesegneter Bewusstseinszustand, der bis heute andauert.«

*Vivian:* »Die Wehen waren anstrengend. Aber die Geburtsphase, während der das Baby durch den Geburtskanal tritt (was sehr schnell ging), war ein unbeschreibliches und unglaubliches Gefühl, besonders beim ersten Mal.«

*Marilyn:* »Meine letzte Geburt war eine Art Dauerorgasmus, weil ich ständig Wellen der Lust in mir aufsteigen fühlte. Anders als bei meiner ersten Geburt, wusste ich diesmal eher, was mich erwartete, hatte weniger Angst und konnte mich mehr meinen Gefühlen überlassen, anstatt dagegen anzukämpfen wie beim ersten Mal. Wahrscheinlich hatte dies eine ausgesprochen positive Wirkung auf meine Psyche, weil ich so stolz war, eine so schwierige Aufgabe erfolgreich und sicher gemeistert zu haben. Noch Monate später fühlte ich mich großartig, was mein Selbstbewusstsein insgesamt steigerte. Dies wiederum beeinflusste meine Einstellung zu meiner Sexualität. Ich glaube auch, dass ich eine Menge über mich gelernt habe und jetzt beim Sex viel gelöster sein kann, weil ich damals loslassen und während der Wehen meinem Körper vertrauen konnte (anstatt ständig darüber nachzudenken).«

*Janelle:* »Bei meiner zweiten oder dritten Geburt erlebte ich das Gebären wie das Lustempfinden vor und nach dem eigentlichen Höhepunkt. Es war ein viel stärkeres Lustgefühl, mit den Wehen zu atmen und zu pressen, als beim normalen Orgasmus, der eher ein kurzes Glücksgefühl schenkt. Ein Kind zu gebären ist ein so wundervolles, spirituelles Erlebnis, das uns in Einklang mit Gott bringt und uns das Göttliche in jedem Menschen erkennen lässt. Deshalb ist der sexuelle Teil daran nicht so wichtig. Du löst dich vollkommen in selbstloser Liebe auf und befindest dich in einem Zustand der Gnade, sodass die sexuellen Gefühle nebensächlich sind, nur dazu da, den Körper fließen zu lassen, während dein Bewusstsein stark erweitert ist.«

*Paula:* »Diese Frage beschäftigt mich schon lange. Ich hatte schon immer das Gefühl, dass die Wehen und die Geburt ein einziger, riesiger Orgasmus sind. Die Kontraktionen waren wie Lustwellen, die meinen Körper überspülten. Nur die letzten Zentimeter der Öffnung des Muttermunds empfand ich als nicht so angenehm. Aber die Wehen und die Geburt waren ein Dauerorgasmus. Ich finde, man kann ihn nicht mit dem Orgasmus beim Sex vergleichen, bei dem man einfach davongetragen wird. Der Orgasmus bei den Wehen und der Geburt erinnerte mich eher an ein allumfassendes Gefühl, das meine Aufmerksamkeit mehr fesselte als beim Sex. Trotzdem empfinde ich es auch wie einen Orgasmus. Während das Baby durch den Geburtskanal tritt, erlebe ich die Geburt als besonders lustvoll – ausgesprochen angenehm und erfüllend.«

*Maria:* »Ich musste ein paar Tage lang über diese Frage nachdenken. Erst dachte ich »Nein«, aber zugegeben, ich erlebte unglaublich intensive Gefühle während der Eröffnungsphase, als Ted mich küsste oder ich mein Gesicht während einer Wehe an seinem Hals vergrub. Die Wehen waren bei all meinen Geburten nicht besonders stark, sodass ich die Geburt größtenteils als sehr angenehm empfand. Ich genoss die Aufregung, die Energieschübe und die Berührungen. Meine Gefühle waren nicht unbedingt die gleichen wie beim Orgasmus, aber nach den Presswehen ähnelte das Gefühl der totalen Entspannung nach der Austreibung des Kindes sehr stark dem Gefühl nach einem Orgasmus (was ich den »Nasse-Nudel-Effekt« nenne).

Die zweite Geburtsphase und die extreme Dehnung, die in dieser Zeit stattfindet, erlebte ich jedoch als nicht so angenehm. Ich fand es immer komisch, dass ich die Eröffnungsphase genossen hatte, aber die Austreibungsphase nicht annehmen konnte. Es versteht sich jedoch von selbst, dass die starken Energieschübe etwas Angenehmes sind. Auch wenn ich mich nicht mehr daran erinnern kann, ob meine Muskeln im Rhythmus der Wehen zuckten oder nicht, ein Baby zu gebären ist der intensivste Energieschub, den man je erleben kann. Wahrscheinlich ist er sehr viel stärker als bei einem normalen Orgasmus oder auf jeden Fall ganz anders.

Als ich noch sehr jung war und meine Kinder bekam, erlebte ich noch keinen besonders tollen Orgasmus. Ich glaube, dass sich dies mit den Jahren gebessert hat, aber ich bin nicht sicher, ob ich aufgrund dieser fehlenden Erfahrung auch bei meinen Wehen und der Geburt meiner Kinder manche Gefühle nicht gespürt habe, weil ich sie bis dahin nicht kannte.«

Manche Frauen vergleichen ihr Gefühl bei der Geburt nicht mit einem Orgasmus, sondern eher mit einer ähnlichen Euphorie wie beim Sex.

*Elayne:* »Ich hatte zwar keinen Orgasmus, aber bei meinem ersten Kind erlebte ich ein ähnliches Gefühl kurz vor den Presswehen. Da meinte ich plötzlich, ich käme gleich zum Höhepunkt – ich hatte gleichzeitig das Gefühl abzuheben, spürte die Schmerzen und hatte Angst, was als Nächstes kommen würde.«

*Alicia:* »Ich würde das Geburtserlebnis nicht als »einem Orgasmus ähnlich« bezeichnen, sondern eher als »euphorisch«. Die Geburt mit dem Orgasmus zu vergleichen wäre viel zu profan, denn sie ist vielmehr ein spirituelles Erlebnis.«

*Nanette:* »Ich kann nicht behaupten, bei den Wehen oder der Geburt einen Orgasmus erlebt zu haben. Aber das Gefühl, die Kontrolle zu verlieren, war ähnlich. Meine Schwester sagt, zu gebären sei »wie« der intensivste Orgasmus überhaupt gewesen – aber eben nur »wie« –, was ein qualitativer Unterschied ist. Ich erinnere mich daran, wie du sagtest, mein Verstand sei ins Becken gewandert, wo er gebraucht würde. Du hattest recht – die Geburten meiner drei Kinder waren wie ein wunderbarer Schwebezustand, weil ich sie mit meinem Körperbewusstsein erlebte und der Kopf ausgeschaltet war.«

Bevor wir das Thema der lustvollen Geburt abschließen, möchte ich noch darauf hinweisen, wie selten Frauen bei der Geburtsvorbereitung auf diese Möglichkeit aufmerksam gemacht werden. Dafür gibt es mehr als eine Erklärung. Eine besteht darin, dass die meisten Geburtshelfer ganz einfach nicht wissen, dass eine Geburt lustvoll sein kann und dass so etwas tatsächlich vorkommt. Ein weiterer Grund liegt darin, dass es niemand erwähnt, wenn es passiert, da ein Orgasmus etwas zu Privates ist, um in der Öffentlichkeit darüber zu sprechen. Hinzu kommt, dass die Geburtshelfer, die darüber Bescheid wissen, vermeiden wollen, dass die Frauen zu hohe Erwartungen an die Geburt haben und dann womöglich enttäuscht sind, wenn sie ihre Erfahrung mit der einer anderen Frau »vergleichen«. Schließlich kann ich noch dazu sagen, dass Frauen, die während der Wehen mit Schmerzmitteln, einer Periduralanästhesie oder Barbituraten betäubt werden, während der Wehen und der Geburt nicht sehr oft zu einem Höhepunkt zu kommen scheinen. Da so viele Frauen in unserer Gesellschaft während der Entbindung das eine oder andere Medikament bekommen, könnte das eine der Hauptursachen dafür sein, dass dieses Phänomen bei Geburtshelfern und allgemein in der Öffentlichkeit völlig unbekannt ist.

## Geburtsschmerz ist anders als normaler Schmerz

Die Frauen auf der Farm wissen, dass eine Geburt gewöhnlich schmerzhaft ist – zumindest beim ersten Mal –, aber anders als der Schmerz, den man bei einer Verletzung spürt. Wenn Sie verletzt sind oder Schmerzen haben, lautet die Botschaft darin »Lauf weg!« oder »Kämpfe, sonst wird du verletzt!« Diese Botschaft dient dem Überleben. Der Schmerz, den man bei den Wehen und der Geburt empfindet, übermittelt eine ganz andere Information. Er sagt uns:

»Entspanne deine Beckenmuskeln. Lass los. Gib dich hin. Überlasse dich dem Geschehen. Kämpfe nicht dagegen an. Das hier ist stärker als du.« Dies unterscheidet sich von der Botschaft »Schütze dich!« oder »Lauf weg!«, die mit einer Verletzung verbunden ist.

Doch viele Frauen reagieren auf die Wehenschmerzen genauso wie auf die Schmerzen bei einer Verletzung. Sie denken daran, den Schmerz medikamentös zu behandeln, und sehen keinen Vorteil darin, die Wehen ohne Medikamente zu durchleben. Sie wissen nicht, dass eine veränderte Gebärhaltung, eine veränderte Einstellung oder Atmosphäre im Entbindungszimmer und eine Vielzahl anderer Faktoren die Wahrnehmung der

Wehen dramatisch beeinflussen kann. Gewöhnlich sind sie sich nicht darüber im Klaren, wie stark man die Spannung lindern kann, indem man nicht mehr an »Gebärmutterkontraktionen« denkt, sondern an »interessante Gefühle, die die ganze Aufmerksamkeit erfordern«.

Wahrscheinlich wollen Sie am wenigsten hören, dass am Wehenschmerz (falls Sie ihn schon einmal erlebt haben) etwas Subtiles ist. Natürlich kann man sich viel besser um solche Gefühle kümmern, wenn man von engen Freundinnen unterstützt wird, die viel Erfahrung mit Geburtshilfe haben. Es kann sogar sein, dass Sie während einer Wehe das Gefühl haben, innerlich schwer verletzt zu werden. Doch die ruhige und verständnisvolle Hebamme vermittelt Ihnen, dass Sie nicht wirklich verletzt sind. Diese Gewissheit kann in solchen Momenten derart beruhigend wirken, dass entweder der Schmerz nachlässt oder Ihre Schmerzgrenze steigt.

Ich habe oft gehört, wie Frauen darüber sprachen, sich in einem sehr frühen Stadium der Geburt eine Periduralanästhesie geben zu lassen, weil sie überhaupt keine Schmerzen ertragen könnten. Natürlich nehme ich diese Aussage sehr ernst, vorausgesetzt die betreffende Frau hat keine durchstochenen Ohrläppchen, Tattoos oder Brustimplantate oder hat sich keiner anderen Schönheitsoperation unterzogen – und sie trägt keine unbequemen Schuhe. Falls doch, dann hat die Frau selbst entschieden, den Schmerz zu erleben, auch wenn er in gewissem Maße traumatisch ist, denn sie hat sich etwas davon versprochen.

Manche Frauen bezeichnen eine Geburt ohne schmerzstillende Medikamente als »Extremsport«. Frauen, die sich für eine natürliche Geburt entschieden haben, werden als »Märtyrerinnen« oder »Superfrauen« verspottet, eine Art »weiblicher Macho«. Dies sind Fantasievorstellungen, die nichts mit der Realität zu tun haben. In Wirklichkeit haben sich viele Frauen gegen den Einsatz von Medikamenten während der Wehen entschieden, weil sie die Folgen eines unnötigen Eingriffs fürchten, darunter auch das Trauma und den postoperativen Schmerz nach einer Kaiserschnitt-Entbindung. Die Frauen auf der Farm haben einen gesunden

Respekt vor der Chirurgie und versuchen im Allgemeinen, sie zu vermeiden, wo es nur geht.

Bitte glauben Sie nicht, dass ich Ihnen einen Orgasmus oder völlig schmerzfreie Wehen versprechen möchte, wenn Sie auf schmerzstillende Mittel verzichten. Niemand kann Ihnen ein solches Versprechen geben. Wenn ich an meine eigenen Geburten zurückdenke, kann ich nur sagen, dass ich mir aller Möglichkeiten bewusst sein wollte, die Frauen bezüglich ihrer Wehen haben.

Diejenigen Frauen, die ihr Bestes geben, um die Wehen zu verstehen und mit ihnen zu arbeiten, scheinen am ehesten eine orgastische Geburt zu erleben. Wie bereits erwähnt, gibt es jedoch auch Frauen, die einen Orgasmus bei der Geburt erleben, obwohl sie noch nie zuvor davon gehört haben.

**Horrorbilder von der Geburt erhöhen die Einschaltquote**

In Nordamerika (und sicherlich auch anderswo) bekommen die meisten Frauen ihren ersten Eindruck von einer Geburt durch Fernsehdarstellungen in Krankenhausserien oder Sitcoms. Das Fernsehen zeigt nur die Sensation und Gefahr. Die Dramaturgie des Drehbuchs erfordert gewöhnlich ein missgebildetes Baby, den Tod oder eine gerichtliche Verfolgung. Typisch für diese Sendungen ist eine Szene, die im Gerichts- oder Operationssaal spielt. Frauen, die noch wenig Ahnung haben, wie eine Geburt wirklich ablaufen kann, werden von solchen Dramen negativ beeinflusst.

Diese irreführenden Fernsehbotschaften sind daran schuld, dass sich viele Mythen und falsche Vorstellungen von den Wehen und der Geburt verbreitet haben. Hierzu ein Beispiel, wie unsere kulturelle Geburtsmythologie davon beeinflusst wird: In Wirklichkeit beginnen die Wehen ganz langsam. Im Film setzen sie ein wie ein Blitz aus heiterem Himmel. Die Schauspielerin kämmt sich gerade noch die Haare oder sitzt beim Essen im Restaurant, als sie schlagartig von den Wehen überwältigt wird, die so stark sind, dass sie sofort ins Krankenhaus muss, um gerettet zu werden. Mädchen und junge Frauen, die mit keinen anderen Informationen heranwachsen, verbinden deshalb Wehen mit Gefahr. Der Schmerz wird im Film so dargestellt, als sei er lebensbedrohlich. Meine Schwiegermutter nannte das »zu gut ausgebrütet, um etwas Gutes auszubrüten«.

Das Fernsehen könnte eine gute Möglichkeit sein, Frauen die Angst vor der Geburt zu nehmen. Wenn wir die Wirklichkeit zu sehen bekämen und die Sexualität der Geburt respektiert würde, würde meiner Meinung nach unsere übertriebene Angst vor der Geburt verschwinden. (Zu empfehlen sind z.B. ein kurzer Film von Dr. Amali Lokugamage unter www.youtube.com/watch?v=ocHwplme9xY (auf Englisch) sowie Carola Hauck: »Die sichere Geburt«.)

## Achtung vor unserem Körper

Ich glaube, der Schmerz normaler Wehen hat eine Bedeutung. Das Interessante am Schmerz ist, dass er rein ist. Wenn Sie ihn durchlebt haben, ist er vorbei. Sie können ihn in der Erinnerung nicht wiederbeleben.* Der Wehenschmerz ist etwas Besonderes: Er schadet dem Körper fast nie.

Wenn das Vermeiden von Schmerz zum Hauptanliegen der Geburtsvorbereitung wird, bewirkt das paradoxerweise, dass mehr Frauen nach der Geburt ihres Babys mit Schmerz zu tun haben. Der häufige Einsatz von Periduralanästhesien (PDA) treibt die Kaiserschnittraten, die Saug-

* Bei manchen Opfern von sexueller Gewalt muss jedoch das »Schmerzgedächtnis« berücksichtigt werden.

glocken- und Zangengeburten in die Höhe. Die PDA verursacht bei etwa jeder fünften Frau langfristige Rückenbeschwerden. Der Einsatz von Geburtszange oder Saugglocke kann zu Verletzungen des Babys oder der Mutter führen. Die gelegten Kanülen tun noch ein paar Tage lang weh, nachdem sie wieder entfernt wurden. Je mehr sich die Plastikkanüle in Ihrer Vene bewegt, desto mehr Schmerzen verursacht sie Ihnen. Frauen, bei denen ein Kaiserschnitt vorgenommen wird, bekommen vor der Operation einen Katheter in die Harnröhre gelegt, der mindestens 24 Stunden dort bleiben muss. In dieser Zeit leiden viele Frauen unter einem ständigen Harndrang. Da sie praktisch ständig »pinkeln«, kann dieser Drang nicht befriedigt werden.

Bei einem Kaiserschnitt wird gewöhnlich auch eine Wunddrainage gelegt, um Blut und Lymphflüssigkeit aus der Bauchhöhle abzuleiten. Die Entfernung der Drainage nach drei Tagen ist für viele Frauen schmerzhaft, vor allem, wenn sie nicht eine Stunde vorher ein Schmerzmittel bekommen haben. Schließlich sind die Blähungen nach jeder Bauchoperation (einschließlich dem Kaiserschnitt) für die Frauen äußerst schmerzhaft. Die postoperative Wunde kann die Mutter zudem bei der Versorgung ihres Neugeborenen beeinträchtigen. All diese Eingriffe oder Zustände sind mit Schmerzen nach der Geburt verbunden.

Frauen dagegen, die natürlich gebären, haben den Schmerz hinter sich, wenn ihr Baby geboren ist. Sie fühlen sich oftmals euphorisch und werden von den Hormonen, die nach der Geburt ausgeschüttet werden, in eine gute Stimmung versetzt. Bei der letzten Dehnung des Damms durch Kopf und Körper des Babys erreicht der Oxytozin-Level im mütterlichen Blut seinen Höchststand, was den meisten Frauen ein sehr angenehmes Gefühl bereitet. Der Schmerz, den sie noch vor ein paar Sekunden gespürt haben, löst sich oftmals auf oder wird zweitrangig. Noch dazu hat die Frau durch dieses Erlebnis äußerst wirkungsvolle Entspannungsmöglichkeiten gefunden, die sie während der intensivsten und denkwürdigsten Erfahrungen ihres Lebens anwenden kann. Sie hat gelernt, wie sie durch langsames und tiefes Atmen und ihre mentale Einstellung ihre Körperempfindungen beeinflussen kann. Wahrscheinlich hat sie großen Respekt vor ihrem Körper erworben und ihn schätzen gelernt. Sie hat die außergewöhnliche Mischung von Verletzlichkeit und Kraft erfahren und ist in Verbindung mit dem Prinzip der Weiblichkeit gekommen, das die Wehen und die Geburt kennzeichnet.

# Kapitel 4
## *Das Gesetz der Schließmuskeln*

*Ich danke dir dafür, dass ich wunderbar gemacht bin.*
Psalm 139,14

Das Gesetz der Schließmuskeln umfasst die Grundprinzipien der Geburt, denen meine Kolleginnen und ich folgen. Wir befolgen es, weil wir sicher sind, dass es gültig ist.

Anstatt sich um ein Verständnis des Gesetzes der Schließmuskeln zu bemühen, gehen die meisten Frauen und Geburtshelfer heutzutage von einem Gesetz aus, das die drei »Ps« genannt wird, das heißt der »Passant« (das Baby), die »Passage« (das Becken und die Vagina) und die »Power« (die Kraft der Gebärmutterkontraktionen). Sowohl bei den Frauen als auch den Ärzten ruft dieses Gesetz meiner Meinung nach nur Missverständnisse bezüglich der wahren Fähigkeiten des weiblichen Körpers hervor, was wiederum zu einer Vielzahl von unnötigen Kaiserschnittentbindungen, Zangen- und Saugglockengeburten und anderen Komplikationen führt.

Der größte Unterschied dieser beiden Denkansätze besteht darin, dass das Drei-P-Gesetz den Frauen die Verantwortung für die in der Schulmedizin als »dysfunktional« bezeichneten Wehen auflädt. (Wehen dieser Art hatten z.B. Pamela und Sheila, deren Geburtsgeschichten Sie in Teil I lesen können, nur dass wir sie nicht »dysfunktional« nannten, sondern sie nur als länger als gewöhnlich betrachteten). Nach dem Drei-P-Gesetz ist es der Fehler der Frau, wenn die Wehentätigkeit nicht nach einer bestimmten Zeit die Geburt des Babys zur Folge hat: Dann ist entweder das Baby zu groß, die Vagina zu eng oder die Gebärmutter zu schwach. Dagegen werden gemäß dem Gesetz der Schließmuskeln die Wehen nach einer »angemessenen« Dauer schwächer oder bleiben aus, wenn es an der nötigen »Privacy«, dem Ungestörtsein der Gebärenden, mangelt, oder wenn die Gebärende Angst hat und dadurch die falsche Gehirnhälfte stimuliert wurde. In diesem Kapitel werde ich detailliert schildern, wie das funktioniert.

Im Allgemeinen kennen Geburtshelfer das Gesetz der Schließmuskeln nicht, weil sie während ihrer Ausbildung nichts darüber erfahren haben und nur selten – wenn überhaupt jemals – Gelegenheit dazu haben herauszufinden, was es bewirkt, wenn sie es einmal beobachten können. Stattdessen bringt man ihnen das Drei-P-Gesetz bei, das beinahe suggeriert, ein Baby zu bekommen sei ein medizinisches Problem anstatt ein Millionen Jahre alter physiologischer Vorgang. Das Interessante dabei ist, dass die drei Ps praktisch kaum etwas erklären. Eine der unsinnigsten Maßnahmen in der Geburtshilfe ist die Messung des Schädel-Becken-Verhältnisses, die auf der Drei-P-Theorie basiert, dass das Baby zu groß sein könnte, um durch das Becken der Mutter zu passen. Die Rate dieser Diagnosen ist in den einzelnen Kliniken und auch von Land zu Land verschieden. Meine Kolleginnen und ich haben viele Frauen erfolgreich vaginal entbunden, die vorher diese Diagnose hatten (siehe z.B. Dianas Geburtsgeschichte).

In ein paar seltenen Extremfällen verhindert ein grobes Missverhältnis zwischen dem Schädel des Kindes und dem Becken der Mutter eine normale vaginale Geburt. Im 19. Jahrhundert traten diese Probleme weitaus häufiger auf, da viele Frauen Beckendeformationen aufgrund von Rachitis hatten. (In entwickelten Ländern leiden Frauen kaum mehr an Rachitis). Bei den Wehen der meisten Frauen ist keines der drei P-Probleme dafür verantwortlich, dass medizinisch eingegriffen wird, etwa bei einer Erhöhung des Oxytozinspiegels, einem Dammschnitt, einem Kaiserschnitt oder einer Zangen- oder Saugglockenextraktion, weil die Geburt nicht nach ein paar Stunden Wehentätigkeit erfolgt. Viel eher liegt es daran, dass das Gesetz der Schließmuskeln nicht beachtet worden ist.

Um ein für die Geburtshilfe gültiges Gesetz aufzustellen, sollte seine biologische Wahrheit immer gelten und nicht nur gelegentlich. Betrachten Sie einmal die folgenden beiden Beispiele für das Gesetz der Schwerkraft:

- Jedes Mal, wenn wir etwas in der Hand halten und es loslassen, fällt es herunter.
- Wasser fließt immer talwärts.

Wenn das Gesetz der drei Ps tatsächlich typisch weibliche Fähigkeiten beschreiben würde, gäbe es nur wenige Unterschiede bei den Frauen, die bei der Geburt medizinische Interventionen benötigen. Das Drei-P-Gesetz liefert keinerlei Erklärung dafür, warum die konstant niedrige Kaiserschnittrate in unserer Hebammen-Praxis (immer weniger als 3 %) in dem gleichen Land vorkommt, in dem der Durchschnitt bei über 30 % liegt. Das Problem dabei ist, dass dieses Gesetz die Bedeutung der emotionalen, psychologischen und spirituellen Aspekte der Geburt ignoriert. Dies führt dazu, dass viele Ärzte glauben, viele Frauen seien mit einem Defekt geboren, der eine normale Geburt ohne enorme, technologische Interventionen verhindert, obwohl fast all diese Frauen tatsächlich völlig normal gebären könnten, wenn sie die richtige Geburtshilfe erhielten und für die entsprechenden Umstände gesorgt würde.

Einige Hebammen haben vorgeschlagen, zusätzlich zu den drei Ps noch mehr Ps in dieses Gesetz aufzunehmen – wie zum Beispiel die Psyche, die Position beim Gebären, die Professionalität des Geburtshelfers sowie weitere Faktoren, wie das Entbindungszimmer, die bei der Geburt anwesenden Personen, die politischen Hintergründe, die Geburtshilfemethoden und der Druck, unter dem die Gebärende steht. All diese Faktoren haben einen starken Einfluss darauf, ob eine Geburt schwierig oder problemlos verläuft.

Als ich das Konzept für das Gesetz der Schließmuskeln entwickelte, um die Richtlinien meiner Arbeit zu beschreiben, dachte ich dabei natürlich an die Schließmuskeln, die an der Ausscheidung, den Wehen und der Geburt beteiligt sind. Die Logik, denen die Schließmuskeltätigkeit folgt, ist allen traditionellen Kulturen bekannt und gehört zu ihrem Jahrtausende alten Wissensschatz. Unsere Technologie-Gesellschaft kann von diesen Kulturen, deren Traditionen seit Tausenden von Jahren Bestand haben, eine Menge über die Weisheit der Geburt lernen. Aufgeschlossene Mediziner haben sich schon immer gefragt, warum Frauen aus traditionellen Kulturen im Allgemeinen leichter gebären als Frauen, deren Verhältnis zur Natur eher gestört ist.

Um zu erklären, was ich mit dem Gesetz der Schließmuskeln meine, möchte ich zunächst einmal die allgemeine Funktion und die Eigenschaften der verschiedenen, an der Ausscheidung beteiligten Schließmuskeln des Körpers beschreiben – die Blase und den Mastdarm und die Schließmuskeln, die mit den Wehen und der Geburt zu tun haben, nämlich der Muttermund und die Vagina.

**Die Grundlagen für das Gesetz der Schließmuskeln**

- Die Ausscheidungs-, Zervikal- und Vaginalschließmuskeln funktionieren am besten in einer Atmosphäre der Intimität und Ungestörtheit (»Privacy«), beispielsweise einem Badezimmer mit einer abschließbaren Tür oder einem Schlafzimmer, wo Störungen unwahrscheinlich oder unmöglich sind.
- Die Schließmuskeln können nicht willentlich geöffnet werden und reagieren nicht auf Befehle (wie »Presse!« oder »Entspanne dich!«).

- Wenn sich ein Schließmuskel gerade öffnet, kann er sich sofort wieder schließen, falls sich der Betreffende aufregt, ängstigt, gedemütigt oder verunsichert fühlt. Warum? Ein hoher Adrenalinspiegel im Blut fördert die Öffnung der Schließmuskeln nicht (manchmal kann sie dadurch sogar verhindert werden). Dieser Hemmfaktor ist ein wichtiger Grund dafür, dass Frauen aus traditionellen Kulturen – außer in ungewöhnlichen Fällen – meistens andere Frauen als Helferinnen bei den Wehen und der Geburt ausgewählt haben.

## Die Muskeln der Ausscheidungs- und Fortpflanzungsorgane

Die Schließmuskeln sind ringförmige Muskelstränge, die gewöhnlich geschlossen bleiben, sodass die Öffnungen der jeweiligen Organe verschlossen sind, bis sie etwas ausscheiden müssen. Die Aufgabe der einzelnen Schließmuskeln besteht darin, sich zu entspannen und zu dehnen, sodass sie sich weit genug öffnen können, damit alles, was ausgeschieden werden soll, mühelos hindurchpasst. Sowohl die Ausscheidung als auch das Gebären gehen mit einer Öffnung der Schließmuskeln einher.

Der bekannte französische Arzt Michel Odent hat eine Menge zum Verständnis der Physiologie der Geburt beigetragen, indem er die Funktion des menschlichen Gehirns bei den Wehen und der Geburt erklärt. Er unterscheidet zwischen dem Neokortex – dem neueren, rationalen Gehirn, das eine Rolle beim abstrakten Denken spielt – und dem primitiven Gehirn, dem Stammhirn, das die Instinkte steuert. Das Stammhirn funktioniert auch als Drüse, die Hormone ausschüttet. Alle weiblichen Säugetiere, einschließlich der Menschen, schütten während der Geburt eine Vielzahl von Hormonen wie zum Beispiel Oxytozin, Endorphine und Prolaktin aus. Dagegen kann sich eine Stimulation des Neokortex in der Tat störend auf den Geburtsverlauf auswirken, weil die Aktivität des Stammhirns blockiert und dadurch die Hormonausschüttung verhindert wird.

Wie wird der Neokortex stimuliert? Dies kann auf unterschiedliche Weise geschehen: Indem man der Gebärenden Fragen stellt, über die sie nachdenken muss, indem man ihr zu nahe kommt, sodass sie verunsichert ist, indem man sie hellem Licht aussetzt und ihre Intimsphäre (»Privacy«) nicht schützt.[1] Viele Aussagen von Ärzten aus dem 19. Jahrhundert (als die meisten Frauen ihre Kinder zu Hause in ihrem Schlafzimmer zur Welt brachten – vgl. die Übersicht in Kapitel 1) belegen, dass die Schulmediziner von damals das Gesetz der Schließmuskeln besser kannten als die Ärzte von heute. Natürlich nannten sie es damals nicht so, sondern sprachen stattdessen von »Zurückhaltung«.

Eine aktuelle Studie über das Gehirn[2] sollte erforschen, wie das primitive Gehirn die dehnbaren Blasenmuskeln und die Entspannung der Schließmuskeln koordiniert. Dabei wurde eine Messung der Gehirnaktivität durchgeführt. Die erste Aufgabe der Forscher bestand darin, Menschen zu finden, die an der Studie teilnahmen. Damit die technischen Messgeräte verwendet werden konnten, mussten die Teilnehmer in Gegenwart eines Beobachters urinieren. Da die Forscher Verständnis dafür hatten, dass nicht jeder dazu in der Lage ist, durften die Probanden während der Beobachtung bei sich zu Hause pinkeln. Diese Gruppe wurde dann derselben Untersuchung im Krankenhaus unterzogen, wobei ihre Gehirnaktivität gemessen werden sollte. Dabei hatten die Forscher jedoch nicht bedacht, dass die Leute, die zu Hause in Gegenwart einer anderen Person pinkeln konnten, im Krankenhaus nicht dazu in der Lage waren.[3] Frauen, die im Krankenhaus in den Wehen liegen, sind mit den gleichen Hemmfaktoren konfrontiert.

Die Blasen- und Afterschließmuskeln ermöglichen der Blase und dem Mastdarm, ihren Inhalt wie ein Gefäß in sich zu halten, sodass er in bestimmten Zeitabständen und nicht ununterbrochen ausgeschieden wird. Bei Kindern ist die Schließmuskelfunktion noch nicht vollständig entwickelt, sodass die Schließmuskeln nicht so lange geschlossen bleiben, bis es in sozialer Hinsicht akzeptabel ist, dass sie sich öffnen. Das Ziel der Sauberkeitserziehung von Kindern besteht darin, dieses Maß an Kontrolle über die Schließmuskeln zu erlangen, was bei Kindern aus industrialisierten Ländern gewöhnlich während des dritten Lebensjahres geschieht.

Die meisten Menschen, die in Industriegesellschaften aufgewachsen sind, benötigen ein gewisses Maß an Ungestörtsein oder Vertrautheit, damit sich die Schließmuskeln genügend entspannen können, um eine Ausscheidung zu ermöglichen, selbst wenn der Ausscheidungsdrang sehr stark ist. (Zwischen Blase und Mastdarm besteht hier offensichtlich ein Unterschied, da die Blase im Vergleich zum Mastdarm auf einen kleineren Raum begrenzt ist.)

Wie die unwillkürlichen Muskeln werden auch die Schließmuskeln von Gefühlen beeinflusst. In einer entspannten und ausgeglichenen Atmosphäre funktionieren sie am besten. Da unsere Ausscheidungsorgane so dicht bei unseren Fortpflanzungsorganen liegen (bei Männern handelt es sich sogar um ein und dasselbe Organ), sind öffentliche Toiletten gewöhnlich nach Geschlechtern getrennt. Unsere gesellschaftlichen Normen verlangen, dass unsere Privatsphäre durch Trennwände zwischen den Kabinen und Schlössern an den Türen gewährleistet wird.

Es erleichtert das Verständnis des wahren Ablaufs der Wehen und der Geburt, wenn man versteht, dass die Öffnungen der Gebärmutter (des Muttermunds) und der Vagina ebenfalls Schließmuskeln sind. Sie funktionieren ganz ähnlich wie die anderen Schließmuskeln des Körpers. Sie führen normale Körperfunktionen aus. Wehen sind ganz offensichtlich anstrengend. Sie verlangen die volle Konzentration der Mutter und stundenlange Arbeit, Schweiß und tiefes Atmen. Dennoch sind sie ein normaler physiologischer Vorgang, den alle Menschen und alle anderen Säugetiere erleben, seit es sie gibt. Um diesen körperlichen Prozess zu verstehen, müssen wir die Funktion der Schließmuskeln kennen.

## Die Eigenschaften der Schließmuskeln

### Schließmuskeln gehorchen keinen Regeln

In den meisten Krankenhäusern der industrialisierten Welt ist es üblich, die Gebärenden zum Pressen anzuhalten, sobald der Muttermund vollständig geöffnet ist. Diese Anordnungen werden oft gegeben, ohne zu bedenken, dass bei der Mutter der Wunsch zu pressen ganz von alleine auftaucht. Sie wird pressen, ohne dass ihr jemand zuruft, wann und wie sie pressen soll. Viele Frauen mögen zwar in der Lage sein, ihr Baby zu gebären, während sie jemand anschreit, aber es ist viel wahrscheinlicher, dass ihnen dies trotz und nicht wegen dieser störenden Einmischung gelingt.

Kein körperlicher Drang ist stärker als die Presswehen, die das Baby durch den Geburtskanal schieben, wenn der Muttermund vollständig geöffnet ist. Ich muss hierbei an das Erlebnis von Dr. Christiane Northrup denken, als sie während der Wehen zum ersten Mal den Drang zu Pressen verspürte. Sie hatte gerade ihre Ausbildung zur ärztlichen Geburtshelferin beendet. Sie schwor, niemals mehr eine Gebärende aufzufordern, mit dem Pressen aufzuhören, wenn sie den Drang danach verspürt, wie sie es von einigen Professoren gelernt hatte.[4] Wer noch nicht erlebt hat, wie es sich anfühlt, wenn man während des Gebärens angeschrien wird, kann besser verstehen, wie sehr das stört, wenn er sich vorstellt, dass er gerade Stuhlgang machen muss, während ein Fremder vor ihm steht und ihm laut zuruft, wie er es anstellen soll.

### Schließmuskeln funktionieren am besten in einer vertrauten und ungestörten Umgebung

Anfang der 1960er-Jahre, als wir noch Studentinnen waren, konnte ich während einer einwöchigen Fahrt mit einer engen Freundin von Iowa nach Kalifornien miterleben, wie wahr dieser Satz ist. Aus Kostengründen campierten wir in den Nationalparks. Damals gab es dort noch keine modernen Toiletten, sondern »Plumpsklos«. Meine Freundin machte zum ersten Mal Urlaub auf dem Land. Sie ekelte sich vor jeder Toilette zwischen Iowa und Kalifornien derart, dass sie von Tag zu Tag mehr unter Verstopfung litt. Sie konnte nur Urin lassen, mehr nicht. Jeden Morgen berichtete sie mir über ihren Zustand. Egal, wie sauber die Toiletten an einer Tankstelle waren, sie konnte unterwegs nicht aufs Klo gehen. Als wir schließlich bei ihren Verwandten in Südkalifornien ankamen, ging sie schnurstracks ins Bad. Als sie ein paar Minuten später wieder zurückkam, lächelte sie erleichtert. Sie meinte, hier bei ihren Verwandten würde sie sich im Unterschied zu den öffentlichen Toiletten zu Hause fühlen. Dieser Umstand ermöglichte es ihrem Körper, wieder normal zu funktionieren. Als wir vor kurzem einmal an diese Reise zurückdachten, erzählte mir meine Freundin, dass sie gerade zwei Wochen in Tschechien gewesen sei. Dass sie die ganzen zwei Wochen lang keinen Stuhlgang hatte, habe wohl daran gelegen, dass sie dort keine Verwandten hatte. Manche Dinge verändern sich auch nach langer Zeit nicht.

Lisa Goldstein, eine Hebamme aus North Carolina, lehrt die werdenden Väter in ihren Geburtsvorbereitungskursen, die sie dort in einer ländlichen Gegend abhält, wie man die Öffnung der Schließmuskeln erfolgreich verhindern kann. Zuerst zeigt sie ihnen einen Fünfzig-Dollar-Schein. Dann stellt sie eine mittelgroße Edelstahlschüssel in die Mitte. Zehn oder fünfzehn Paare stehen im Kreis um die Schüssel herum. Lisa bietet nun demjenigen die fünfzig Dollar, der sich in die Mitte stellt und vor aller Augen in die Schüssel pinkelt. In all den Jahren, in denen sie diese Übung macht, musste sie den Geldschein noch kein einziges Mal hergeben.

### Wenn sich jemand aufregt oder erschrickt, ziehen sich die Schließmuskeln sofort spontan wieder zusammen

Die Schließmuskeln können sich unwillentlich schlagartig wieder zusammenziehen. Die plötzliche Straffung der zuvor entspannten Schließmuskeln ist eine Angstreaktion. Bei einer drohenden Gefahr gehört sie zur natürlichen »Kampf-oder-Flucht-Reaktion«. Der Adrenalin-/Katecholaminspiegel im Blut steigt an, wenn der Organismus Wut oder Angst verspürt. In der Natur kommt es bei Säugern wie den Gazellen und Weißschwanzgnus vor, dass die Geburt sogar kurz vor der Ausstoßung stoppt, wenn die Mutter von einem Raubtier überrascht wird. Dies gehört zum angeborenen Schutzverhalten aller Säugetiere, weil sie während der Wehen und der Geburt besonders verletzbar sind. Die gleichen Instinkte werden auch bei Frauen geweckt, wenn die Wehen einsetzen, ohne dass ihnen vielleicht bewusst ist, welch uralte Weisheit hinter ihrem eigenen Verhalten steckt.

Es gibt viele lustige Geschichten aus dem Alltag, die von dieser besonderen körperlichen Reaktion handeln. Mein Mann hat mir erzählt, dass Männer, die in einer öffentlichen Toilette in ein Pissoir urinieren, sofort damit aufhören, wenn jemand unvermittelt und lärmend hereinplatzt. Sie müssen sich erst einen Moment entspannen, bevor sie weiterpinkeln können.

Ich erinnere mich an einen Vorfall während einer Geburt, als sich der Muttermund aufgrund einer unsensiblen und groben Untersuchung wieder schloss. Ich begleitete die Geburt einer Erstgebärenden, die Fieber bekam. Sehr schnell stellte sich heraus, dass sie an einer Blaseninfektion litt. Obwohl ihr Muttermund bereits sieben Zentimeter weit geöffnet war, ging danach nichts mehr weiter. Ich beschloss, sie ins Krankenhaus zu bringen. Als wir in der Klinik in Nashville ankamen (der Muttermund war immer noch sieben Zentimeter auf, was ich kurz zuvor noch überprüft hatte), kam sie in die Obhut eines ziemlich mürrischen und unfreundlichen Geburtshelfers. Ohne sie vorher um Erlaubnis zu bitten oder sich erst einmal freundlich nach ihr zu erkundigen, untersuchte er ihren Unterleib so grob, dass sie vor Schmerz laut aufschrie – was bei meinen Untersuchungen vorher nicht passiert war. Der Arzt murmelte, der Muttermund sei nur vier Zentimeter weit geöffnet, und ging ein paar Minuten lang aus dem Raum.

Während er draußen war, untersuchte ich die Gebärende ebenfalls und stellte fest, dass der Muttermund tatsächlich nur noch vier Zentimeter weit gedehnt war. Ich war sicher, dass die schmerzhafte, unsensible

Untersuchung dazu geführt hatte, dass sich der Muttermund wieder geschlossen hatte. Danach setzten die Wehen der Frau nicht mehr richtig ein, sodass ihr Kind mit einem Kaiserschnitt entbunden werden musste. Für den Neokortex der Frau war der Mann ein ärztlicher Geburtshelfer. Aber ihr primitives Gehirn und ihr Muttermund hielten ihn für ein gefährliches Raubtier.

Was das Geheimnis des weiblichen Körpers anbelangt, kann man nur durch seine ständige Anwesenheit Beobachtungen machen, die einen wirklich umfassenden Einblick in das Geschehen liefern. Was könnte geheimnisvoller sein als ein körperlicher Vorgang, der von den anwesenden Personen beeinflusst werden kann?

Manche Skeptiker haben die kritische Frage aufgeworfen, ob es sinnvoller wäre, Männer (außer nahe Familienangehörige) aus dem Geburtszimmer fern zu halten. Kann die Anwesenheit von fremden Männern oder auch Frauen die Wehen tatsächlich hemmen?

Ich bin sicher, dass man beide Fragen mit »Ja« beantworten kann. Durch die Anwesenheit einer fremden Person im Geburtszimmer und besonders, wenn der Betreffende ein Mann ist, der der Gebärenden nicht nahe steht, werden die Wehen oft (aber nicht immer) schwächer oder sie setzen sogar ganz aus. Heute lassen sich die Wehen natürlich durch synthetische Oxytozin-Infusionen wieder auslösen. Wenn es wirklich nötig ist, ist das in Ordnung. Wenn Frauen an den »Wehentropf« gehängt werden, können sie sich nicht mehr frei bewegen und die Wehen werden noch schmerzhafter. Es ist wichtig, dass die Frau ihre Körperhaltung verändern, herumlaufen, Nahrung zu sich nehmen und sich während der Wehen aufrichten kann, damit sie aus eigener Kraft gebären kann. (Siehe Kapitel 7, um mehr über diese wichtigen Tätigkeiten während der Wehen zu erfahren.)

### Lachen hilft, die Schließmuskeln zu öffnen

Schmerzstillende Endorphine, die natürlichen Opiate, wirken sofort und haben keine schädlichen Nebenwirkungen. Lächeln ist gut, kichern noch besser. Die wirksamste Betäubung erreicht man, wenn man aus vollem

Halse lacht. Eine junge Frau, die vor kurzem eines unserer Seminare für Hebammen-Assistenten besuchte, erzählte mir, dass sie spontan herausgefunden hatte, wie ihr Lachen ihr zu einer hellwachen, wundervollen Geburt ohne Medikamente verhalf.

»Während der Wehen kicherte ich fast andauernd«, sagte sie. »Wenn ich angespannt bin, mache ich das immer so. Wie im Flugzeug beim Start und bei der Landung.«

Ich selbst erinnere mich noch gut an die »Pyjama-Partys« im Teenageralter. Meine Freundinnen und ich lachten, bis wir uns fast in die Hose machten. Natürlich weiß ich, dass sich eine Frau, die schmerzhafte Wehen hat, nur schwer vorstellen kann, dass ihr Lachen helfen kann, den Schmerz zu betäuben. Doch wer es selbst erlebt hat, weiß, dass es funktioniert.

Vergessen Sie harmlose, witzige Bemerkungen. Sie helfen nicht. Richtige Zoten oder schwarzer Humor hingegen sind sehr wirkungsvoll – je nachdem, in welcher Stimmung Sie gerade sind. Ich erzähle beispielsweise gerne den Witz von meinem Schwiegervater, den er machte, als er einmal im Krankenhaus lag. Er war ein sehr ernsthafter Mann, der nahezu immer eine todernste Miene machte. Eines Morgens kam eine Krankenschwester zu ihm und fragte ihn freundlich: »Hatten wir heute schon unser Geschäft?«

»Ja. Und Sie?« fragte er zurück.

Die meisten Witze, die auf Körperfunktionen anspielen, enthalten umgangssprachliche Ausdrücke für Körperteile, Körperflüssigkeiten und körperliche Vorgänge. Sie rufen mehr Gelächter hervor als die entsprechenden Fachwörter. Dadurch erfüllen solche Witze bei mir einen doppelten Zweck: Zum einen bringe ich die Gebärende damit zum Lachen und zum anderen versichere ich ihr auf diese Weise, dass es mich nicht abschrecken wird, wenn sie während der Presswehen ein wenig Stuhlgang hat. Diese Gewissheit verhindert, dass sie sich schämt und gedemütigt fühlt, was die Wehentätigkeit hemmen oder stoppen könnte.

## Langsames, tiefes Atmen hilft, die Schließmuskeln zu öffnen

Es gibt auch noch weitere Faktoren und Übungen, mit deren Hilfe sich die Schließmuskeln leichter öffnen. Tiefe Bauchatmung führt zu einer generellen Muskelentspannung im Körper, besonders der Beckenmuskulatur. Diese Atmung wird im Yoga gelehrt. Die Yoga-Lehrerin Ruth Bender erklärt in ihrem Buch *Yoga Exercises for More Flexible Bodies*[5] folgende Methode:

*»Legen Sie sich auf einer Matte mit angezogenen Beinen auf den Rücken. Legen Sie Ihre Hände knapp unterhalb des Bauchnabels auf den Bauch, sodass Sie besser spüren können, was in Ihrem Körper passiert. Nun wölben Sie Ihren Bauch leicht nach oben (ohne ihn herauszudrücken) und ziehen ihn langsam wieder ein. Dabei sollte sich nur Ihr Bauch bewegen. Denken Sie nicht ans Atmen. Dehnen Sie nur Ihren Bauch und ziehen Sie ihn wieder ein. Machen Sie das ungefähr zehnmal ganz entspannt und ohne ruckartige Bewegungen.*

*Wiederholen Sie diese Übung mit geschlossenen Augen, sodass Sie spüren können, was in Ihrem Körper vorgeht. Sie werden merken, dass Sie einatmen, wenn sich Ihr Bauch nach außen wölbt. Wenn Sie Ihren Bauch einziehen, atmen Sie aus.«*

Viele Frauen sind darauf konditioniert, sich schlecht zu fühlen, wenn sie ihre Bauchmuskeln entspannen, als ob sie Angst hätten, sie bekämen einen dicken Bauch davon. Die Bauchmuskeln zu entspannen und wieder anzuspannen ist jedoch ganz im Gegenteil eine gute Möglichkeit, diese Muskeln zu stärken und zu festigen.

Die tiefe Bauchatmung entspannt nicht nur das Herz, das Nervensystem und den Geist, sondern ermöglicht auch der Lunge, sich weitmöglichst auszudehnen. Die Sauerstoffmenge in der Lunge nimmt dadurch zu. Die Entspannung kann so tief werden, dass Sie einschlafen. Außerdem werden Ihre Bauchorgane dabei sanft massiert, was die Wellenbewegungen des Darms verstärkt und die Blutzirkulation in den Bauchorganen verbessert, sodass sie richtig funktionieren können.

## Weitere Faktoren, die zur Öffnung der Schließmuskeln während der Wehen beitragen

Ein warmes Bad kann auf die Gebärende ebenfalls sehr beruhigend wirken. Im Wasser können sich die Muskeln nicht so leicht verspannen.

Sie sollten auch an folgende Prinzipien denken, wenn es um die Öffnung der vaginalen, zervikalen oder analen Schließmuskeln geht:

- Erstens müssen Sie um Erlaubnis fragen. Dies gehört zwar zu den grundsätzlichen Höflichkeitsregeln, ist jedoch auch sehr praktisch. Wenn Sie die Erlaubnis bekommen, sind die Schließmuskeln weniger angespannt, und deshalb ist die Dehnung nicht so unangenehm oder schmerzhaft.
- Zweitens hilft es, einen Finger sanft auf den Rand des Muskels zu legen und ihn dort ungefähr vier bis fünf Sekunden zu lassen.
- Drittens sollten Sie Ihren Finger langsam und sanft einführen, wenn Sie spüren, dass sich der Schließmuskel entspannt. Das Gleiche gilt für die Untersuchung des Muttermunds und der Vagina. Wenn Sie diese Regeln beachten, ist es sehr viel unwahrscheinlicher, dass sich der Muttermund wieder verschließt.

## Wie oben, so auch unten

Am Anfang meiner Karriere als Hebamme beobachtete ich hinsichtlich des Gesetzes der Schließmuskeln einen weiteren faszinierenden Zusammenhang. Ich stellte fest, dass eine direkte Verbindung zwischen den Schließmuskeln des Mundes und des Halses und den Muskeln des Muttermunds und der Vagina besteht. Wenn der Mund entspannt ist, ist auch die

Zervix (Gebärmutterhals) viel elastischer. Frauen, die während der Wehen und der Geburt ihren Mund geöffnet haben und deren Mund und Hals entspannt sind, müssen nach der Entbindung seltener genäht werden. Solange sie das Baby nicht zu schnell herausschieben, reißt der Damm nicht so leicht ein oder braucht nicht eingeschnitten zu werden. Andererseits bekommen Frauen, die während der Presswehen das Gesicht verziehen und den Kiefer zusammenpressen, leichter einen Riss, weil ihre Muskeln im Dammbereich verspannter sind. Ich habe häufig die Beobachtung gemacht, dass sich die Dammmuskeln entspannen, wenn eine Frau ihre Kiefer- und Halsmuskeln locker lässt. Diese Entspannungstechnik trägt zur Vermeidung von Dammrissen und Dammschnitten bei. Den meisten Frauen fällt es leichter, ihren Kiefer zu entspannen als ihren After.

Wenn man diesen Zusammenhang zwischen Mund und After versteht, kann dies schmerzlindernd wirken und hilft gegen Verstopfung, prämenstruelle Verspannungen, Periodenkrämpfe, Wehen, Geburtsschmerzen und Nachgeburtsschmerzen. Wenn Sie das Gefühl haben, Sie beißen die Zähne zusammen oder verspannen Ihren Kiefer, denken Sie daran, tief ein- und auszuatmen und Ihren Mund und Ihre Halsmuskeln zu entspannen. Die Wirkung dieser Übung wird durch einen tiefen Seufzer beim Ausatmen noch verstärkt. Atmen Sie mit einem so tiefen Ton aus, dass Ihre Brust vibriert.

Im Frühjahr 1972 bekam eine meiner Freundinnen ihr erstes Kind. Sie wurde sehr unruhig und bekam große Angst, als ihr Baby anfing, den Geburtskanal zu passieren. Sie wollte aus dem Bett aufstehen und am liebsten vor dem Schmerz davonlaufen. Daher musste ich einen Weg finden, wie ich sie beruhigen konnte, sodass der Kopf des Babys herauskommen konnte, ohne dass ihr Damm einriss. Ebenso wichtig war, dass sie mich nicht vom Bett stieß. Plötzlich hatte ich eine Idee. Sie war Sängerin, also waren ihr Mund und ihr Hals bereits trainiert. Diesen Vorteil konnten wir nutzen und deshalb schlug ich vor, sie solle bei der nächsten Wehe singen. Sie war bereit, alles zu versuchen, wenn es ihr nur half, wieder etwas ruhiger zu werden. Sobald sie zu singen begann und sogar alle Töne perfekt traf (beim Singen hätte sie nicht schreien können), wurde der Kopf des Babys geboren. Innerhalb von wenigen Minuten war es ganz entbunden.

Nicht jede Frau ist eine professionelle Sängerin, aber jede Frau kann sicherlich ein Lied singen, während sie ihr Baby zur Welt bringt. Das Singen führt zu einer optimalen Dehnung der Schließmuskeln. Die Töne, die am besten dazu beitragen, kommen so tief wie möglich aus dem Bauch. Sie sollten so tief sein, dass der Brustkasten vibriert. Sogar die Frauen, die bei der Geburt nicht singen oder keinen Ton hervorbringen können, sind in der Lage, ihren Mund und ihren Hals beim Pressen zu lockern und zu entspannen. Wenn ihr Mund geöffnet ist und sie nicht die Zähne zusammenbeißen, reagiert der Damm in gleicher Weise. Seine Muskeln dehnen sich und können so leichter den Kopf und den Körper des Babys durchlassen, ohne einzureißen oder ohne dass ein Dammschnitt erforderlich wird.

Ich kann kaum mehr zählen, wie oft ich eine ähnliche Entspannung des Muttermunds erlebt habe, wenn Frauen während der stärksten Wehen (normalerweise ungefähr zu der Zeit, wenn der Muttermund fast vollständig geöffnet ist) sich mit ermutigenden und liebevollen Worten selbst gut zusprachen, wie nach Dawns Geburt (in den Geburtsgeschichten). Ich erzähle ihre Geschichte oft, wenn Frauen gerade in den Wehen liegen, um ihnen zu zeigen, wie positiv sich ermutigende Worte auf den Körper und die geistige Einstellung der Gebärenden und damit auch auf die Wehen auswirken können. Häufig stellen Mütter fest, dass sie sich nichts vergeben, wenn sie positive Dinge sagen. Sie erklären beispielsweise ihrem Mann, ihrem Baby, ihrer Hebamme oder den Freundinnen, die ihr bei der Geburt helfen, wie sehr sie sie lieben. Ich kann Ihnen versichern, dass es in meiner Praxis noch nie vorgekommen ist, dass die Zervix einer Frau verspannt und geschlossen bleibt, während sie liebevolle und zärtliche Dinge sagt.

Ein andermal ertastete ich eine Zervix-Dehnung von einigen Zentimetern. Zu Beginn meiner beruflichen Laufbahn beobachtete ich viele Frauen, die während der Wehen den Mund geöffnet hielten und stöhnten wie beim Liebesakt. Seit ich weiß, wie gut das funktioniert, um den Muttermund zu dehnen, mache ich den Frauen tiefe Seufzer und lustvolles Stöhnen vor. Eine Mutter, die in dieser Wehenphase meine Unterstützung braucht, kann mir die Laute einfach nachmachen. Meine Kolleginnen und ich haben auch die Erfahrung gemacht, dass sich der Hals entspannt, wenn man wie eine Kuh muht. Wenn Frauen diese Geräusche komisch finden, umso besser, denn Spaß entspannt.

Mit den Jahren entwickelte ich eine weitere Entspannungstechnik für den Mund und den Hals während der Wehen, die ich »Pferdelippen« oder »Himbeeren« genannt habe. Wenn man seine Lippen total entspannt und kräftig schnaubt, sodass sie dabei leicht vibrieren, erinnert das an das leise Geräusch, das Pferde beim Schnauben mit ihren Lippen machen. Wenn Frauen in den Wehen dieses Geräusch nachahmen (auch wenn ihnen das nicht ganz gelingt), entspannen sie ihren Mund und ihren Hals und gleichzeitig ihren Gebärmutterhals und den Damm beträchtlich. Bei Frauen, die diese Übung bei Menstruationskrämpfen gemacht haben, linderte sie die Schmerzen erstaunlich effektiv. Ich empfehle sie auch bei akuter Verstopfung und Hämorrhoiden, wenn jemand Angst vor den Schmerzen hat, die beim Stuhlgang mit der Öffnung des Analmuskels verbunden sein könnten. Die Übung soll die medikamentöse Behandlung der Hämorrhoiden und eine Veränderung der Ernährung nicht ersetzen, sondern ergänzen.

Die Pferdelippentechnik ist auch in anderer Hinsicht sehr hilfreich. Vor kurzem entband ich ein sehr großes Baby – das zweite Kind einer Mutter. Der Muttermund war fast vollständig geöffnet, aber das letzte bisschen Dehnung, das noch fehlte, war fast zu viel für sie. Sie wusste nicht, ob sie es »schaffen« würde. Da kam ihr zweijähriger Sohn ins Schlafzimmer und wollte seine Mutter sehen. Ich ermutigte sie weiter, indem ich ihr sagte, sie wäre fast bereit zu pressen, sie könne sicher noch ein bisschen weitermachen und ich wüsste genau, wie schwer das für sie sei. Dann machte ich ihr das Schnauben vor und erklärte ihr, dadurch würde sich ihr Muttermund entspannen und noch mehr dehnen. Ihr Sohn machte es sofort nach. Dabei sah er so niedlich aus, dass sie ihn anlächelte und ganz vergaß, wie mutlos sie eigentlich war. Der Junge freute sich wiederum, dass seine Mutter ihn anlächelte, und schnaubte weiter. Seine Mutter machte mit. Beides – ihr Lächeln und das Schnauben – trug dazu bei, dass sich ihr Muttermund innerhalb von wenigen Minuten noch weiter dehnte. Bald darauf wurde ihre 4700 Gramm schwere Tochter geboren.

Um zu erfahren, wie Körper und Psyche aufeinander einwirken, muss man das Gesetz des Schließmuskels verstehen. Weil Vertrauen ein so wertvolles und großartiges Gefühl ist, müssen Schwangere von Menschen betreut werden, denen sie vertrauen. Liebe ist ebenso heilsam und stärkend. Vertrauen und Liebe tragen zur Entspannung bei. Ich glaube, die besten Hebammen sind diejenigen, die den Frauen, die sie betreuen, mit Zuneigung und Herzlichkeit begegnen. Das bedeutet, dass sie die Frauen nicht kritisieren oder sie auf ihre Fehler hinweisen. Stattdessen erkennen sie sie so an, wie sie sind. Wenn die Mutter ihre Hebamme oder ihren Geburtshelfer in gleicher Weise sympathisch findet und ihr oder ihm vertraut, fällt es ihr in Gegenwart dieser Person viel leichter, ihren Analbereich zu entspannen. Das Gefühl der Sicherheit macht die Wehen und die Geburt nicht nur effizienter, sondern auch wesentlich weniger schmerzhaft.

Einmal machte ich einen Witz, der eine gute Wirkung hatte. Eine junge Frau bekam ihr erstes Kind. Sie verspürte großen Widerstand gegen den bei den Amish »Pressschmerzen« genannten Wehenschmerz. Aus Erfahrung wusste ich, dass sie daran zweifelte, ob der Kopf des Babys durch ihr Becken passen würde, und deshalb versuchte sie, ihren Damm zu schützen. Ihre Verfassung erinnerte mich an eine Stimmung, in der ich mich als Achtjährige einmal befunden hatte, als ich krank im Bett lag und mir wünschte, ich könne die Welt zu meinen Gunsten verändern (in meinem Fall ging es damals darum, dass ich mir wünschte, meine Mutter könnte für mich aufs Klo gehen, damit ich nicht aufstehen musste).

»In solchen Momenten neigt man dazu, die Natur für nicht vollkommen zu halten«, sagte ich. »Die Knochen von Babys könnten sich zum Beispiel erst nach der Geburt bilden, statt vorher. Dann könnte man sein Baby ganz einfach aus sich herausdrücken.«

Als ich das sagte, wurde ihre Miene etwas heiterer. Aber die Logik erforderte, dass ich hinzufügte: »Aber dann müsstest du dein Baby erst eine Weile in einer Schüssel mit dir herumtragen, damit sich seine Knochen ausbilden können.« Bei dieser Vorstellung musste sie lachen. Bei der nächsten Presswehe konnte sie den Schmerz ertragen und mitpressen und sie brachte ihr Baby kurz darauf zur Welt.

Eine der Geburten, die wir in den 1980er-Jahren auf der Farm begleiteten, stellte eine besondere Herausforderung für mich dar. Sechs Jahre zuvor hatte die Frau (die ich hier Sara nennen möchte) bei uns ein 2800 Gramm schweres Mädchen geboren, eine unserer seltenen Zangenentbindungen. Bei den Wehen war ich selbst nicht dabei, aber meine Kolleginnen berichteten mir, dass sie sehr lange gedauert hätten. Nach einigen Stunden war Sara zu erschöpft zum Pressen.

Einen Monat vor dem Geburtstermin ihres zweiten Babys kam Sara wieder auf die Farm. Als ich ihren Bauch abtastete, konnte ich mit Sicherheit sagen, dass dieses Baby bereits jetzt mehr als 2800 Gramm wog. Wenn sie es nach den normalen vierzig Wochen bekäme, hätte es bis dahin sicherlich an die 3600 Gramm. Daher musste ich feststellen, ob Saras Becken irgendwelche enge Stellen hatte. Mit zwei anderen Kolleginnen untersuchte ich sie, und wir kamen alle drei zu dem Ergebnis, dass ihr Becken groß genug für eine vaginale Geburt eines Babys von dieser Größe war. Wir konnten nicht herausfinden, was das Problem bei ihrer Erstgeburt gewesen war. Sara erinnerte sich daran, dass sie keinen Drang zu pressen verspürt hatte, und glaubte, dass das Pressen ohne den dafür nötigen Drang sie zu sehr erschöpft hatte.

Als dieses Mal ihre Wehen einsetzten, hätte sie in keiner besseren Verfassung sein können. Sie war dankbar für die Wehen und konnte jede Kontraktion annehmen und mit ihr gehen. In den Pausen zwischen den

Wehen unterhielt sie sich mit ihrem Mann Mark (der auf dem Bett hinter ihr saß) und den Hebammen. Mark ist ein richtiger Hüne, und Sara genoss es sichtlich, sich an ihn zu lehnen. Eine der Hebammen bemerkte, wie gut sie darin offenbar zusammenpassten.

»Es tut mir so gut, mich an ihn zu lehnen«, bestätigte Sara. »Bei der Geburt von Candace lehnte ich auch so an seiner Brust. Tatsächlich ließ ich ihn die ganzen vierzehn Stunden lang nicht weggehen.«

»Stimmt«, sagte Mark. »Ich musste es zwölf Stunden lang aushalten, nicht aufs Klo gehen zu können!«

Wir vier Hebammen sahen uns an und dachten alle dasselbe: Wenn Sara sich gegen diesen kräftigen Mann gelehnt hatte, der nicht entspannt war, hatte sie sich selbst nicht optimal entspannen können. Diese Tatsache würde die Öffnung des Muttermunds behindern. Eines war jetzt klar: Bei dieser Geburt würde niemand sitzen bleiben, wenn er eigentlich auf die Toilette musste. Wir machten noch eine Menge Scherze über die Geschichte.

Das zweite Kind von Sara und Mark wog fast 3600 Gramm. Das kleine Mädchen wurde von ihrer Mutter aus eigener Kraft herausgeschoben und brauchte die stählerne Geburtszange nicht zu spüren.

Unsere Schließmuskeln funktionieren dann am besten, wenn wir verstehen, wie wir unsere Gedanken auf die Bedürfnisse unseres Analbereichs einstimmen können. Ich sage oftmals, dass unsere untere Körperhälfte am besten funktioniert, wenn die obere Hälfte – unser Geist – entweder dankbar für die Aktivitäten des Analbereichs ist oder sich über seine »Mucken« lustig macht. Es ist erstaunlich, wie viel besser unser Po funktioniert, wenn wir mit Humor und Zuneigung anstatt mit Ekel und Ablehnung oder, was am schlimmsten ist, voller Scham an ihn denken. Gott weiß, warum wir unserem Po nicht den Rücken zukehren können.

# Kapitel 5
## *Was Sie über Schwangerenvorsorge wissen sollten*

### Zwei Modelle der Schwangerenvorsorge

Die Geburtsgeschichten und die vorangegangenen Kapitel haben Ihnen einige grundlegende Informationen über die wunderbaren Fähigkeiten des weiblichen Körpers geliefert sowie über die Atmosphäre, in der die Wehen am besten vorangehen, und darüber, welche Faktoren sie umgekehrt beeinträchtigen. Dieses Kapitel will Ihnen nun einen Überblick über die Schwangerenvorsorge in der westlichen Welt verschaffen und Ihnen einige Auswahlkriterien für die richtigen Geburtshelfer und -begleiter aufzeigen.

Sowohl in den USA als auch in vielen anderen Ländern gibt es zwei verschiedene Einstellungen zur Schwangerschaft. Aus diesen sehr unterschiedlichen Vorstellungen vom Körper der Frau und der Bedeutung der Geburt haben sich zwei Modelle der Schwangerenvorsorge entwickelt: das Hebammen- oder humanistische Vorsorgemodell und die technologisch-schulmedizinische Mutterschaftshilfe.

Die Soziologin Barbara Katz Rothman hat als Erste die Unterschiede zwischen diesen beiden Modellen herausgearbeitet.[1] Sie wies darauf hin, dass das Hebammen-Modell frauenorientiert ist. Darin wird die Geburt als etwas betrachtet, das Frauen tun, nicht als etwas, das mit ihnen geschieht. In dem uralten Kreislauf, in dem das Leben wieder neues Leben hervorbringt, ist die Leben gebärende Frau der Mittelpunkt. Das Hebammen-Modell erkennt die grundlegende Einheit von Körper, Geist und Seele an und die weibliche Kraft in der Erschaffung neuen Lebens. Schwangerschaft und Geburt werden als naturgemäß gesunde Vorgänge und Mutter und Baby als untrennbare Einheit betrachtet. In diesem Konzept haben die Gefühle der Frau einen tatsächlichen Einfluss auf das Wohlbefinden des Babys. Wenn die emotionalen Bedürfnisse der Frau befriedigt sind, besteht ein geringeres Risiko für das Baby. In Wirklichkeit ist es so, dass das Baby gar keine andere Wahl hat, als die Gefühle der Mutter mitzuerleben.

Die Termine bei der Schwangerenvorsorge nach dem Hebammen-Modell dauern viel länger, da sie der Frau die Möglichkeit geben, viel mehr Fragen zu erörtern als im schulmedizinischen Modell. Das Hebammen-Modell erkennt die Wichtigkeit einer gesunden Ernährung während der Schwangerschaft als die beste Vorbeugung vor den häufigsten Schwangerschaftskomplikationen an. Es betont die Bedeutung der Betreuung und Ermutigung durch die Geburtshelfer während der Wehen, um die technologischen Eingriffe während des Geburtsvorgangs so gering wie möglich zu halten. Es erlegt den physiologischen Prozessen keine künstlichen, zeitlichen Begrenzungen auf.

Fundierte Forschungsergebnisse belegen, dass bei der Anwendung des Hebammen-Modells der Schwangerenvorsorge zwischen 85 und 95 % der gesunden Frauen eine normale Spontangeburt ohne chirurgische oder instrumentelle Eingriffe wie die Geburtszange oder Saugglocke erleben. Wir finden auch die medikamentöse Intervention unangemessen, außer wenn sie wirklich notwendig ist. Die Wehen folgen ihrem eigenen Rhythmus, sodass wir nicht erwarten, dass sie innerhalb einer bestimmten Frist zur Geburt führen. Sie können einsetzen und wieder aufhören, in kürzeren oder längeren Abständen kommen und sind deshalb trotzdem noch völlig normal. Die Gebärende darf herumlaufen, trinken, essen und mit ihrem Partner zärtlich sein (wenn ihre Wehen dadurch am besten angeregt werden).

All diese Aktivitäten bringen die Wehen voran. Natürlich erkennen wir an, dass medizinische Hilfe in Ausnahmefällen nötig ist und dann auch geleistet werden sollte. Gleichzeitig behaupten wir, dass medizinische

Eingriffe schädlich sein können, wenn sie aus reiner Gewohnheit oder Profitgier gemacht werden.

Das Hebammen-Vorsorgemodell basiert auf der Tatsache, dass die Schwangerschaft und die Geburt völlig normale Ereignisse im Leben sind. Zu dieser Vorsorge gehören: die Berücksichtigung des körperlichen und psychischen Wohlergehens und der sozialen Umstände der Schwangeren; eine individuelle Schwangerenberatung und Geburtsvorbereitung; die ständige Anwesenheit und Mithilfe der Hebamme während der Wehen und der Entbindung sowie die Nachsorge; die Vermeidung technologischer Eingriffe und die Diagnosestellung und Überweisung der Frauen, die ärztliche Geburtshilfe brauchen. Die Anwendung dieser frauenzentrierten Hebammenhilfe hat die Rate der Verletzungen, Geburtstraumata und Kaiserschnittentbindungen nachweislich gesenkt (© The Midwifery Task Force).

Das schulmedizinische, technologische Schwangerenvorsorgemodell ist im Vergleich zur Hebammenhilfe relativ neu. Es existiert erst seit zweihundert Jahren. Dieses von Männern erfundene Konzept wurde von der industriellen Revolution hervorgebracht. Wie die Anthropologin Robbie Davis-Floyd[2,3] detailliert schildert, geht man in der modernen Schwangerenvorsorge davon aus, der menschliche Körper sei eine Maschine und insbesondere der weibliche Körper habe viele Mängel und Defekte. Die Schwangerschaft und die Wehen werden als Krankheit betrachtet, die mit Medikamenten und medizinischen Apparaten behandelt werden müssen, damit die Mutter oder das Baby keinen Schaden nimmt. Innerhalb dieser Form der Geburtsvorbereitung halten die Geburtshelfer die medizinische Intervention bei jeder Geburt für notwendig. Eine Geburt ist nur im Rückblick ungefährlich. In der Vorstellung dieses Konzepts muss die Geburt innerhalb von 24 Stunden nach dem Einsetzen der Wehen stattfinden.

Die medizinisch-technologische Schwangerenvorsorge betrachtet den Körper und die Psyche als voneinander unabhängig. Daher legt man auf das emotionale Klima nur Wert, solange es um die Werbung für die eigene Dienstleistung geht. Wo diese Vorstellung herrscht, liegen die Gebärenden gewöhnlich während der Wehen im Bett, während sie an ein CTG angeschlossen sind, eine Kanüle gelegt bekommen haben und ihre Wehen apparativ überwacht werden. Gewöhnlich dürfen sie nichts essen oder trinken.

Der Wehenschmerz gilt als unerträglich, weshalb Schmerz- und Betäubungsmittel eingesetzt werden. Dammschnitte (der chirurgische Einschnitt, um die Vagina zu erweitern) sind eine Routinemaßnahme in der Annahme, eine Geburt bei intaktem Damm sei unmöglich oder, wenn sie möglich wäre, würde sie der Mutter oder dem Baby schaden. Die Frau spielt bei der Geburt nicht die Hauptrolle, sondern wird zur Passivität – ja beinahe zur völligen Untätigkeit – verdammt, was die Austreibung des Babys in die Welt blockiert. Nach dieser schulmedizinischen Auffassung werden alle Frauen gleich behandelt. Ihre individuellen Unterschiede sind kaum von Bedeutung.

Das technologisch-schulmedizinische Vorsorgemodell wird in Nordamerika seit hundert Jahren überwiegend praktiziert. Seit ungefähr 1920 waren die USA und Kanada die ersten Länder in der Menschheitsgeschichte, die eine Schwangerenvorsorge durch Hebammen abschafften. Doch nur ein paar Jahrzehnte später mussten sie feststellen, dass die Frauen dennoch von Hebammen betreut werden wollten. Einige Frauen (wie meine Kolleginnen und ich) mussten die Hebammenhilfe praktisch neu erfinden. Viele Menschen haben das gemeinsame Ziel, den Berufsstand der Hebammen wieder zu etablieren und dadurch zu gewährleisten, dass es in nicht allzu ferner Zukunft wieder genug Hebammen gibt, um jeder Frau, die dies möchte, eine Hebamme zur Verfügung stellen zu können.

In den USA und Kanada ist die Tätigkeit der Hebammen legal, wie in vielen anderen Ländern auch – dennoch leisten in den beiden Ländern Hebammen bei weniger als 10 % der Geburten Hilfe. Dieser Prozentsatz liegt weit unter dem Durchschnitt anderer Länder in Westeuropa und der restlichen Welt, wo die große Mehrheit aller Geburten von Hebammen begleitet wird. Mehr als 70 % aller Babys werden in den Ländern mit den niedrigsten Sterblichkeitsraten von Müttern und Neugeborenen ausschließlich von Hebammen entbunden – ohne die Anwesenheit eines Arztes im Kreißsaal. In Deutschland ist die Anwesenheit einer Hebamme bei jeder Geburt gesetzlich verankert – sogar in den Fällen, wo ein ärztlicher Geburtshelfer einen Kaiserschnitt oder eine Instrumentengeburt vornehmen muss.

Es ist nicht immer so einfach, wie Sie vielleicht glauben, zwischen diesen beiden Vorsorgemodellen zu unterscheiden. Das liegt vor allem daran, dass beide Konzepte ein breites Spektrum verschiedener Methoden umfassen. Obwohl beispielsweise die meisten Ärzte das technologisch-schulmedizinische Modell praktizieren, arbeiten manche ärztlichen Geburtshelfer nach dem Hebammenkonzept und stellen Hebammen an (oder werden von Hebammen hinzugezogen). Man erkennt sie daran, dass sie kaum medizinisch eingreifen, was sich beispielsweise an einer niedrigen Kaiserschnitt- oder Instrumentengeburtenrate zeigt, und an dem Maß an Freiheit, das sie der Gebärenden lassen, ihre Wehen je nach ihren individuellen Bedürfnissen zu durchleben.

Umgekehrt erwarten Sie jetzt vielleicht, dass alle Hebammen sich am Hebammen-Vorsorgemodell orientieren. Doch in Wirklichkeit verhält es sich manchmal anders. Viele Hebammen sind in Kliniken angestellt, wo das technologisch-schulmedizinische Konzept immer noch die Regel ist. Die Hebammen sollen diese Einrichtungen für die Frauen attraktiv machen, die Hebammenhilfe wünschen. Tatsächlich stehen diese Hebammen aber ständig unter dem Druck, innerhalb des schulmedizinischen Systems arbeiten zu müssen. Sie dürfen sich daher nicht mit der oberflächlichen Beantwortung Ihrer Fragen zufrieden geben, sondern müssen nachforschen, um herauszufinden, ob sich die Schwangerenvorsorge eher am Hebammen- oder am schulmedizinischen Modell orientiert.

Sprechen Sie am besten mit anderen Frauen, die in der Einrichtung entbunden haben, die für Sie in Betracht kommt. Die »Zehn Schritte zur mütterfreundlichen Schwangerenvorsorge und Geburtshilfe« im Anhang können Ihnen dabei ebenfalls behilflich sein.

## Wenn Sie sich für eine Geburt außerhalb des Krankenhauses entscheiden

Wenn Sie sich für eine Hausgeburt oder Entbindung in einem Geburtshaus entscheiden, sollten Sie daran denken, dass sich dennoch die Notwendigkeit ergeben könnte, in ein Krankenhaus wechseln zu müssen. Wir können uns informieren und auf die Reise der Geburt vorbereiten, was aber nicht bedeutet, dass wir ihren Verlauf kontrollieren können. Daher empfehle ich, mit Ihrer Hebamme zu besprechen, welche Klinik Sie bevorzugen würden. Machen Sie dort am besten einen Besuch auf der Entbindungsstation. Vielleicht möchten Sie in der Schwangerschaft nicht über diese Möglichkeit nachdenken, die nicht Ihrem Ideal entspricht, doch es ist besser, dies jetzt zu tun als während der Wehen. So können Sie diese Situation am besten Ihrer Idealvorstellung annähern. Vermeiden Sie die Angst vor der selbsterfüllenden Prophezeiung – dass sich die Gefahr eines Kaiserschnitts erhöht, wenn Sie diese Möglichkeit in Betracht ziehen. Es könnte sein, dass er notwendig wird. Wenn Sie dies erst einmal akzeptiert haben, können Sie sich in der restlichen Schwangerschaft so positiv wie möglich auf die Wehen, die Geburt und den Beginn Ihrer Mutterschaft vorbereiten. In Kapitel 10 finden Sie Informationen darüber, wann medizinische Hilfe notwendig ist und welche Situationen einen Kaiserschnitt oder eine Instrumentengeburt erforderlich machen können.

## Die unterschätzte Bedeutung gesunder Ernährung

Der größte Unterschied zwischen den beiden zuvor beschriebenen Schwangerenvorsorgemodellen besteht hinsichtlich der Bedeutung, die der Ernährung während der Schwangerschaft beigemessen wird. Das Hebammen-Konzept für eine natürliche Geburt geht davon aus, dass eine gesunde Ernährung zu den wichtigsten Faktoren während der Schwangerschaft zählt, um gesund zu bleiben und Komplikationen vorzubeugen.

Die bestmögliche Vorsorge für Sie und Ihr Baby besteht darin, gesund zu essen und zu trinken. Die Spätgestose (auch Präeklampsie, Eklampsie oder HELLP-Syndrom) ist eine der häufigsten und oft tödlichen Krankheiten, die in der Schwangerschaft auftreten können. Sie kann durch eine gesunde Ernährung und Stressverminderung weitgehend verhindert werden. Die richtige Nahrung beugt auch Anämien und Infektionen sowohl bei der Mutter als auch beim Baby vor. Hypertonie, Proteinurie (Protein im Urin) und Ödeme, die stärker sind als die normalen Schwellungen während der Schwangerschaft, sind Symptome der Spätgestose.

Die schwerste Form dieser Erkrankung führt zur Ablösung der Plazenta (die Plazenta löst sich vorzeitig von der Gebärmutterwand, wodurch das Baby in Lebensgefahr kommt), es treten Krampfanfälle auf und Mutter und Baby sind in Lebensgefahr. In den Vereinigten Staaten erkranken zwischen 14 und 20 % der Erstgebärenden an einer Spätgestose sowie 6 bis 7 % der Frauen, die bereits Kinder geboren haben.

Unsere Erfahrungen auf der Farm stützen die Meinung, dass die meisten Spätgestosefälle mit einer gesunden Ernährung verhindert werden können. Laut einer von uns veröffentlichten Studie über den Schwangerschaftsverlauf und die Ernährungsweise während der Schwangerschaft von 775 Frauen aus der Farm-Gemeinschaft erkrankte nur eine Frau an Präeklampsie (0,1 %). Die Erkrankung war leicht und sie gebar ihre Kinder alle vaginal.[4] In unserer Gemeinschaft ernähren sich die Frauen vegetarisch mit einem hohen Proteinanteil (aus Eiweißlieferanten wie Soja-Produkten, verschiedenen Bohnen und Nüssen), darunter viel Gemüse,

Vollkornprodukte und Wasser als hauptsächliches Getränk. Wir verbieten die Verwendung von Salz während der Schwangerschaft nicht. Frauen, die von uns betreut werden, dürfen ihr Essen ganz nach ihrem Geschmack salzen. Einige Studien an verschiedenen Einrichtungen untermauern die Vorteile einer gesunden Ernährung während der Schwangerschaft und weisen nach, welche Rolle die richtige Ernährung bei der Vermeidung der Schwangerschaftsgestose spielt.[5, 6, 7, 8, 9]

Diese Information ist sicherlich eine gute Nachricht für Sie. Weniger gut ist, dass in der schulmedizinischen Schwangerenvorsorge kein Zusammenhang zwischen schlechter Ernährung und Spätgestosen gesehen wird. Man nimmt an, dass sich das Baby von der Mutter holt, was es braucht, egal, was sie isst oder trinkt, und ungeachtet dessen, wie minderwertig die Nahrung ist. Einer der Hauptgründe, warum Geburtsmediziner den Zusammenhang von Gesundheit und guter Ernährung nicht kennen, liegt darin, dass die Ernährung kein Bestandteil ihrer theoretischen und praktischen Ausbildung ist. Stattdessen lernen sie, dass die Ursache der Spätgestose unbekannt sei und es keine Vorbeugungsmöglichkeit gäbe.

In den vergangenen zwei Jahrhunderten haben die Geburtsmediziner unterschiedlich auf die Spätgestose reagiert. Während des 19. Jahrhunderts behandelten die Ärzte die Schwangeren mit Aderlass.[10] In der Zeit von 1930 bis 1940 empfahlen sie salzlose Fastenkuren während der Schwangerschaft. Während der 1960er- und 1970er-Jahre verschrieben sie starke Diuretika (harntreibende Mittel), damit die Frauen während der Schwangerschaft nicht mehr als ungefähr 10 Kilo an Gewicht zunahmen. Bei meiner ersten Schwangerschaft war mein Arzt besonders streng. Ich sollte nicht mehr als fünf bis sieben Kilo zunehmen und Diuretika nehmen. Heute werden diese Mittel nicht mehr verordnet, doch viele Ärzte verbieten die Salzzufuhr, wenn die Schwangere einen hohen Blutdruck hat, egal, ob dieser Umstand auf eine Spätgestose oder eine der zahlreichen anderen Ursachen zurückzuführen ist.

Das technologisch-schulmedizinische Schwangerenvorsorgemodell »behandelt« Gestosen gerne mit einer vorgezogenen Geburt, entweder durch eingeleitete Wehen oder einen geplanten Kaiserschnitt und die Verordnung von Magnesiumsulfat, Valium (Diazepam) oder Kalzium.

Der amerikanische praktische Arzt und Autor des Buches *Metabolic Toxemia of Late Pregnancy*, Tom Brewer, hat sich ganz der Erforschung der Ursachen der Spätgestose gewidmet. Er berät Schwangere und Geburtshelfer über Vorbeugungsmöglichkeiten. Zwischen 1963 und 1976 leitete er ein Schwangerschaftsvorsorgeprojekt in Contra Costa County in Kalifornien mit mehr als siebentausend Müttern aus den untersten Einkommensschichten im Bezirk San Francisco Bay. Diese Frauen hatten ein besonders hohes Risiko, an einer Spätgestose zu erkranken oder Babys mit einem niedrigen Geburtsgewicht zur Welt zu bringen. In vergleichbaren Bevölkerungsschichten lag die Spätgestoserate in diesem Zeitraum zwischen 20 und 35 %.[11]

Doch bei den Frauen im Contra-Costa-County-Projekt war das aufgrund der umfassenden Ernährungsberatung der Schwangeren durch Dr. Brewer ganz anders. Hier lag die Spätgestoserate bei nur 0,5 %, und es gab keine Fälle von Eklampsie.[12] Die Veröffentlichung dieser Studie überzeugte viele Hebammen, aber nur wenige Ärzte und medizinische Forscher, angeblich, weil die Studie nicht auf der Randomisierung basierte. Diese Forschungsmethode, bei der nach dem Zufallsverfahren Frauen ausgewählt werden, um die Risikofaktoren der einzelnen Patienten auf die Behandlungs- und Kontrollgruppe gleichmäßig zu verteilen, soll systematische Fehler oder Einflüsse ausschließen. Will man diese Methode auf die These anwenden, dass eine gesunde Ernährungsweise in den meisten Fällen eine Spätgestose verhindert, besteht das Problem darin, dass eine Gruppe von Schwangeren sich freiwillig schlecht ernähren oder hungern müsste, damit ein Vergleich mit den gut ernährten Frauen möglich ist. Leider werden medikamentöse und invasive Behandlungsmethoden von ärztlichen Geburtshelfern in unserer modernen Welt der High-Tech-Medizin oftmals gründlicher erforscht und schneller akzeptiert als vorbeugende Maßnahmen.

Jeder Gärtner weiß, dass er den Boden düngen muss, wenn gesunde Pflanzen darauf gedeihen sollen. Sie müssen die Pflanzen richtig bewässern, besonders wenn die Samen keimen und die Saat aufgeht, die vorher in einem nährstoffreichen Boden ausgesät werden sollte. Warum sollte die Ernährung bei der Entwicklung menschlicher Nachkommen im Mutterleib weniger wichtig sein als bei jungen Pflanzen? Ich bin sicher, dass das nicht so ist. Bauern und Tierärzte wissen, dass trächtige Tiere gut gefüttert werden müssen und genug Wasser und Salz brauchen, damit ihre Jungen die größte Überlebenschance haben. Es ergibt keinen Sinn, dass die Nachkommen der menschlichen Rasse als einzige die Fähigkeit besitzen sollen, Nährstoffe aus dem Körper ihrer Mutter zu beziehen, die diese gar nicht zu sich genommen hat.

Ich kenne auch keinen Zoo, in dem die trächtigen Weibchen »Junk Food« erhalten und man dann erwartet, dass sie kerngesunde Junge zur Welt bringen. Der gesunde Menschenverstand sagt uns, dass man gut daran tut, sich gesund zu ernähren. Selbst wenn es keinen Einfluss darauf hat, ob man an einer Spätgestose erkrankt oder nicht, was haben wir zu verlieren, wenn wir gute Nahrung zu uns nehmen?

Daher rate ich Ihnen: Ernähren Sie sich gesund. Das bedeutet, Sie sollten richtige Nahrung essen – keine Ersatzstoffe wie künstliche Nahrungsergänzungsmittel oder irgendetwas, das nicht auf natürliche Weise produziert worden ist. Lesen Sie die Packungsbeilagen und Deklarationen. Das Gleiche gilt für das, was Sie trinken. Wenn Sie gerne kohlensäurehaltige, gesüßte Getränke mögen, sollten Sie während der Schwangerschaft und Stillzeit darauf verzichten.

Stellen Sie sicher, dass Sie genug Eiweiß zu sich nehmen, indem Sie täglich ungefähr 50 bis 75 Gramm proteinreiche Nahrung essen wie Milchprodukte, Erbsen oder Bohnen (Hülsenfrüchte), Nüsse oder Fleisch. Trinken Sie, soviel Sie wollen, und salzen Sie Ihr Essen nach Belieben. Essen Sie dunkles Blattgemüse wie Spinat, Kohl oder Mangold und gelbe Rüben oder Süßkartoffeln, da sie einen hohen Gehalt an Vitaminen haben, die Sie während der Schwangerschaft brauchen.

## Sportliche Betätigung in der Schwangerschaft

Ich halte angemessenen Sport in der Schwangerschaft für ebenso wichtig wie eine gute Ernährung. Laufen, Treppensteigen und Kniebeugen sind gute körperliche Betätigungen. Ich empfehle, dass Sie Kniebeugen in Ihre Morgengymnastik aufnehmen. Beginnen Sie mit zehn Kniebeugen und steigern Sie Ihr Pensum nach und nach. Dreihundert Kniebeugen pro Tag wären nicht zu viel. Ich habe festgestellt, dass sich bei Erstgebärenden über dreißig die Wehen verkürzen, seitdem ich angefangen habe, ihnen die Vorteile von Kniebeugen nahezubringen.

Ebenso empfehlenswert ist Schwangerschafts-Yoga sowie alle Arten von Tanz, die mit Beckenkreisen und Hüftschwüngen verbunden sind. Eine gute Körperhaltung und körperliche Bewegung vermindern das Risiko von ungünstigen Geburtslagen des Babys in den letzten Schwangerschaftswochen.

## Wie Sie Ihr Baby während der Schwangerschaft gut »ausrichten«

In diesem Abschnitt werden die weniger vorteilhaften Geburtslagen behandelt, die ein Baby in den letzten Schwangerschaftswochen einnehmen kann: wie sie sich darstellen, wie sie erkannt werden können, unter welchen Bedingungen es weniger wahrscheinlich überhaupt erst dazu kommt sowie wie diese Babys dazu gebracht warden können, vor Geburtsbeginn (oder sogar währenddessen) eine günstigere Position einzunehmen.

Gute Körperhaltungen, die Sie in den letzten Schwangerschaftsmonaten und besonders in den letzten vier Wochen vor der Geburt einnehmen, sind die beste Unterstützung für eine günstige Einstellung Ihres Babys in den Wehen und bei der Geburt. Dies gilt insbesondere für die letzten vier Wochen einer Schwangerschaft.

Der kleinste Kopfumfang findet den Weg des geringsten Widerstands durch das mütterliche Becken: Das gilt für die dorsoanteriore, also vordere (= Rücken vorne) Hinterhauptseinstellung (vHHE), bei der das Kinn des Babys zur Brust gebeugt ist, während es nach hinten blickt, ebenso wie für die I. und II. Schädellage (SL), je nach Stellung des kindlichen Rückens auf der linken (I.) oder rechten (II.) Seite der Mutter. In beiden Fällen hat sich der kindliche Kopf bereits vor Geburtsbeginn im Becken ausgerichtet und dreht sich in die optimale Position, während er durch die Wehenkraft tiefer tritt. Während der letzten Schwangerschaftswochen drückt der Kopf auf den Gebärmutterhals, wodurch dieser bereits vor dem Einsetzen der Wehen weich und elastisch wird. Dieser Vorgang ist erschwert, wenn das Baby in einer dorsoposterioren, hinteren (= Rücken hinten) Stellung (hHHE) liegt, wenn also das Hinterhaupt zum Rücken der Mutter zeigt.

Wenn Ihr Becken nach vorne gekippt ist, hat der Kopf des Babys mehr Platz, um ins Becken einzutreten, als beim gemütlichen Sitzen auf dem Sofa oder im Auto, bei dem das Becken nach hinten gekippt ist. Was uns in der Schwangerschaft angenehmer erscheint, erweist sich als weniger angenehm während der Geburt. Nutzen Sie daher das ganze Bewegungsspektrum, das Sie schon als Kleinkind genutzt haben, anstatt nur auf der Couch zu hocken, weil es einfacher zu sein scheint. Üben Sie, wieder in die Hocke zu gehen, doch nicht so tief wie ein Kind. Beugen Sie die Knie, so weit es Ihr Körper zulässt, solange ihre Knie noch tiefer als Ihre Hüfte bleiben. Dann stehen Sie wieder auf. Wenn nötig, schieben Sie sich einen niedrigen Hocker unter das Gesäß.

### Die Kindslage in der Schwangerschaft erkennen

Im deutschen Sprachraum wird die Kindslage im Mutterleib während der Schwangerschaft in die Schädellage (SL), Beckenend- oder Steißlage (BEL) und Querlage (QL) unterteilt. Die sogenannte erste und zweite Schädellage bedeutet, dass der Rücken des Kindes zur linken bzw. rechten Seite der Mutter zeigt. Für eine vaginale Geburt spielt dies keine Rolle.

Bei der vorderen Hinterhauptseinstellung (vHHE) weist das Hinterhaupt des Babys beim Austreten aus dem Geburtskanal zum Schambein der Mutter; das Baby schaut quasi nach hinten. Bei der hinteren Hinterhauptseinstellung zeigt das Hinterhaupt des Babys zum Steißbein der Mutter. Bei der Geburt blickt das Baby nach vorne, weshalb es »Sterngucker« genannt wird (Einf. d. Übers.). Die Form des Bauches einer Mutter, deren Baby in dorsoanteriorer, erster oder zweiter Schädellage liegt, unterscheidet sich von der Bauchform einer Mutter, deren Baby in dorsoposteriorer Schädellage liegt.

Bei einer dorsoposterioren Schädellage bildet der Bauch der Mutter an der höchsten Stelle eine Art Plateau, wenn sie auf dem Rücken liegt. Ihr Bauch wird ein wenig konkav (weil die Arme und Beine des Babys vorne liegen und nicht die lange, glatte Kontur seines Rückens). Im Profil zeigt der Bauch der Mutter zwischen Hüfte und Nabel flachere Konturen als bei einer Mutter mit einer dorsoanterioren Schädellage, bei der der Bauch keine leichte konkave Einbuchtung im Nabelbereich hat.

Bei einem Baby in einer dorsoposterioren Schädellage lassen sich die Arme und Beine des Babys oftmals ertasten, wenn sie sich im Mutterleib unterhalb des Nabels bewegen, während die Mutter auf dem Rücken liegt. Manche Mütter können sie selbst ertasten. Falls es Ihnen gelingt, verkürzen Sie womöglich die Geburtsdauer, wenn Sie Ihr Kleines dazu motivieren, sich in die dorsoanteriore, I. oder II. Schädellage zu rollen, sodass sein Rücken seitwärts oder vorne liegt.

Wenn Sie sich in einer Sitzposition, in der Ihre Knie tiefer als Ihre Hüfte stehen, vor- und zurückwiegen, machen Sie es Ihrem Baby leichter, den Rücken nach vorne zu drehen. Gehen Sie in die Hocke, wenn Sie etwas vom Boden aufheben, anstatt sich vorzubeugen. Sie schonen Ihre Rückenmuskulatur, wenn Sie sich diese gute Haltung in der Schwangerschaft angewöhnen. Beim Fernsehen könnten Sie sich auf den Boden knien oder sich über einen Sitzsack legen. Dies sind zwei gute Haltungen für eine günstige Kindslage oder um die Wahrscheinlichkeit zu erhöhen, dass sich das Kind aus einer dorsoposterioren Schädellage dreht. (Keine Sorge, das Kind wird nicht dazu verleitet, sich in eine ungünstige Position zu drehen.) Auch das aufrechte Sitzen auf einem Stuhl ist eine hervorragende Haltung.

Wenn Babys aus einer dorsoposterioren Schädellage in den Geburtskanal gleiten, halten sie ihren Kopf dabei gestreckt (und nicht mit dem Kinn zur Brust geneigt), weshalb sie sich schwerer unter dem Schambein hindurchschieben können. Wenn Ihr Baby sich in der dorsoposterioren Schädellage befindet, schlafen Sie am besten auf der Seite und winkeln das obere Bein so an, dass das Knie zur Matratze zeigt. Die Schwerkraft wird das Baby ganz natürlich dazu bringen, sich in die günstigste Position zu drehen.

Nachfolgend finden Sie einige Übungen, die es Ihrem Baby erleichtern, sich zu drehen, sodass es zu Ihrer Flanke oder Ihrem Rücken schaut:

Setzen Sie sich mit dem Gesäß an den vorderen Rand eines Schaukelstuhls, sodass Ihre Oberschenkel nicht mehr aufliegen. Ihre Knie sollten tiefer als Ihre Hüfte sein. Schaukeln Sie in dieser Haltung einige Male vor und zurück.

Krabbeln Sie häufig auf dem Boden. Täglich praktiziert, drehen sich viele Babys aus der dorsoposterioren Schädellage um 90 Grad. Günstig ist auch eine kniende Haltung auf dem Boden, während Ihre Hände auf einem Polster vor Ihnen ruhen.

Wenn Sie sicher sind, dass Ihr Baby sich in einer hinteren oder dorsoposterioren Schädellage befindet, können Sie auch auf dem Boden knien und die Ellbogen und den Oberkörper auf dem Boden ablegen. Jede Haltung mit dem Bauch nach unten (fast wie eine »Hängematte« für das Baby) oder nach unten weisenden Knien (was dem Baby mehr Raum verschafft, um sich zu drehen), verhilft ihm dazu, eine günstige Geburtslage zu finden (vHHE oder SL).

Vermeiden Sie Sessel oder Sofas, auf denen Sie sich zurücklehnen. Niedrige Kniebeugen auf einen etwa 30 cm hohen Hocker sind ebenfalls eine gute Idee. Halten Sie Ihre Wirbelsäule senkrecht an der Wand, während Sie daran auf und ab gleiten.

## Pränatale Tests

Ob Sie sich nun einen ärztlichen Geburtshelfer oder eine Hebamme, die nach dem natürlichen Hebammen-Modell arbeitet, suchen, es werden in beiden Fällen bei jeder Vorsorgeuntersuchung bestimmte Tests bei Ihnen gemacht. Ihr Urin wird untersucht und Ihr Blutdruck gemessen. Ihre Gebärmutter wird vermessen und ihre Fußknöchel werden abgetastet. Diese Untersuchungen sind in beiden Modellen gleich wichtig.

In den letzten 25 Jahren wurden jedoch einige optionale pränatale Tests entwickelt. Dazu zählen die Ultraschalldiagnostik, die Chorionbiopsie, die Amniozentese und die Bestimmung des Alpha-Fetoproteins. Zunächst war diese Pränataldiagnostik nur für eine kleine Gruppe von Frauen mit Risikoschwangerschaften gedacht, aber in vielen Praxen sind diese Untersuchungen inzwischen weit verbreitet. Heutzutage gehören sie bei den meisten Frauen zu den Routineuntersuchungen während der Schwangerenvorsorge. Sie werden überwiegend von den Krankenkassen übernommen, was viele Frauen dazu verleitet, sich diesen Tests zu unterziehen. Aber es gibt einen guten Grund, dabei vorsichtig zu sein, besonders wenn Sie gegen einen Schwangerschaftsabbruch sind, ungeachtet dessen, ob Ihr Kind einen Gendefekt aufweist oder nicht. Praktisch keine der Frauen, die in unserem Geburtszentrum auf der Farm entbunden haben, unterzogen sich einer Pränataldiagnostik, ohne dass sie es je bereut hätte.

### Ultraschall

Die Ultraschalldiagnostik tauchte ein paar Jahre nach der Veröffentlichung einer Studie auf, die einen Anstieg der Krebsrate bei Kindern, die im Mutterleib geröntgt worden waren, aufzeigte.[13] Während der 1970er-Jahre wurde die Sonografie bei Ärzten und werdenden Müttern schnell populär. Die Methode wurde von einem schottischen Geburtsmediziner eingeführt, der sich ein industrielles Ultraschallgerät zum Aufspüren von fehlerhaften Stellen in Metallteilen ausgeliehen hatte. Obwohl es wissenschaftlich nicht erwiesen war, ob die Methode schädlich sein könnte, erprobte er das Gerät an schwangeren Frauen. Seit 1980 wurde die Ultraschalldiagnostik in vielen Ländern zur Routine in der Schwangerenvorsorge. In manchen wurde sie sogar von den Steuerzahlern mitfinanziert.

In Anbetracht der breiten Anwendung der Ultraschalldiagnostik ist die Sicherheit dieser Untersuchungsmethode nicht ausreichend erforscht. Kurzfristig wurden keine schädlichen Auswirkungen auf die Kinder festgestellt, die während der Schwangerschaft und der Wehen Ultraschallwellen ausgesetzt waren. Aber um mögliche langfristige Schädigungen nachzuweisen, gibt es die Methode noch nicht lange genug. Das heißt: Wir haben tatsächlich keine Ahnung, welche Langzeitfolgen Ultraschallwellen auf den Fötus haben könnten.[14]

Es ist ein Irrtum, zu glauben, der Ultraschall mache die Schwangerschaft oder die Geburt für alle Frauen sicherer. Zahlreiche breit angelegte Studien versuchten, den Nutzen der Ultraschalldiagnostik zu bewerten, aber bisher hat keine Untersuchung bewiesen, dass der routinemäßige Einsatz des Ultraschalls mehr Vorteile hat, als wenn er nur bei einer entsprechenden medizinischen Indikation verwendet wird. Ultraschall kann nützlich sein, wenn man feststellen will, ob ein Fötus lebt, wie alt er ist (nur in der Frühschwangerschaft), wie viele Babys sich im Mutterleib befinden, wo die Plazenta und wo das Baby liegt. Im Abstand von zwei Wochen kann man anhand von zwei Vergleichsaufnahmen das Wachstum des Babys messen. Ebenso lässt sich das Geschlecht des Kindes mithilfe von Ultraschall bestimmen. Sie sollten jedoch wissen, dass sich der Arzt dabei auch irren kann. Ich kenne einige Fälle, wo das trotz wiederholter Ultraschalluntersuchungen geschah. In einem Fall wurden sogar Zwillinge diagnostiziert, obwohl nur ein Baby vorhanden war. Ich weiß auch von Babys, deren Gewicht um mehr als zwei Kilo von der Gewichtsbestimmung mithilfe des Ultraschalls abwich.

In der schulmedizinischen Schwangerenvorsorge wird die Ultraschalldiagnostik als Routinemaßnahme durchgeführt. Bevor Sie sich dieser Untersuchung unterziehen, sollten Sie sich sinnvollerweise darüber klar werden, ob dies für Ihre Schwangerschaft von Vorteil ist. Wenn Sie sehr früh einen Blick auf Ihr Baby in Ihrem Bauch werfen können, gibt Ihnen das nicht unbedingt mehr Sicherheit oder bereitet Sie besser auf alles vor, was noch kommen wird. Dabei fällt mir meine Cousine ein, die in der zweiten Hälfte ihrer Schwangerschaft sehr betrübt war, weil ihr zweites Kind das gleiche Geschlecht hatte wie ihr erstes. Später konnte sie es zwar genauso annehmen und lieben, aber ein paar Monate lang war sie durch dieses Wissen sehr belastet, was ihr und ihrem Baby nicht guttat.

Wenn Ihr Arzt oder Ihre Hebamme gerne eine Ultraschalluntersuchung machen will und Sie dagegen sind, sollten Sie nachfragen, warum die Diagnostik nötig ist. Soll der genaue Geburtstermin bestimmt werden, können Sie auch auf andere Methoden zurückgreifen (wie das Datum Ihrer letzten Periode oder Temperaturmessungen), um den Zeitpunkt der Konzeption festzustellen. Auf jeden Fall sollten Sie darauf bestehen, dass kein unnötiger routinemäßiger Ultraschall gemacht wird. Kompetente Ärzte können viel lernen, wenn sie die schwangere Frau mit den Händen untersuchen, so wie Hebammen und Geburtshelfer es machten, als es noch keine Ultraschallgeräte gab.

Manche Ärzte benutzen Ultraschall, um das Becken der Mutter zu vermessen. Aus meiner Erfahrung kann ich sagen, dass diese Technologie, deren langfristige Auswirkungen noch nicht erwiesen sind, dazu nicht taugt. Die Hebammen auf der Farm wissen, dass die Beckenmessungen eher eine Kunst als eine Wissenschaft sind – ein Ratespiel und kein exaktes Messsystem. Unserer Meinung nach sollten die Beckenmaße besser mit den Händen bestimmt werden als mithilfe von Ultraschall- oder Röntgenaufnahmen. Ich sage das aus dem Grund, weil wir mehr als 25 Frauen betreut haben, bei denen das Becken nach Ultraschall- oder Röntgenbefund angeblich zu klein für eine normale Geburt war. Mit nur zwei Ausnahmen konnten diese Frauen alle vaginal entbunden werden.

Im Geburtszentrum auf unserer Farm haben wir das Becken und den Umfang des Babys immer mit der Hand anstatt mit irgendwelchen Geräten vermessen. Keine von uns fand es jemals notwendig oder besonders hilfreich, die Fähigkeit einer Frau, ein Baby egal welcher Größe zu gebären, mit einer Röntgen- oder Ultraschallaufnahme vorher zu bestimmen. Unsere Hände können sehr genau feststellen, wie groß das Becken im Verhältnis zu dem Baby ist, das durch es passen muss, genau wie man lernen kann, das Gewicht gefühlsmäßig zu bestimmen.

Ein weiterer Grund, der gegen Ultraschall zur Beckenvermessung spricht, besteht darin, dass sich die Beckenmaße verändern, je nachdem, welche Körperhaltung Sie gerade einnehmen. (Nebenbei gesagt, wissen das die meisten Ärzte nicht.) Eine der größten Schwachstellen der Ultraschalldiagnostik ist die Annahme, das Becken einer Frau habe eine konstante Größe und Form. Das wäre nur dann richtig, wenn das Becken ein fester Knochenring wäre. Tatsächlich besteht es aber aus vier voneinander unabhängigen Knochen, die an ihren Gelenken durch Bänder verbunden sind. In der Spätschwangerschaft werden diese Bänder als Vorbereitung auf die Geburt durch ein Hormon (Relaxin; hier als Antispasmodikum bekannt; Anm. d. Übers.) geschmeidig gemacht, wodurch sie insgesamt beweglicher werden. Wenn Ihr Becken im Liegen schmal wirkt, kann es enorm viel breiter werden, wenn Sie knien und sich vorne mit den Händen aufstützen.

Von der australischen Hebammen-Ausbilderin Andrea Robertson stammt die folgende Übung, die sich wunderbar dazu eignet, sich dieser körperlichen Fähigkeit bewusst zu werden:

*Stehen oder knien Sie sich hin und legen Sie eine Hand auf das Schambein und die andere auf das Steißbein. Spüren Sie, wie weit entfernt Ihre Hände voneinander sind. Lehnen Sie sich nun so weit wie möglich zurück (achten Sie darauf, sich dabei nicht wehzutun) und spüren Sie wieder, wie weit Ihre Hände voneinander entfernt sind. Beugen Sie sich wieder vor, bis Ihr Oberkörper parallel zum Boden ist.*[15]

Die meisten Leute sind erstaunt, wie sehr sich ihre Hände bei dieser Übung auseinanderbewegen. Die meisten bemerken, dass ihr Schambein und ihr Steißbein weit auseinandergehen, wenn sie sich nach vorne beugen. Kein Wunder, dass sich Affen (deren Körperbau dem unseren stark ähnelt) während der Geburt vorbeugen!

### Chorionbiopsie

Die Chorionbiopsie ist ein Eingriff, um chromosomale Anomalien (wie z.B. das Downsyndrom) festzustellen. Sie wird vor der 12. Schwangerschaftswoche durchgeführt. Ihr Hauptvorteil liegt darin, dass man sie früher machen kann als die Amniozentese. Frauen, die bereits ein Kind mit einer Chromosomenanomalie geboren haben, sowie Frauen über 35 Jahre bekommen diese Untersuchung wahrscheinlich angeboten. Die Chorionbiopsie kann wie jede andere invasive Methode zu einer Fehlgeburt führen. Die Abortrate liegt nach Angaben der WHO (Weltgesundheitsorganisation) bei ungefähr 4 %. In seltenen Fällen werden die Arme, Beine, Finger oder Zehen des Embryos bei der Untersuchung verletzt.

Wenn Sie sicher sind, dass Sie keinen Schwangerschaftsabbruch vornehmen lassen wollen, wenn das Testergebnis darauf hinweist, dass Sie ein Baby mit Downsyndrom zur Welt bringen werden, sollten Sie von der Untersuchung absehen. In diesem Fall wäre die Schwangerschaft nur unnötig belastet.

### Amniozentese

Die Amniozentese ist ein weiteres invasives Verfahren, mit dem bestimmte Krankheiten und Anomalien beim Fötus festgestellt werden können. Dabei wird mit einer speziellen langen Nadel (Katheter) Fruchtwasser entnommen, während der Arzt mithilfe von Ultraschall die Kindslage bestimmt, um das Verletzungsrisiko des Fötus zu minimieren. Wie mit dem Ultraschall und der Chorionbiopsie lässt sich mit dieser Fruchtwasserdiagnostik auch das Geschlecht des Kindes bestimmen. Darüber hinaus werden Chromosomenanomalien und Neuralrohrdefekte entdeckt, wie ein offener Rücken (Spina bifida) und Anenzephalie.

Bei Frauen über 35 Jahren gehört diese Untersuchungen zur schulmedizinischen Routine. Dieses Alter setzte man als Grenzwert an, weil das Risiko einer Fehlgeburt oder Verletzung des Fötus durch die Untersuchung in diesem Alter genauso hoch oder höher ist als das Risiko, ein Baby mit einer Chromosomenanomalie zur Welt zu bringen. Das Risiko einer Fehlgeburt oder Verletzung des Fötus liegt bei der Amniozentese bei ungefähr 1,5 %. Jüngeren Frauen wird die Amniozentese inzwischen ebenfalls angeboten, nachdem es einige Prozesse von Eltern mit einem Downsyndrom-Kind gegen Ärzte gab, die ihnen nichts von der Untersuchungsmöglichkeit gesagt hatten. Die Amniozentese wird zwischen der 15. und 18. Schwangerschaftswoche durchgeführt. Gelegentlich muss der Test wiederholt werden.

Manche Frauen fühlen sich durch die Amniozentese sicherer. Andere hingegen wünschten, man hätte sie vor den Gefühlen während des Wartens auf das Testergebnis gewarnt. In dieser Phase der Schwangerschaft sind die Kindsbewegungen bereits deutlich spürbar. Die Soziologin Barbara Katz Rothman hat den Konflikt sehr ausführlich beschrieben, in den viele Familien dadurch geraten. Um es mit ihren Worten zu sagen, »bringt die Amniozentese die Frauen in den Zwiespalt, ihre Schwangerschaft und ihr Baby anzunehmen, für das Kind in ihrem Bauch zu sorgen und gleichzeitig bereit zu sein, es abtreiben zu lassen«.[16] Jede Frau, die eine Amniozentese machen lässt, steht vor der Wahl, entweder ein Kind mit Downsyndrom oder eine Fehlgeburt aufgrund der Untersuchung zu haben. Bedenken Sie auch: Eine Amniozentese hat noch nie irgendetwas geheilt.

### Alpha-Fetoprotein-Bestimmung

Die Alpha-Fetoprotein-Bestimmung ist – wie ihr Name schon sagt – keine Diagnosemethode, sondern ein Test, der in der 16. Schwangerschaftswoche fast allen Schwangeren routinemäßig angeboten wird (in der schulmedizinischen Schwangerenvorsorge). Dabei sollten Sie wissen, dass diese Untersuchungsmethode nichts über den Gesundheitszustand Ihres Babys aussagt. Dieser einfache Bluttest zeigt nur die Möglichkeit an, dass es bestimmte Anomalien aufweisen könnte, nicht aber, ob es sie hat oder nicht. Falls das Testergebnis darauf hindeutet, wird Ihr Arzt eine Ultraschalluntersuchung oder Amniozentese anraten. Ungefähr 50 % der ursprünglichen AFP-Tests deuten auf eine Anomalie hin, selbst wenn der

Fötus absolut gesund ist. Dies liegt teilweise an der falschen Berechnung seines Alters oder daran, dass eine Zwillingsschwangerschaft besteht.

Obwohl dieser Test angeblich mehr Sicherheit verspricht, empfinden Frauen mit einem hohen AFP-Wert (einschließlich derjenigen mit einem »falschen positiven« Testergebnis) das ganz anders. Der AFP-Test geht schnell, während man auf das Ergebnis der darauf folgenden Amniozentese gewöhnlich wochenlang warten muss. Inzwischen ist dieser Test umstritten, weil er so viel unnötige Angst bei den werdenden Müttern produziert und sie zu weiteren Untersuchungen nötigt, wobei bei den wenigsten davon wirklich Anlass dazu bestünde. Eines ist sicher: Wenn Sie bereits eine Amniozentese gemacht haben, brauchen Sie keine AFP-Bestimmung mehr.

### Test auf Schwangerschaftsdiabetes

Wenn Sie bei einem Schulmediziner in der Schwangerenvorsorge sind und es in Ihrer Familie große Babys gibt, wird man Ihnen wahrscheinlich einen Test auf »Schwangerschaftsdiabetes« anraten. Der Schwangerschaftsdiabetes ist keine richtige Krankheit. Vielmehr steigt der Blutzuckerspiegel stärker an als sonst in der Schwangerschaft üblich, was durch einen Test auf Glukose im Urin festgestellt werden kann. Von Diabetes mellitus unterscheidet sich der Schwangerschaftsdiabetes dadurch, dass er nach der Geburt des Babys vorbei ist. Das ist bei Diabetes mellitus nicht der Fall. Viele Ärzte raten allen Schwangeren zwischen der 24. und 28. Schwangerschaftswoche zu diesem Test.

Leider ist der Test nicht besonders zuverlässig. Zwischen 50 und 70 % aller getesteten Frauen weisen bei einem weiteren Test ein anderes Testergebnis auf. Alles, was der Test aussagt, ist, dass es keine Behandlungsmöglichkeit gibt, weder mit einer speziellen Diät noch mit Insulin, um den Zustand der Mutter oder des Kindes zu verbessern. Kurz, die Angst, die dieser Test hervorruft, steht in keinem Verhältnis zu seiner Aussagekraft. Wenn der Test positiv ist, werden Sie womöglich zu weiteren kostspieligen Behandlungen gedrängt, deren Wirkung nicht erwiesen ist.

Außer der Routineuntersuchung mit Urinteststreifen bei der Vorsorge verwenden meine Kolleginnen und ich ein kleines Gerät namens »Glukometer«, das uns bestimmen hilft, ob eine Frau von einer bestimmten Ernährungsumstellung profitieren könnte, falls wir feststellen sollten, dass ihr Blutzuckerspiegel zu stark schwankt. Das Glukometer ist ein Fingerpiekser, der den Zuckerspiegel in einem Blutstropfen anzeigt. Wir verwenden ihn bei folgenden Symptomen ab der 28. Schwangerschaftswoche:

- Schnelle Gewichtszunahme
- Schwindelgefühl nach den Mahlzeiten
- Ständiger Durst
- Verlangen nach Zucker
- Diabetes in der Familie

Wir führen den Test ungefähr fünfzehn bis dreißig Minuten nach dem Frühstück durch und wiederholen ihn nach einer Stunde. Wir hatten ein paar Fälle, wo der Glukosespiegel in diesem Zeitraster erst sehr hoch war (250) und sich innerhalb einer Stunde wieder normalisierte. Diese Frauen leiden nach dem Essen an einem Schwindelgefühl. Der erhöhte Zuckerspiegel würde bei dem Urintest nicht festgestellt werden. Gewöhnlich zeigt sich in diesen Fällen, dass die Frauen etwas gegessen haben, das sie in der Schwangerschaft nicht gut vertragen – wie zum Beispiel Zucker oder Weißmehl. Kurzfristig ist die beste Therapie für diese Frauen, wenn sie sich sportlich betätigen. Für die restliche Zeit der Schwangerschaft sollten sie am besten ganz auf Weißmehl, Nudeln oder andere stärkereiche Nahrungsmittel sowie auf Zucker verzichten.

**Test auf Streptokokken der Gruppe B (Streptococcus agalactiae)**

Obwohl wir Bakterien gewöhnlich für Krankheitserreger halten, leben davon eine Vielzahl in unseren Körper – unserem Rachen, der Vagina und im Darm beispielsweise – und schaden uns überhaupt nicht. Für Schwangere ist eine verbreitete Bakteriengruppe – die Gruppe-B-Streptokokken – von

Bedeutung. Normalerweise gehören diese Bakterien zur normalen Bakterienbesiedelung der Vagina. Ungefähr eine von fünf Frauen hat diese Gruppe-B-Streptokokken-Besiedelung in der Scheide. Dabei besteht ein großer Unterschied, ob jemand von diesen Bakterien besiedelt (viele von uns sind das) oder infiziert (das heißt, daran erkrankt) ist.

Gewöhnlich rufen die Gruppe-B-Streptokokken keine Symptome bei den Frauen hervor. Gelegentlich treten Infektionen des Urogenitaltrakts auf und noch seltener Infektionen der Plazenta, die zu einer vorzeitigen Ablösung oder vorzeitigen Wehen führen.

Bei 15 bis 20 % aller Frauen, die diese Streptokokken haben und in den Wehen liegen, sind ungefähr die Hälfte der Babys nach der Geburt mit diesen Bakterien besiedelt. Das bedeutet nicht, dass diese Kinder alle erkranken. Tatsächlich werden über 98 % nicht infiziert. Wenn aber eine Infektion entsteht, handelt es sich um eine ernste Erkrankung, die in 10 % der Fälle lebensgefährlich ist. Dennoch ist es wichtig, immer daran zu denken, dass nur zwei von tausend Babys in der Gesamtbevölkerung infiziert werden. Das Problem ist, dass man nicht genau vorhersagen kann, welche zwei Neugeborenen von den tausend Säuglingen dies sein werden.

Folgende Faktoren können möglicherweise das Infektionsrisiko des Babys erhöhen:

- Geringes Geburtsgewicht oder Frühgeborene
- Blasensprung mehr als achtzehn Stunden vor der Geburt
- Lange Wehen, besonders, wenn während der Wehen mehrere vaginale Untersuchungen gemacht wurden
- Eingriffe wie Weheneinleitung, innerliche Untersuchungen des Fötus, Saugglocke oder Geburtszange
- Babys, deren Herzschlag während der Wehen ungewöhnlich schnell ist
- Mütter, die während der Wehen Fieber bekommen
- Mütter, deren Vagina ungewöhnlich stark mit Gruppe-B-Streptokokken besiedelt ist
- Neugeborene, die bei der Geburt reanimiert werden müssen

Es gibt inzwischen einige vorbeugende Maßnahmen gegen Gruppe-B-Streptokokken. Eine Möglichkeit besteht darin, alle Schwangeren auf diese Bakterien zu untersuchen. Theoretisch könnte man Frauen mit einem positiven Befund mit Antibiotika behandeln. Das Problem bei dieser Behandlungsmethode (die von Forschern bereits erprobt wurde) besteht darin, dass sie nicht funktioniert. Die Zahl der Neugeborenen, die erkrankten, sank nicht. Die Behandlung half nur den Frauen, die an einer Blaseninfektion aufgrund von Gruppe-B-Streptokokken litten.

In den Vereinigten Staaten beispielsweise ist es seit einiger Zeit üblich, allen Frauen mit Risikofaktoren während der Wehen Antibiotika zu geben. Dies bedeutet jedoch, dass viele Frauen mit Antibiotika behandelt werden, die niemals eine Infektion bekommen hätten. Selbst wenn die Mütter vorbeugend behandelt werden, kann es immer noch passieren, dass manche Neugeborene erkranken.

Diese neue Vorgehensweise ist nicht ganz ungefährlich. Zu hohe Dosen von Antibiotika erzeugen resistente Bakterien, die nicht abgetötet werden, wenn diese Mittel verabreicht werden. Darüber hinaus haben Antibiotika häufig Nebenwirkungen wie Soor oder Pilzinfektionen bei der Mutter und dem Säugling sowie Diarrhö. Man schätzt auch, dass es zu zehn Todesfällen bei den Müttern pro Jahr aufgrund einer Penicillin-Allergie kommen würde, gäbe man allen Frauen mit Gruppe-B-Streptokokken Penicillin.

Aus all den erwähnten Gründen sollten Sie wissen, dass Sie sowohl den Test ablehnen können als auch die verordneten Antibiotika, falls Sie der Untersuchung zugestimmt haben und der Befund positiv ist.

Wenn Sie so viele Eingriffe wie möglich vermeiden (einschließlich vaginaler Untersuchungen, nachdem die Fruchtblase geplatzt ist), können Sie das Infektionsrisiko für Ihr Baby etwas senken. Sie sollten auch darauf bestehen, dass sich jeder, der das Neugeborene in der ersten Zeit berührt, häufig die Hände wäscht (manche Gruppe-B-Streptokokken-Infektionen entwickeln sich während der ersten drei Lebensmonate des Babys).

**Pränatale Serodiagnostik**

Zur Geburtsvorbereitung sollte eine Blutuntersuchung zur Bestimmung des Rhesus-Faktors gehören, um festzustellen, ob Sie Rh-positiv oder Rh-negativ sind. Wenn Sie Rh-positiv sind oder wenn Sie und der Vater Ihres Kindes Rh-negativ sind, brauchen Sie die Details dieser serologischen Bestimmung nicht genauer zu verstehen. Falls Sie aber Rh-negativ sind und der Vater des Kindes Rh-positiv ist, könnte es bei jeder weiteren Schwangerschaft zu einer Blutgruppenunverträglichkeit und deren Folgen kommen.

An sich ist es kein Problem, Rh-negatives Blut zu haben. Aber es kann schädliche Auswirkungen haben, wenn sich das Blut eines Rh-negativen Menschen mit Rh-positivem Blut mischt. Wenn eine Rh-negative Mutter ein Rh-positives Baby austrägt, vermischt sich das Blut der beiden während der Schwangerschaft normalerweise nicht. Doch es kann während der Schwangerschaft, den Wehen oder bei der Geburt passieren, dass kleine Mengen des kindlichen Bluts in den Blutkreislauf der Mutter gelangen. In diesem Fall wird das Blut des Kindes als Fremdkörper erkannt und das Blut der Mutter produziert Anti-D-Antikörper, um die Fremdkörper zu bekämpfen. Man sagt, das Blut einer Rh-negativen Mutter ist »sensibilisiert«, wenn dies einmal geschehen ist. Eingriffe wie die Amniozentese, eine äußerliche Wendung des Babys und ein Dammschnitt erhöhen das Risiko dieser »Anti-D-Sensibilisierung«.

Diese Sensibilisierung findet beim ersten Kind nur selten statt, außer eine vorangegangene Schwangerschaft endete durch einen Abbruch oder eine Fehlgeburt oder eine nicht kompatible Bluttransfusion. Wenn im Blutkreislauf der Mutter Anti-D-Antikörper vorhanden sind, sind die folgenden Rh-positiven Babys gefährdet, weil diese Antikörper die Membran der Plazenta durchdringen können (obwohl Blut dies nicht kann) und dann die Rhesus-Proteine im Blut des Babys angreifen. Das Problem, das sich aus dieser Unverträglichkeit ergibt, kann eine Erkrankung des Babys an einer leichten Gelbsucht sein, aber auch akuter und in manchen Fällen lebensbedrohlicher Morbus haemolyticus des Fötus oder Neugeborenen.

Bei der sogenannten Anti-D-Prophylaxe erhält eine Rh-negative Mutter innerhalb von 72 Stunden nach der Entbindung eines Rh-positiven Kindes oder nach jeder Verletzungsgefahr während der Schwangerschaft bei Verdacht auf einen Blutaustausch Anti-D-(RhO)-Immunglobulin. Die Anti-D-Prophylaxe verhindert sehr erfolgreich die Bildung von Antikörpern, die weiteren Rh-positiven Babys schaden könnten. Seit es diese vorbeugende Maßnahme gibt, sank die Säuglingssterblichkeitsrate durch schweren Morbus haemolyticus enorm.

Trotz der überwiegenden Vorteile der Anti-D-Prophylaxe haben manche Frauen Bedenken gegen die Verabreichung des Medikaments. In den Packungsbeilagen sind ernste Nebenwirkungen deklariert wie lokale Entzündungen, Übelkeit, Frösteln, Fieber und in seltenen Fällen Anaphylaxie. Bei einigen Frauen trat nach der Injektion von Anti-D-Immunglobulin ein juckender Hautausschlag auf. Ein weiteres Problem besteht darin, dass manche pharmazeutischen Hersteller ein Konservierungsmittel auf Quecksilberbasis für das Medikament verwenden, was manche Frauen aufgrund seiner Giftigkeit vermeiden wollen.

Weitere Besorgnis besteht gegenüber durch Bluttransfusionen übertragene Infektionskrankheiten wie Hepatitis C und HIV durch infizierte Blutkonserven. Gegenwärtig stellt keiner dieser Viren eine Gefahr dar, weil die Blutkonserven darauf getestet werden und durch den Reinigungsprozess bei der Herstellung unschädlich gemacht werden, aber dennoch bleibt ein Restrisiko, dass andere, bisher unbekannte Viren übertragen werden, die durch die derzeitige Aufbereitung des Bluts nicht zerstört werden.[17]

Sehr wahrscheinlich wird amerikanischen Frauen mit Rh-negativem Blut, die eine schulmedizinisch orientierte Schwangerenvorsorge in Anspruch nehmen, dringend geraten, in der Zeit zwischen der 28. und 34. Schwangerschaftswoche eine Anti-D-Prophylaxe durchführen zu lassen, ungeachtet dessen, ob ihr Baby Rh-negativ oder Rh-positiv ist. Ein Argument für diese pränatale Prophylaxe ist bestenfalls die Verhinderung einiger Fälle von »stiller Sensibilisierung« während der Schwangerschaft (was in der internationalen Debatte jedoch umstritten ist).

Eine Studie wies einen Rückgang der Sensibilisierungsrate von 1,12 % (ohne pränatale Anti-D-Prophylaxe) auf 0,28 % (mit pränataler Anti-D-Prophylaxe) nach. Kritiker wiesen jedoch darauf hin, dass dieser Rückgang auch auf andere Faktoren zurückzuführen sein könnte als darauf, dass die Frauen mit diesem Risiko kein Anti-D-Immunglobulin erhalten hatten.[18] Das Problem bei der routinemäßigen Verordnung einer Anti-D-Prophylaxe besteht darin, dass viele Föten, die wie ihre Mutter Rh-negativ sind, das Medikament aufnehmen und es keine systematische Untersuchung der möglichen Langzeitschäden des Wirkstoffs auf Säuglinge gibt.[19]

Wie viele andere Hebammen raten meine Kolleginnen und ich den werdenden Müttern von der Anti-D-Prophylaxe während der Schwangerschaft ab, außer es besteht ein Verletzungsrisiko. Wenn eine Rh-negative Frau während der Schwangerschaft möglicherweise sensibilisiert wird, wird sie über die Vor- und Nachteile der Anti-D-Prophylaxe und die Risiken einer Sensibilisierung informiert, woraufhin sie sich für oder gegen die Maßnahme entscheiden kann.

Die Transfusion von Anti-D-Immunglobulin innerhalb von 72 Stunden nach der Entbindung bei einem Rh-positiven Baby und einer Rh-negativen Mutter ist weniger umstritten als die Prophylaxe ab der 28. Schwangerschaftswoche. Ungefähr 90 % der Rh-negativen Frauen, die ein Rh-positives Baby zur Welt bringen, brauchen nach der Geburt kein Anti-D-Immunglobulin, weil kein Blut des Neugeborenen in den Blutkreislauf der Mutter eingeschwemmt wurde und daher auch keine Sensibilisierung stattfand. Leider kann man nicht genau bestimmen, ob Sie zu den 10 % der Frauen gehören, die ohne Anti-D-Prophylaxe sensibilisiert werden.

Es ist nicht immer leicht, sich für oder gegen die Anti-D-Prophylaxe zu entscheiden. Wenn eine Frau kein weiteres Kind bekommen möchte, lehnt sie die Maßnahme gewöhnlich ab. Frauen, die aus religiösen Gründen gegen Bluttransfusionen sind, sind ebenfalls dagegen. Frauen, bei deren Entbindung ein medizinischer Eingriff erfolgt ist, werden eher sensibilisiert als andere.

Manche Frauen lassen einen speziellen Test durchführen, um feststellen zu lassen, ob fetale Zellen in ihren Blutkreislauf gelangt sind. Wenn der Befund negativ ist, ist das Risiko einer Sensibilisierung nach der Entbindung von einem Rh-positiven Baby so gering, dass sie auf die Anti-D-Prophylaxe verzichten können. Der Test ist jedoch nicht immer genau.

## Informierte Einwilligung

Die schulmedizinische Schwangerenvorsorge und die Vorsorge durch Hebammen erfordern aus ethischen Gründen, dass Sie gut informiert werden, um Ihre Entscheidungen treffen zu können, egal, welche Behandlung oder Maßnahme Ihr Geburtshelfer Ihnen anrät. Bevor Sie irgendeiner Behandlung oder Maßnahme zustimmen, sollten Sie genau über die Untersuchung informiert werden, damit Sie sich dafür oder dagegen entscheiden können. Bedenken Sie jedoch, dass die Informationen, die Sie von Ihrem Arzt oder Ihrer Hebamme erhalten werden, vielleicht nicht ganz vorurteilsfrei sind. Bevor Sie eine Untersuchung machen lassen, sollten Sie sich daher noch andere Informationsquellen suchen wie Geburtsvorbereitungsbücher, Quellen im Internet oder einen Spezialisten für Genetik.

Wie steht es um Ihr Urteilsvermögen während der Wehen? Die meisten Frauen, die Wehen schon einmal erlebt haben, wissen, dass man am allerwenigsten etwas lesen möchte, wenn man in den Wehen liegt. In den Kliniken wird die Zustimmungserklärung unterschiedlich gehandhabt. In manchen Krankenhäusern wird die Einwilligung bei jedem größeren Eingriff einzeln verlangt, während andere eine Blanko-Einwilligung zu jeder Maßnahme, die der Arzt der Frau ergreifen will, von ihr haben wollen. Wo auch immer Sie entbinden wollen, erkundigen Sie sich vorher danach. Informieren Sie sich darüber und entscheiden Sie vorher, was Sie akzeptieren und was Sie ablehnen wollen.

# Kapitel 6

## *Beginn der Wehentätigkeit*

Wenn Ihr Geburtstermin näherrückt, kreisen Ihre Gedanken wahrscheinlich nur noch um die bevorstehende Geburt und Ihre Mutterschaft. Abhängig davon, wo Sie entbinden wollen, werden Sie bei Ihrer Ankunft in der betreffenden Einrichtung mit einer Vielzahl von Routinemaßnahmen konfrontiert. Jedes Krankenhaus hat beispielsweise seine eigenen Gepflogenheiten bei der Aufnahme, die sogar in der gleichen Region sehr unterschiedlich sein können. Woher sollen Sie wissen, was eine reine Routineuntersuchung ist und was nicht? Nur weil etwas in einer Klinik die Regel ist, heißt das noch lange nicht, dass es zwingend notwendig oder sogar wissenschaftlich begründet ist. Welche Maßnahmen sind wissenschaftlich gesehen zweifelhaft? Welche sind nicht gerechtfertigt und welche Alternativen könnten Sie mit dem Klinikpersonal vereinbaren?

### Haben die Wehen bereits eingesetzt?

Wann eine Frau sich in die Klinik oder ins Geburtshaus begeben oder wann sie ihre Hebamme bei einer Hausgeburt rufen soll, ist gewöhnlich die erste wichtige Entscheidung, die sie treffen muss, wenn die Wehen eingesetzt haben. Müssen Sie sich beeilen, um so schnell wie möglich in der Einrichtung einzutreffen, oder können Sie sich Zeit lassen? Selbstverständlich hängt das ganz davon ab, wie weit entfernt Ihre Entbindungsklinik oder Ihr Geburtshaus ist.

Wenn Sie zum ersten Mal Wehen haben, können Sie nicht einschätzen, wie stark die Wehen kurz vor der Geburt sind. Wenn die Wehen eingesetzt haben, wollen Sie sicherlich so bald wie möglich an dem Ort sein, wo Sie entbinden möchten – vor allem, wenn Sie Ihr erstes Kind erwarten –, denn niemand möchte sein Baby gerne im Auto zur Welt bringen (nebenbei gesagt, diese Geburten verlaufen meist völlig unkompliziert). Aber bevor Sie übereilt aufbrechen, sobald Sie die ersten Wehen spüren, sollten Sie daran denken, dass es einen guten Grund gibt, nicht zu früh da zu sein.

Jeder, der auf einer Entbindungsstation arbeitet, kennt folgende Situation: Eine Erstgebärende meldet sich auf der Station, weil sie angeblich starke Wehen hat, erledigt die Aufnahmeformalitäten und begibt sich dann in ein Entbindungszimmer. Inzwischen haben ihre Wehen praktisch wieder ganz aufgehört. Falls die Aufnahmeprozedur ausgereicht hat, um Ihre Wehen zum Stillstand zu bringen, empfehle ich Ihnen, wieder nach Hause zu fahren. Sie sollten wissen, dass die Wehen oft ein oder zweimal einsetzen und wieder aufhören, bevor sie so stark werden, dass die Geburt stattfinden kann. Diese Situation tritt meist in der Phase der Vorwehen auf.

Wenn Sie das Gefühl haben, dass Sie Wehen bekommen, und es bereits Abend ist, können Sie ein warmes Bad nehmen und sich noch ein wenig ins Bett legen. Vielleicht können Sie noch ein Nickerchen halten, bevor die Wehen stärker werden. Dies ist eine gute Möglichkeit, weil dadurch das Risiko geringer wird, dass die Wehen wieder aussetzen, wenn Sie in die Klinik kommen. Außerdem schonen Sie dadurch Ihre Kräfte, und die Wehen gehen sogar besser voran, wenn Sie vor sich hin dösen. Sogar fortgeschrittene Wehen können wieder aussetzen oder in längeren Abständen kommen, wenn Sie zur Klinik oder ins Geburtshaus fahren.

Bei der Geburtshilfe nach dem Hebammen-Modell rufen wir die Mutter an oder kommen zu ihr, sobald die Wehen eingesetzt haben, um festzustellen, wie weit der Geburtsprozess ist. Wenn die Wehen dann schwächer werden oder in längeren Abständen kommen, gehen wir im Allgemeinen wieder nach Hause und warten auf den nächsten Anruf. Wir wissen, dass normale Wehen oftmals diesen Rhythmus haben. Die Frau geht dann ihren üblichen Beschäftigungen nach und ruft ihre Hebamme an, wenn die Wehen wieder einsetzen. Vier oder fünf »Fehlstarts« sind nicht ungewöhnlich. Dieser Rhythmus ist völlig normal und stellt kein Risiko für das Baby dar, sofern die Fruchtblase noch nicht geplatzt ist. Warum sollten Sie also nicht noch abwarten? Sie haben nichts zu verlieren.

Vor der Verwendung von wehenauslösenden Medikamenten wurden die Frauen mit Vorwehen in den meisten Kliniken wieder nach Hause geschickt, wenn die Wehen noch sehr schwach waren. Die Frauen liefen in den Gängen auf und ab, wenn die Wehen nicht stark genug waren, um die Zervix zu dehnen und zu erweitern. Heute behalten die Kliniken die Frauen da, wenn sie aufgenommen worden sind, selbst wenn die Wehen wieder ganz ausgesetzt haben. Weil es so viele wehenauslösende Medikamente gibt und über die Risiken dieser Mittel wenig bekannt ist, greift man kaum auf die natürlichen Möglichkeiten zurück, um die Wehentätigkeit anzuregen.

Solange Sie Vorwehen haben, können Sie sich trotzdem gegen eine Einleitung aussprechen und entweder auf und ab laufen oder nach Hause fahren und erst wieder kommen, wenn die Wehen stärker geworden sind. Wenn Ihre Wehen noch sehr schwach sind und Sie trotzdem in der Klinik bleiben, müssen Sie verhandeln, wie lange Ihre Geburtsarbeit dauern darf – in den meisten Kliniken sind es 12 bis 24 Stunden.

Manchmal spielt die Zeit sogar bei Hausgeburten eine Rolle. Vor einigen Jahren besuchte ich meine Schwägerin Sherry, während ich mich auf einer Reise mit einem engen Terminplan durch Kalifornien befand. Bei Sherry setzten gerade die Wehen ein. Da sie bereits einmal im Krankenhaus entbunden hatte, änderte sie jetzt spontan ihre Pläne. Das einzige Problem war, dass ich nur 24 Stunden Zeit hatte, um bei ihr zu bleiben, bevor ich zu meinem nächsten Termin musste. Ihre Wehen wurden umso stärker, je mehr sie sich darauf konzentrierte. Sie sagte ein Canasta-Spiel bei ihren

Nachbarn ab, was sich auch günstig auswirkte. Etwa eine Stunde später hatte ich einen verrückten Einfall, was ihr noch helfen könnte: Ich fragte Sherry, ob sie »Armdrücken« (zwischen den Wehen) mit unserer Freundin Margaret machen wolle. Ich wusste, dass sie viel stärker war als Margaret, und war ziemlich sicher, dass die Hormonausschüttung durch das Siegeserlebnis ihre Wehen noch verstärken würde. Genau das geschah dann auch. Meine wunderbare Nichte Christina wurde früh am Morgen geboren, ein paar Stunden, bevor ich aufbrechen musste. Wir feierten ihren Geburtstag mit meinem Mann, da er am gleichen Tag Geburtstag hat. Die Anspannung der Armmuskeln lenkte die Gebärende von ihren Becken- und Oberschenkelmuskeln ab, sodass sie diese während der Wehen nicht anspannte, um sich zu »schützen«.

## Eingeleitete Geburt

Eine der Entscheidungen, mit der viele Frauen in der Spätschwangerschaft konfrontiert werden, ist die künstliche Einleitung der Geburt. Dafür gibt es berechtigte medizinische Gründe, wie bei Krebs, Bluthochdruck, Diabetes, Nierenerkrankungen, einem nicht zeitgemäß entwickelten Baby, einer Abnahme der Fruchtwassermenge oder intrauterinem Tod, nach langem Warten auf das Einsetzen der Wehen (wir sprechen hier von Wochen, nicht von Tagen). In diesen Fällen entsprechen die Risiken einer Einleitung in etwa den Gefahren, die durch die lange Wartezeit auf das natürliche Einsetzen der Wehen entstehen. Viele Studien stimmen darin überein, dass bei ungefähr 10 % der Frauen eine eingeleitete Geburt aus medizinischen Gründen angezeigt ist. 1985 kam ein Symposium der WHO in Fortaleza, Brasilien, zu der Empfehlung, dass »in keinem Land die Rate der eingeleiteten Geburten über 10 % liegen sollte.«[1]

In den letzten Jahrzehnten ist die Zahl der eingeleiteten Geburten aus nichtmedizinischen Gründen gestiegen, da viele Frauen berufstätig sind und Geburtshelfer einen immer dichteren Terminplan erfüllen wollen und außerdem neue wehenauslösende Medikamente zur Verfügung stehen. Zwischen 1989 und 1998 hat sich beispielsweise die Zahl der eingeleiteten Geburten in Amerika verdoppelt (von 9 % auf 19,2 %) und steigt offenbar immer noch an, obwohl es im selben Zeitraum keine Zunahme an übergroßen Babys, Übertragungen oder Erkrankungen der Mutter gibt, die eine Einleitung erfordern würden.[2, 3, 4]

Da so viele Geburten eingeleitet werden, hat sich der Irrglauben verbreitet, Geburtshelfer könnten die Wehen absichtlich auslösen, ohne dass die dazu verwendeten Methoden Nachteile hätten. Die meisten berufstätigen amerikanischen Frauen, die nur sechs Wochen Mutterschaftsurlaub haben, sind verständlicherweise mit einer eingeleiteten Geburt einverstanden, wenn damit keine Risiken verbunden sind. Sie gehen – oft fälschlicherweise – davon aus, dass ihr Geburtshelfer sie über alle damit verbundenen Gefahren informieren wird.

## Risiken für die Mutter durch die eingeleitete Geburt

Die Wehen (einschließlich das Einsetzen der Wehen) erfordern ein komplexes Zusammenspiel von Hormonen, das nicht verändert werden kann, ohne den normalen physiologischen Prozess zu stören. Wenn man in den normalen Vorgang eingreift, löst dies oft andere Schwierigkeiten aus, die wiederum weitere medizinische Interventionen notwendig machen. Eine eingeleitete Geburt ist etwas ganz anderes als eine Spontangeburt. Die Gebärenden haben gewöhnlich stärkere und viel schmerzhaftere Kontraktionen, wenn die Wehen medikamentös ausgelöst worden sind, weshalb eine Frau, die normale Wehen ertragen kann, bei viel heftigeren, eingeleiteten Wehen oftmals ein Schmerzmittel braucht. Wenn die Wehen mit Pitocin eingeleitet werden (siehe weiter unten), muss eine Tropfinfusion gelegt werden. Dadurch ist die Frau in ihrer Bewegungsfähigkeit eingeschränkt, weil sie am Tropf hängt. Selbst ein Tropf auf Rädern lässt sich während der Wehen nicht mühelos herumfahren.

In seltenen Fällen, aber noch seltener bei Spontangeburten, kommt es zu einem Uterusriss. Wenn das passiert, muss ein Notkaiserschnitt gemacht und manchmal die Gebärmutter entfernt werden. Der Blutverlust durch die Nachblutung nach der Geburt ist viel größer und stellt ein weiteres Problem bei der eingeleiteten Geburt dar.

## Risiken für das Baby durch die eingeleitete Geburt

Das Hauptargument für eine eingeleitete Geburt ist, dass das Risiko für die Babys sinkt. Bei der Hälfte aller eingeleiteten Geburten besteht das Problem jedoch umgekehrt darin, dass das Baby erst durch die Induktionsmethode gefährdet wird. Oxytozin und Prostaglandine lösen bekanntlich längere und viel stärkere Gebärmutterkontraktionen aus, was die Versorgung des Fötus mit sauerstoffreichem Blut über die Plazenta beeinträchtigt. Aus diesem Grund muss das Baby ständig apparativ überwacht werden. Bei der Herzschlagfrequenzmessung (CTG) muss die Mutter ruhig liegen. Wenn sie sich etwas mehr bewegen möchte, muss am Kopf des Babys eine Elektrode befestigt werden. Dies verursacht dem Baby Schmerzen und macht eine Öffnung der Fruchtblase erforderlich, wodurch ein Infektionsrisiko für Mutter und Kind entsteht.

Ein weiteres erhöhtes Risiko für das Baby bei der eingeleiteten Geburt besteht darin, dass der Fötus im Vergleich zur Spontangeburt mehr Stress ausgesetzt ist. Ein Kaiserschnitt wird viel eher nach einer Einleitung der Wehen erfolgen als nach einer Geburt, die natürlich eröffnet wird. Laut einer Studie hat sich die Kaiserschnittrate aufgrund von unnormalen Herzfrequenzmustern verdoppelt.[5] Die Gebärmutterkontraktionen während der Wehen pressen das Fruchtwasser heraus, das sich während der Schwangerschaft in den Lungen des Babys befindet. Bei einem Kaiserschnitt findet dieser Vorgang nicht statt, weshalb die Lungen des Babys voll Fruchtwasser sind und es unter Atembeschwerden leidet.

Einleitungen mit Oxytozin und Prostaglandinen erhöhen die Mekonium-Ausscheidung (auch bekannt als »Kindspech«; Anm. d. Übers.) während der Wehen, wahrscheinlich weil das Baby mehr unter Stress steht als bei normalen Wehen. Einige Studien haben eine hohe Mekoniumrate bei den Neugeborenen nachgewiesen, deren Geburt mit Cytotec, einem der neuesten Prostaglandine, eingeleitet wurde (detaillierte Informationen über Cytotec [in Deutschland auch als »Misoprostol« bekannt (Anm. d. Übers.)] finden Sie weiter unten).[6, 7, 8, 9, 10] Wenn sich im Fruchtwasser während der Wehen zähflüssiges Mekonium befindet, gelangt es mit dem ersten Atemzug des Babys in seine Lungen und kann zu schwerer Atemnot führen. Die Neugeborenengelbsucht ist ein weiteres Problem, das nach einer eingeleiteten Geburt weit häufiger auftritt als nach einer Spontangeburt. Ob das Baby nun unter Atemnot oder an Gelbsucht leidet – es muss seine ersten Lebenstage wahrscheinlich auf der Neugeborenenstation verbringen, anstatt bei seiner Mutter sein zu können.

Haben Sie jemals den Begriff »iatrogene Frühgeburt« gehört? Er bedeutet »durch den Arzt hervorgerufene« Frühgeburt und wurde geprägt, weil es nach eingeleiteten Geburten oder Kaiserschnitten, die aufgrund falsch berechneter Geburtstermine durchgeführt wurden, so viele Frühgeborene gab. Der Mythos, dass es keine Irrtümer bei der Bestimmung des Geburtstermins mehr gibt, ist weit verbreitet. In Wahrheit gibt es mehr iatrogene Frühgeburten, als die meisten Geburtshelfer zugeben wollen. Oft passiert das nach einer Einleitung »auf Wunsch« der Schwangeren – einer eingeleiteten Geburt, die ohne medizinische Gründe stattfindet.

## Geburtseinleitungsmethoden

Zu den häufigsten Methoden der Geburtseinleitung zählen die Eröffnung der Fruchtblase (Amniotomie) und verschiedene medikamentöse Methoden wie die Pitocin-Infusion und die Verabreichung verschiedener Prostaglandine (Cervidil, Prepidil und Cytotec).

### Eröffnung der Fruchtblase

Die Eröffnung der Fruchtblase (mit einem Fingerling, an dem sich ein Häkchen befindet, geht man in die Eihaut; Anm. d. Übers.) ist eine grobe, aber sehr wirkungsvolle Methode, um die Wehen in Gang zu bringen, wenn sie nicht von selbst einsetzen. Bei 70 bis 80 % der Frauen werden die Wehen danach innerhalb von 24 Stunden beginnen. Das Problem bei den verbleibenden 20 bis 30 % der Frauen besteht darin, dass sie ein hohes Risiko einer intrauterinen Infektion haben.[11] Die Gefahr eines Gebärmutterrisses steigt durch den Blasensprung nicht. Jedoch wird die Wehendauer in den meisten Krankenhäusern nach der Eröffnung der Fruchtblase wegen der Infektionsgefahr begrenzt. Manchmal kommt es durch den künstlich hervorgerufenen Blasensprung zu einem für das Baby lebensgefährlichen Nabelschnurvorfall.

### Pitocin-Tropf-Infusion

Pitocin ist ein synthetisches Oxytozin, das natürliche Hypophysenhinterlappenhormon, das während der Wehen (nicht davor) von der Hypophyse der Mutter in geringen Dosen ausgeschüttet wird. Wenn es intravenös verabreicht wird, ist die Dosis wesentlich höher als die bei den Vorwehen auf natürliche Weise ausgeschüttete Menge. Außerdem wird es alle paar Minuten nachdosiert, bis die gewünschte Kontraktionsstärke erreicht ist. Eine Einleitung mit synthetischem Oxytozin führt viel eher als eine Spontangeburt zu einer Saugglocken- oder Zangengeburt oder zu einer Kaiserschnittentbindung, weil der Fötus aufgrund der starken Gebärmutterkontraktionen zu sehr unter Stress steht. Oxytozin verdoppelt das Risiko, dass das Baby in einer schlechten körperlichen Verfassung geboren wird, weil die übermäßig starken Kontraktionen den Austausch von sauerstoffreichem Blut der Mutter mit dem Baby beeinträchtigen.

Eine weitere Gefahr in Verbindung mit einer durch Oxytozin eingeleiteten Geburt sind verstärkte Nachgeburtsblutungen. Nebenbei gesagt, Oxytozin wird auch bei langsam vorangehenden Wehen zur Verstärkung der Kontraktionen eingesetzt.

Selbst wenn Oxytozin in Verbindung mit der Öffnung der Fruchtblase verwendet wird, führt es oftmals nicht zum Erfolg, besonders, wenn die Zervix noch nicht verstrichen ist (weich und dünn ist). Manche Frauen erhalten mehrere Tage lang wiederholte Pitocin-Infusionen, ohne wirksame Wehen zu bekommen.

Noch vor einer Generation lernten Geburtshelfer, eine Mutter während einer Oxytozin-Infusion niemals alleine zu lassen.[12] Eine Überdosis (manche Frauen reagieren auf das Mittel sensibler als andere) kann zu unnatürlich langen und heftigen Kontraktionen führen, wobei der Infusionsschlauch abgeklemmt werden kann. Pitocin hat eine Halbwertzeit im Körper von ungefähr zehn bis fünfzehn Minuten.

Bei künstlich eingeleiteten Geburten besteht eine viel größere Gefahr eines Uterusrisses als bei Spontangeburten. Normalerweise zieht sich die nicht künstlich stimulierte Gebärmutter bei natürlichen Wehen nicht so stark zusammen, dass sie Schaden nimmt. Bei einer eingeleiteten Geburt erleiden 1 bis 3 % der Frauen eine Uterusruptur. Wenn Sie diese Prozentzahl zu der Kaiserschnittrate bei einer Einleitung addieren, kommen Sie zu einem noch höheren Wert. Laut einer Studie führt eine chemische Einleitung bei fast 6 % der Frauen zu einem Gebärmutterriss.[13]

### Prostaglandine

Prostaglandine sind natürliche hormonähnliche Substanzen, die vom Körper produziert werden, um die Zervix und den unteren Teil der Gebärmutter weich zu machen. In den vergangenen Jahrzehnten wurden einige synthetische Präparate hergestellt.

Prepidil® (Wirkstoff »Dinoproston«; Anm. d. Übers.) ist ein Zervixgel und wird oftmals, wie auch das Oxytozin, zur Wehenauslösung verwendet. Zu den Nebenwirkungen gehören (bei Überdosierung) Magen-Darm-Beschwerden wie Übelkeit, Erbrechen und Diarrhö.

Ein bekanntes Prostaglandin-Analogon zur Auslösung der Wehen heißt Cytotec®, allgemein unter dem Begriff »Misoprostol« bekannt. (Das Mittel ist nach wie vor auch in Deutschland und Europa umstritten, Anm. d. Vlg.)

In vielen amerikanischen Krankenhäusern wurde aber bereits Ende der 1990er-Jahre die winzige, weiße Tablette zum beliebtesten Wehenauslöser, obwohl das Medikament von der amerikanischen Gesundheitsbehörde FDA (Food and Drug Administration) für Schwangere noch nicht zugelassen war, sondern nur als Mittel bei Magengeschwüren. Die Verwendung des Mittels bei Schwangeren wird als »Off-label« bezeichnet, das heißt, sie ist legal, aber ethisch umstritten, da die Wirkung für den Einsatz in der Geburtsmedizin nicht ausreichend erforscht ist. Der Hersteller von Cytotec, G. D. Searle, gab bekannt, dass nicht geplant sei, die Zustimmung der FDA für die Verwendung des Medikaments als wehenauslösendes Mittel einzuholen.[14]

Wie ich in Kapitel 10 schildern werde, gab es sogar in Verbindung mit der niedrigsten Dosierung von Cytotec Todesfälle bei Müttern und andere katastrophale Nebenwirkungen des Medikaments.

Aus Gesprächen mit Krankenschwestern, Hebammen und Ärzten weiß ich, dass Cytotec manchmal gefährliche Nebenwirkungen hat (fötaler Erstickungstod, Fruchtwasserembolien, Totgeburten oder Hirnschädigungen beim Neugeborenen, unkontrollierbare Vaginalblutungen, Gebärmutterrupturen, Hysterektomie (Entfernung der Gebärmutter) Todesfälle bei den Müttern und Neugeborenen.

Einer der Gründe für die Beliebtheit von Cytotec liegt vielleicht darin, dass es ärztlichen Geburtshelfern den Vorteil bietet, ihre Patientinnen während der Woche tagsüber entbinden zu können.[15]

## Wehen aus der Sicht des Hebammenhilfe-Modells

Es gibt natürliche Methoden zur Anregung der Wehentätigkeit, die sehr effektiv und dennoch ungefährlich sind und nicht in den natürlichen Prozess eingreifen.

### Geschlechtsverkehr

Tatsächlich ist der menschliche Samen der ergiebigste Prostaglandin-Lieferant, also jene Substanz, die Mittel wie Cervidil, Prepidil und Cytotec kopieren sollen. Dies bedeutet, wenn eine Frau in den letzten Schwangerschaftswochen die Freuden des Geschlechtsverkehrs genießt, trägt dies dazu bei, ihre Wehen auszulösen. Ein Forscher fand heraus, dass die Prostaglandin-Konzentration im Zervikalschleim zwei bis vier Stunden nach einem Geschlechtsverkehr zehn- bis fünfzigmal höher ist als normal.[16]

Meine Kolleginnen und ich entdeckten schon sehr früh in unserer Hebammenpraxis, dass Frauen, die während der Schwangerschaft sexuell aktiv waren, mit höherer Wahrscheinlichkeit um die 40. Schwangerschaftswoche herum Wehen bekommen als andere. Nebenbei bemerkt: Bei den Prostaglandinen im Sperma gab es noch niemals eine Überstimulation der Gebärmutter, übermäßig schmerzhafte Gebärmutterkontraktionen, eine Gebärmutterruptur oder Stress des Fötus. Frauen mit einer früheren Fehl- oder Frühgeburt oder einem Abortrisiko sollten so lange auf sexuelle Stimulation und Lustgefühle verzichten, bis ihr Baby so weit entwickelt ist, dass es geboren werden kann.

### Stimulation der Brust

Jede Frau, die schon einmal gestillt hat, hat wahrscheinlich bemerkt, dass sich der Uterus während des Stillens zusammenzieht. Die Stimulation der Brustwarzen führt zur Ausschüttung von Oxytozin in den Blutkreislauf der Mutter, wodurch wiederum die Gebärmuttermuskulatur dazu angeregt wird, sich zusammenzuziehen. Sowohl die Stimulation mit der Hand als auch mit dem Mund bewirken eine verstärkte Oxytozinproduktion. Wenn es nicht genügt, eine Brustwarze zu stimulieren, sollten beide gleichzeitig stimuliert werden. Aus kulturellen Gründen ziehen manche Kliniken die Stimulation der Brust mithilfe einer Milchpumpe oder eines Geräts zur Nervenstimulation über die Haut (TENS; »transcutaneous electronic nerve stimulation«) vor, wobei schwacher elektrischer Strom durch Pads geleitet wird, die auf der Haut angebracht werden. Bei manueller oder oraler Stimulation der Brust besteht keine Gefahr einer Uterusruptur.

### Rizinusöl

Überall auf der Welt haben Naturvölker seit Jahrhunderten Rizinusöl zur Einleitung der Geburt verwendet. Wenn man es über den Mund einnimmt, wirkt es abführend, und die Stimulation des Verdauungstrakts löst oft die Wehen am Geburtstermin aus. Keiner weiß genau, warum das so ist. Wenn die Forschung keinen Gewinn abwirft, wird ein Produkt oder eine Substanz eben kaum oder gar nicht untersucht. Bisher hat es niemand geschafft, mit Rizinusöl viel Geld zu verdienen, sodass es für die Forschung praktisch nicht von Interesse ist. Dennoch scheint es keine Risiken zu bergen. In einer umfangreichen Studie in Geburtseinrichtungen nahmen ungefähr 9 % von fast elftausend Frauen Rizinusöl zur Wehenauslösung ohne schädliche Nebenwirkungen.[17]

Ich empfehle, Rizinusöl nach dem Frühstück einzunehmen, wenn man gut ausgeschlafen ist. Ein Teelöffel voll Rizinusöl wird in die Rühreier oder in Fruchtsaft gemischt, damit es besser schmeckt. Falls nötig, nimmt die Frau eine Stunde später noch einen Teelöffel.

### Eipolablösung

Die Hebamme führt dabei zwei Finger in die Zervix ein und trennt die Fruchtblase sanft von der Zervix. Dies regt die natürliche Prostaglandinproduktion an. Zwei Studien haben nachgewiesen, dass diese Methode in ungefähr der Hälfte der Fälle zur Wehenauslösung führte.[18, 19] Diese Methode birgt keine Gefahr der Überstimulation der Gebärmutter und belastet den Fötus nicht. Wenn die Hebamme nicht vorsichtig genug ist, kann es passieren, dass die Fruchtblase platzt. Diese Methode sollte nicht ohne Ihre Einwilligung angewandt werden.

## Kardiotokographie

Während der 1970er-Jahre verbreitete sich die Kardiotokographie (CTG), weil man davon ausging, dass durch die Überwachung des Babys während der Wehentätigkeit eine mögliche Gefährdung des Fötus ausgeschlossen werden kann. In den Kliniken wurde diese Methode verwendet, ohne dass diese Annahme bestätigt worden wäre, und in vielen Einrichtungen wurde sie zur Routine. Doch trotz seiner großen Beliebtheit hat dieser überall vorhandene Apparat die Säuglingssterblichkeitsrate nicht auffallend gesenkt.

Die Forschung seit der Erfindung dieser Technologie hat vielmehr gezeigt, dass ein Hörrohr genauso gut geeignet ist, um festzustellen, ob ein Baby an Sauerstoffmangel leidet. Wenn die Hebamme die Herztöne des Babys in bestimmten Abständen abhört, ist diese Methode vom Standpunkt der Mutter aus betrachtet viel besser – sie ist weniger schmerzhaft und hemmt die Wehentätigkeit nicht, was einen Kaiserschnitt zur Folge haben könnte.

Wenn sich die Gebärmutter zusammenzieht, kann das Blut nicht so ungehindert durch die Plazenta strömen wie sonst, was bedeutet, dass das Baby weniger Sauerstoff bekommt. Normalerweise vertragen Babys diese Schwankungen in der Sauerstoffzufuhr ganz gut und die Kontraktionen dauern nicht so lange, dass sie Schaden nehmen würden. Wenn ein Säugling aber unter Sauerstoffmangel leidet, verändert sich gewöhnlich seine Herzschlagfrequenz. In diesem Fall muss er schnell entbunden werden.

Eine kontinuierliche CTG-Überwachung wird auf zwei verschiedene Arten durchgeführt. Bei der gebräuchlichsten Methode werden Elektroden mit einem Gurt auf dem Bauch der Mutter befestigt. Bei der zweiten Methode wird eine Elektrode am Kopf des Fötus mit einer kleinen Nadel angebracht, die dort bis nach seiner Geburt verbleibt. Die Elektrode hängt an einem Kabel, das durch die Scheide geführt wird und die Herzschläge des Babys auf einem Ausdruck registriert.

Zahlreiche Forschungsergebnisse haben ergeben, dass die kontinuierliche CTG-Überwachung Ärzte und Hebammen oft eine Gefahr vermuten lässt, obwohl in Wahrheit alles völlig in Ordnung ist. Es kann vorkommen, dass ein Geburtshelfer eine Kurve falsch bewertet und einen Notkaiserschnitt anordnet, und danach wird ein kerngesundes Kind geboren und es gibt keinerlei Hinweise, dass es jemals gefährdet war. Die Mutter muss sich daraufhin jedoch von einem großen operativen Eingriff erholen, der irrtümlich durchgeführt worden ist. Zu einem unnötigen Kaiserschnitt oder einer unnötigen Instrumentengeburt kommt es seltener, wenn der Herzschlag des Babys in gewissen Abständen mit der Doppler-Sonografie oder einem Hörrohr kontrolliert wird.

Dennoch werden die Frauen in den meisten Krankenhäusern ungefähr 20 Minuten nach ihrer Aufnahme auf die Station an das CTG-Gerät gehängt, und viele Kliniken bestehen auf eine kontinuierliche CTG-Wehen- und -Herzschlagfrequenzüberwachung. Das CTG liefert einen Ausdruck mit den Herzschlagkurven des Babys, die Aufschluss über sein Befinden geben sollen. Wenn Sie dem CTG aus reiner Höflichkeit zustimmen, bedeutet dies, dass Sie Ihre Entbindung in der schmerzhaftesten und ungünstigsten Position beginnen – nämlich flach auf dem Rücken liegend. Die kontinuierliche Fetal-Elektrokardiografie mag in vielen Krankenhäusern zur Routine gehören, aber es gibt keinen überzeugenden Grund, warum sie zwingend notwendig sein sollte. Das CTG hat nicht dazu geführt,

- die Säuglingssterblichkeitsrate zu senken oder
- Hirnschäden (Cerebral Palsy) zu reduzieren. Nach unseren Kenntnissen verhält es sich im Gegenteil so, dass bei elektronisch überwachten Babys sogar ein leichter Anstieg von Cerebral Palsy festgestellt wurde.[20, 21]

Eine nur wenig bekannte Begleiterscheinung des CTG ist die Tatsache, dass die Gebärende nicht mehr im Mittelpunkt des Geburtsgeschehens steht, sondern das CTG. Wenn die Hebamme oder Krankenschwester das Entbindungszimmer betritt, geht sie als Erstes zu dem Apparat und kontrolliert den Ausdruck und die Kurven, die der Frau, die in den Wehen liegt, manchmal nur wenig sagen. Es kommt sogar vor, dass andere Geburtsbegleiter von dem Gerät so fasziniert sind, dass sie die Gebärende darüber ganz vergessen.

Die Alternative zur Elektrokardiografie ist das regelmäßige Abhören der kindlichen Herztöne mit einem Hörrohr im Abstand von fünfzehn bis dreißig Minuten (während der Presswehen noch öfter). Das Hörrohr wird mit der Hand gehalten, sodass man für seinen Einsatz mehr Personal und mehr persönliche Aufmerksamkeit benötigt als beim CTG. Daher wird das CTG von den Kliniken auch aus Kostengründen eingesetzt. Die Aufzeichnungen des CTGs vermitteln den Eindruck, jede Gebärende würde während der Wehen durchgängig von einer Hebamme oder einem Geburtshelfer betreut, aber in Wirklichkeit verhält es sich so, dass das CTG ermöglicht, dass vier oder fünf Gebärende von einer Person gleichzeitig »überwacht« werden können. Offensichtlich kann ein Geburtshelfer, der so viele Gebärende gleichzeitig betreut, der einzelnen Frau nur wenig Unterstützung bei den Wehen geben.

## Routinemaßnahmen, die Sie ablehnen sollten

### Zwangsfasten

Sie fragen sich vielleicht, ob Sie während der Wehen essen oder trinken dürfen. Viele Kliniken verbieten das, nachdem die Frau auf die Station aufgenommen wurde. In manchen gilt ein striktes Verbot, etwas über den Mund zu sich zu nehmen. Dieses Vorgehen hat eher historische als wissenschaftliche Gründe. Dahinter steckt die Angst, die Frau könne bei einem Kaiserschnitt unter Vollnarkose an Erbrochenem ersticken. Die Fürsprecher dieser Regelung hofften, dass es in den seltenen Fällen, in denen eine Vollnarkose gemacht wird, nicht zum Erbrechen kommen kann, wenn man das Essen und Trinken während der Wehen untersagt.

Später hat man nachgewiesen, dass es keine Garantie für einen leeren Magen ist, wenn man das Essen und Trinken nach der Aufnahme auf die Entbindungsstation verbietet. Wenn Sie in den Wehen liegen, ist die Verdauung gewöhnlich träger als sonst, sodass die Nahrung, die Sie zu sich genommen haben, bevor Sie in die Klinik kamen, wahrscheinlich noch in Ihrem Magen ist. Darüber hinaus bildet der Magen immer noch Magensaft, selbst wenn er seit Stunden »leer« ist. Auch Magensaft kann unter Vollnarkose erbrochen werden und mit dem Einatmen in die Lunge gelangen. Wenn man Magensäure einatmet, kann dies die Lunge verätzen und eine Lungenentzündung verursachen, eine ernste Erkrankung. In manchen Krankenhäusern verordnen die Anästhesisten säurehemmende Mittel vor einer Vollnarkose, um die Magensäure zu reduzieren. Dadurch sinkt das Risiko einer Lungenentzündung, es kann aber nicht völlig ausgeschlossen werden.

Bevor die Periduralanästhesie üblich wurde, wurde ein Kaiserschnitt ausschließlich in Vollnarkose gemacht. Bei Frauen, bei denen ein Kaiserschnitt mit Periduralanästhesie (PDA) durchgeführt wird, tritt Übelkeit seltener auf. Und selbst wenn sie sich erbrechen müssen, sind sie bei Bewusstsein und daher nicht in Gefahr, an dem erbrochenen Mageninhalt zu ersticken. Auf jeden Fall kann eine gute Anästhesie eine Atemwegsinfektion verhindern.

### Routinemäßige Tropfinfusion

In Krankenhäusern, die das Essen und Trinken während der Wehen untersagen, ist es die Regel, dass die Gebärenden intravenöse Zuckerinfusionen erhalten. Die Forschung hat jedoch gezeigt, dass Tropfinfusionen kein absolut sicherer Ersatz für Nahrungs- und Flüssigkeitszufuhr während der Wehen sind.[22,23,24] Große Mengen an intravenös zugeführter Flüssigkeit können Atemprobleme beim Neugeborenen hervorrufen und das Anfallsrisiko erhöhen, weil der Zucker- und Salzspiegel im Blut zu niedrig ist. Darüber hinaus kann es zu Krämpfen bei der Mutter führen, oder ihre Lungen füllen sich wie beim Ertrinken mit Flüssigkeit, wenn der Tropf zu schnell läuft und die Flüssigkeit nicht normal ausgeschieden werden kann.

Gewöhnlich dürfen Frauen in Krankenhäusern, die auf die Kompetenz der Hebammen vertrauen, während der Wehen auf Verlangen essen und trinken. Diese neue Gepflogenheit hat keine negativen Auswirkungen gezeigt. Vielmehr wird dadurch eine Dehydrierung und Erschöpfung der Mutter während der Wehen verhindert, und es kommt zu keinen durch die Tropfinfusion verursachten Komplikationen.

In einer breit angelegten Studie über Geburtseinrichtungen überprüfte Judith Rooks mit ihren Kollegen die Daten von 11 814 Frauen, die während der Entbindung nach Verlangen gegessen und getrunken hatten. 22 % der Gebärenden nahmen feste Nahrung zu sich (siehe auch Anm. 17). Es gab keine Todesfälle oder Fälle von Atemwegserkrankung, obwohl bei einigen der untersuchten Frauen sogar ein Notkaiserschnitt gemacht werden musste.

Unsere eigenen Daten aus unserem Geburtshaus stützen diese Erkenntnis. Die Niederlande gehören zu den Ländern, wo man um die Kompetenz der Hebammen bezüglich der Bedürfnisse einer Gebärenden weiß. Eine aktuelle holländische Untersuchung ergab, dass es 80 bis 85 % der holländischen Geburtshelfer und Hebammen der Gebärenden selbst überlassen, ob sie etwas essen oder trinken möchte. Diese Vorgehensweise hat keinerlei Schädigungen der Frauen oder Säuglinge zur Folge.[25] In einer anderen holländischen Studie wurden Gebärende, die während der Wehen Nahrung zu sich nahmen, mit Frauen verglichen, die nur klare Flüssigkeiten tranken. Die zweite Gruppe hatte häufiger Schwierigkeiten beim Pressen. Wie gut wäre es, wenn sich diese vernünftige Haltung der Holländer auch in der Geburtshilfepraxis der Krankenhäuser weltweit verbreiten würde.

Wehen sind die einzige Schwerstarbeit, bei der Essen und Trinken ärztlich verboten ist. Ich glaube, dass die in Krankenhäusern häufig festgestellte »Uterusdysfunktion« dem niedrigen Blutzuckerspiegel zugeschrieben werden kann, den viele Frauen nach stundenlangem Fasten haben.

Judith Goldsmith, Autorin des Buches *Childbirth Wisdom from the World's Oldest Societies*, berichtet, dass bei den meisten Völkern das Essen und Trinken auf Verlangen der Mutter erlaubt ist. Je nachdem, aus welchem Kulturraum eine Frau stammt, kann sie etwas dünnen Haferbrei, etwas Huhn, Lamm oder eine Schüssel Eierreis zu sich nehmen.[26]

Ich kenne keine Hebammen, die Hausgeburten durchführen und Essen und Trinken während der Wehen untersagen würden. Tatsächlich glaube ich sogar, dass viele Frauen etwas zu essen brauchen, wenn sie Wehen haben. Bei mir war das immer so. Meine Geburten dauerten immer länger als zwölf Stunden. Um Kraft zu tanken und mich wohlzufühlen, brauchte ich bei jeder Geburt ein Tofu-Sandwich und regelmäßig einen Schluck Wasser. Bei einigen Geburten, die ich begleitet habe, brauchten die Frauen ein paar Bissen zu essen, um die nötige Kraft für die Presswehen aufzubringen und ihr Baby ohne die Hilfe einer Saugglocke oder Geburtszange zu entbinden. In all diesen Fällen ging es der Frau fast sofort besser, nachdem sie etwas Nahrung zu sich genommen hatte. Ihre Wehen wurden unmittelbar danach fast wieder so stark wie vorher, und sie hatten genug Kraft zum Pressen, obwohl es kurz davor noch so ausgesehen hatte, als seien sie zu schwach dafür.

Keiner einzigen Frau, die wir kennen, hat es jemals geschadet, während der Wehen etwas zu essen oder zu trinken. Gelegentlich musste sich eine Frau nach dem Essen übergeben, aber dies ist kein Problem, wenn die Frau bei Bewusstsein ist. Erbrechen fördert normalerweise die Dehnung der Zervix im Sinne des Gesetzes des Schließmuskels.

Viele Frauen verspüren während der Wehen keinen Hunger, und ihre Wehen entwickeln sich so rasch, dass Essen sie nur stören würde. Wenn die Wehen gut vorangehen und die Frau nichts essen will, respektiere ich ihren Wunsch. Sie weiß selbst am besten, was ihr guttut. Andererseits dauern die Wehen vor allem bei Erstgebärenden oft mehr als sechs Stunden. Deshalb halten meine Kolleginnen und ich immer etwas Nahrung bereit, falls die Gebärende etwas essen möchte. Gewöhnlich wollen die Frauen etwas Nahrhaftes zu sich nehmen, das sie nicht lange kauen müssen – wie zum Beispiel Suppe oder Eiscreme auf Soyabasis (für Vegetarier). Andere Frauen bevorzugen ein Stück Pizza oder einen Hamburger.

Am komischsten war das Bedürfnis einer Erstgebärenden nach Erdnussbutter. Ihr Mann brachte ihr ein Glas Erdnussbutter, und sie aß zwei riesige Esslöffel davon, spülte sie mit gut einem Liter Himbeerblättertee hinunter und presste ihr Baby heraus.

Die meisten Frauen brauchen eher etwas zu trinken als etwas zu essen. Während der heftigsten Wehenphase atmen viele Frauen mit geöffnetem Mund, sodass es eine Wohltat ist, ab und zu etwas zu trinken. Meine Kolleginnen und ich halten immer Wasser und elektrolythaltige Getränke bereit, sodass die Gebärende sich aussuchen kann, was sie am liebsten trinken möchte. Natürlich muss eine Frau irgendwann Urin lassen, wenn sie während der Wehen trinkt. Bei Frauen, die während der Wehen in regelmäßigen Abständen urinieren, schwillt die Harnröhre nur sehr selten so stark an, dass ein Blasenkatheter gelegt werden muss. Dies habe ich eher bei Frauen beobachtet, die während der Wehen nicht genug getrunken haben. Außerdem senkt sich das Baby weiter nach unten, wenn man aufsteht, um zur Toilette zu gehen.

Man sollte sich auch bewusst machen, dass die Frist, die Frauen in Kliniken für die Wehen und eine natürliche Entbindung gesetzt bekommen (gewöhnlich zwölf Stunden oder weniger), in direktem Zusammenhang mit dem Verbot zu essen oder zu trinken steht. Wenn die Gebärenden nichts essen, bekommen sie nach ein paar Stunden Wehentätigkeit Hunger, wodurch ihre Wehen schwächer werden können. Die Tropfinfusionen gleichen zwar den Flüssigkeitshaushalt aus, verhindern jedoch nicht, dass die Frau vor Hunger geschwächt ist.

Hungrige Frauen können nicht die Ausdauer aufbringen, die manche Wehen erfordern. Viele Frauen, die bei meinen Kolleginnen und mir entbunden haben, hatten mehr als 24 Stunden Wehen. Sie brauchten alle etwas zu essen, um bei Kräften zu bleiben. Frauen, die während der Wehen etwas essen und trinken, halten Wehen viel länger durch als 24 Stunden, ohne dass sie oder das Baby Schaden nehmen.

# Kapitel 7
*Gebärhaltungen*

## Bewegen Sie sich frei und nutzen Sie die Schwerkraft

Ganz egal, wo Sie entbinden wollen, sollten Sie wissen, dass die meisten Frauen in den Wehen ihre Lage verändern und sich frei bewegen wollen. Bewegung trägt während der Eröffnungsphase zur Dehnung der Zervix bei. Das Baby kann sich in die günstigste Lage im Becken drehen. Wundern Sie sich nicht, wenn Sie im ersten Stadium der Wehen sehr unruhig sind. Vielleicht möchten Sie auf dem Schoß Ihres Partners, auf einem Geburtshocker, einem Ball oder der Toilette sitzen. Wenn Ihre Bewegungsfreiheit nicht durch Infusionsschläuche, die Kabel des CTGs oder eine Periduralanästhesie eingeschränkt ist, wird es Ihnen leichter fallen, die Haltungen einzunehmen, die am besten für die Öffnung der Zervix und später für die Senkung des Babys ins Becken sind. Das CTG ist schmerzlos, aber wenn Sie sich bewegen, während Sie daran hängen, überträgt der Apparat die Herztöne nicht mehr. Dies führt gewöhnlich dazu, dass eine aufgeregte Schwester oder Hebamme hereinkommt, um nachzusehen, was los ist. Die meisten Periduralanästhesien lähmen vorübergehend die Beine. Selbst bei einer Periduralanästhesie, bei der sie herumlaufen können, ist die Bewegungsfreiheit der Gebärenden stark eingeschränkt.

In traditionellen Gesellschaften auf der ganzen Welt nehmen die Frauen während der Wehen eine aufrechte Gebärhaltung ein. Diese weltweite Übereinstimmung lässt darauf schließen, dass sich Frauen nicht hinlegen wollen, wenn sie Wehen haben und ihr Kind gebären, außer sie werden in ihrer Kultur dazu gezwungen. Die in Frauenkulturen überall verbreiteten Gebärhaltungen sind Sitzen, Stehen, Hocken oder die Position auf »allen vieren«. Manchmal werden in der jeweiligen Haltung verschiedene Hilfsmittel verwendet: Seile, an denen sich die Mutter hochziehen kann, Geburtshocker, Pflöcke, die in den Boden gerammt wurden, oder die Gebärende hält sich an einer Geburtsassistentin oder ihrem Mann fest. Die aufrechte Körperhaltung während der Wehen hat folgende Vorteile:

- Die Schwerkraft kann besser wirken.
- Die bestmögliche Blutzirkulation zwischen Mutter und Baby ist gewährleistet (da die Blutgefäße der Mutter nicht vom Gewicht des Babys abgeklemmt werden).
- Bessere Senkung des Babys ins Becken.
- Stärkere Wehen.
- Größerer Beckendurchmesser in der Hocke oder im Knien.

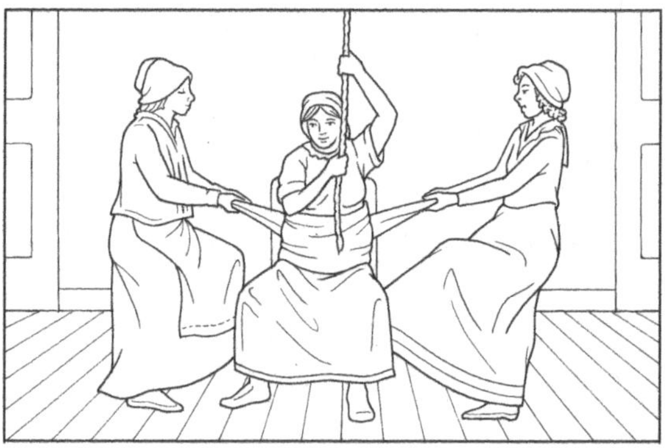

Geburtsszene aus dem 19. Jh. in Kalifornien:
Um die Hüften der Mutter ist ein Tuch geschlungen. Wenn man an beiden Seiten daran zieht, wirkt dies wie eine Beckenpresse.

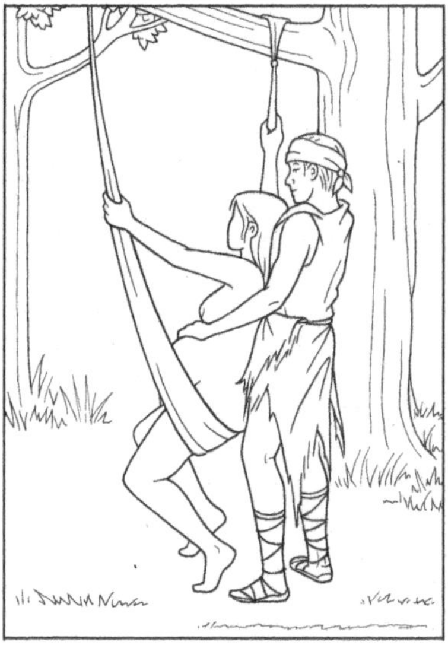

Geburtsszene aus dem 19. Jh. in San Luis Potosi, Mexiko

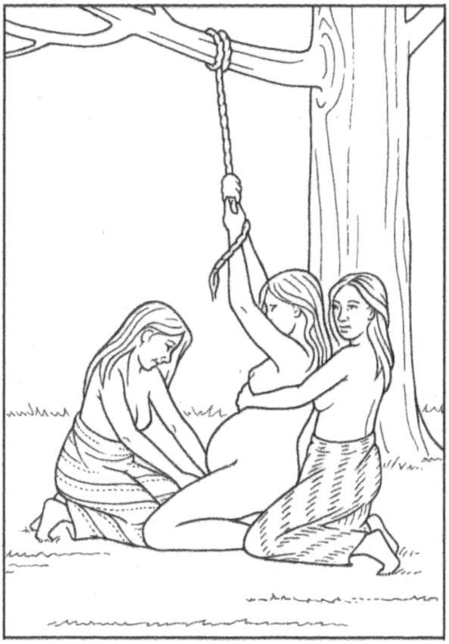

Geburtsszene aus dem 19. Jh. bei den Orinoco-Indianern

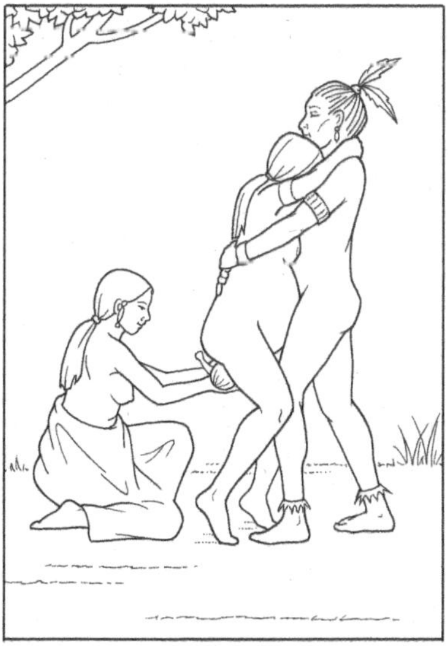

Geburtsszene aus dem 19. Jh. bei den Irokesen

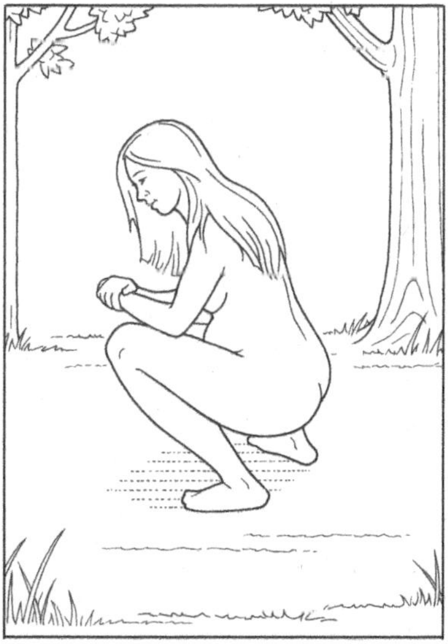

Geburtsszene aus dem 19. Jh.; eine Tonkawa-Frau

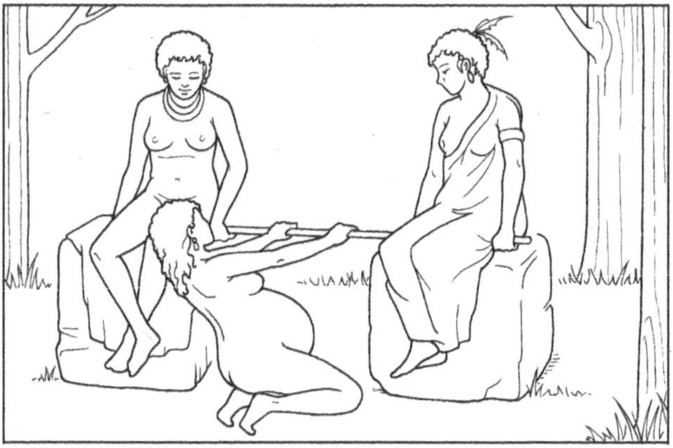

Geburtsszene aus dem 19. Jh.;
eine Tonkawa-Frau

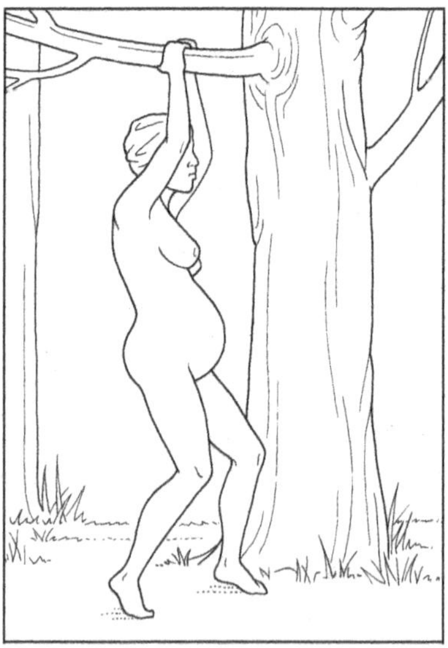

Geburtsszene aus dem 19. Jh.;
eine afrikanische Frau in den Wehen

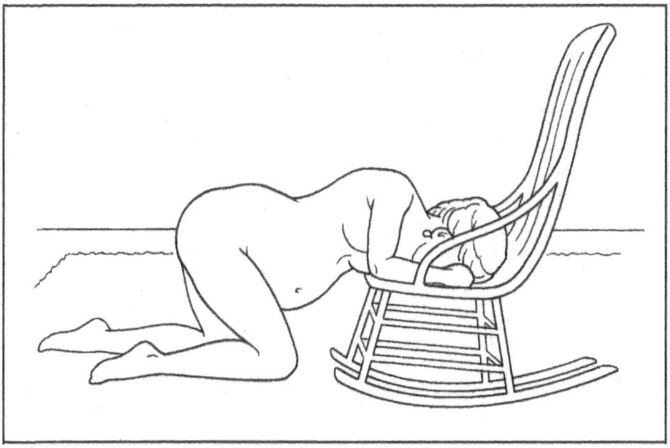

Geburtsszene aus dem 19. Jh.;
eine Frau aus Georgia, USA, in den Wehen

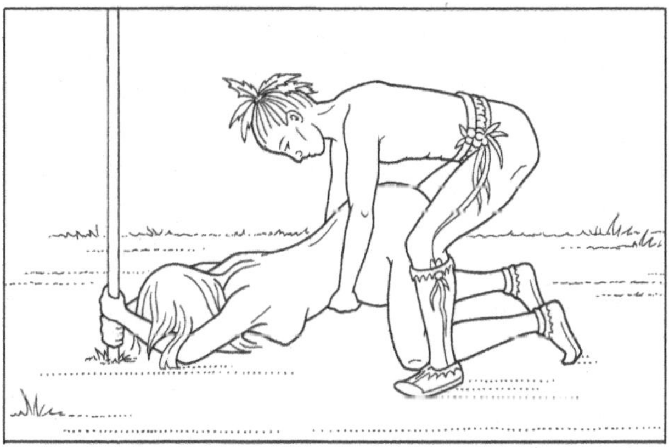

Geburtsszene aus dem 19. Jh. bei den Kootenai

Der erste geburtshilflich dokumentierte Fall, bei dem eine Frau bei der Geburt ihres Kindes auf dem Rücken lag, war Louise de la Vallière, eine Mätresse von König Louis XIV. von Frankreich im Jahr 1663.[1] Sicherlich hatte nicht sie, sondern ihr Geliebter diese Gebärhaltung ausgesucht. Der König wollte durch einen Vorhang der Geburt des Babys zuschauen. Als König besaß er mehr Privilegien als andere Männer. Früher war die Anwesenheit von Männern – einschließlich des Vaters des Kindes – im Geburtszimmer tabu. Noch weniger als 150 Jahre vor Louise de la Vallières Entbindung wurde der Hamburger Arzt Dr. Wertt auf dem Scheiterhaufen verbrannt, weil er es gewagt hatte, als Frau verkleidet einer Geburt beizuwohnen. (Offensichtlich reichte seine Verkleidung alleine nicht aus, um die anderen Hebammen zu täuschen.)

Nach der Erfindung der Geburtszange, die zuerst in England und Frankreich verwendet wurde, lockerte sich das Berufsverbot für männliche Geburtshelfer (Entbindungspfleger; Anm. d. Übers.) allmählich. Durch den Einsatz der Geburtszange wurde die liegende Gebärhaltung zwingend, weil sich diese Position für eine Zangengeburt am besten eignet. Im Jahr 1668 veröffentlichte François Mauriceau eine Abhandlung über Geburtshilfe, in der er den Frauen die liegende Gebärhaltung empfahl. Diese Empfehlung diente jedoch den Ärzten oder männlichen Geburtshelfern, um die Geburtszange verwenden zu können, und nicht der Gebärenden. Zweihundert Jahre später ließ sich Königin Victoria als erste Frau in England bei der Entbindung mit Chloroform betäuben. Dies hatte zur Folge, dass sich viele einflussreiche Frauen während der Wehen hinlegten und sich mit verschiedenen Mitteln narkotisieren ließen.

Gegen Ende des 19. Jahrhunderts wurden Geburtshocker kaum mehr benutzt. Damen aus der »vornehmen« Gesellschaft entbanden nun im Liegen. Das Gebären in der Hocke wurde der Unterschicht zugeordnet und war absolut nicht »damenhaft«. Wenn man diese geschichtlichen Zusammenhänge berücksichtigt, ist es nicht übertrieben, das Gebären in der Rückenlage als Erfindung der industriellen Revolution zu bezeichnen. Sie wurde von Männern zum Vorteil männlicher Geburtshelfer erdacht. In dieser Position fühlen sich Frauen wie ein Käfer, der auf den Rücken gefallen ist, und sie müssen beim Pressen gegen die Schwerkraft ankämpfen, was die Geburt nicht gerade erleichtert.

Aber nicht jede Frau machte diesen Trend mit. Im Jahr 1882 zitiert George Engelmann aus seiner Korrespondenz mit einem anderen Arzt, der bei zwei Geburten einer wohlhabenden Dame Geburtshilfe leistete:

»Ihre erste Geburt zog sich ohne offensichtlichen Grund dahin. Es gab keine Anzeichen für eine Fehllage des Kindes oder für Erschöpfung, aber der Kopf des Babys kam nicht voran. Bei jeder Wehe presste sie stark und kam mit dem Oberkörper hoch. Ich hatte gerade beschlossen, die Geburtszange zu Hilfe zu nehmen, als sie sich bei der nächsten Presswehe im Bett aufsetzte und in die Hocke ging, was eine völlig überraschende Wirkung hatte. Der Kopf des Kindes kam sehr schnell heraus, und kurz darauf wurde das Kind geboren. Bei ihrer zweiten Entbindung dauerten die äußerst schmerzhaften Wehen wieder sehr lange. Ich dachte an ihre erste Geburt und ließ sie wieder die Hockstellung einnehmen, worauf sie sofort ihr Kind gebar.«[2]

In unserer Gemeinschaft konnten die Hebammen und die Frauen mit jeder Gebärhaltung experimentieren, die uns gerade einfiel. Am Beginn der Farm-Geschichte stand eine Vortragsreise meines Mannes Stephen, auf der uns 300 Menschen in 65 Schulbussen und Wohnwagen durch 45 Bundesstaaten begleiteten. Wir nannten unsere Gruppe »The Caravan«. Das war zu der Zeit, als ich anfing, Geburten zu begleiten, und noch bevor wir in Tennessee Land kauften und uns niederließen.

Während dieser 7-monatigen Reise waren viele Frauen schwanger, 11 Babys wurden vor Ort, in den Fahrzeugen mit unserer Hilfe geboren. Die meisten Frauen, die bei einer unserer Hebammen entbanden, nahmen eine Sitzposition ein, weil wir in unseren Wohnwagen und Kleinbussen etwas beengt waren.

Als wir das Grundstück in Tennessee erworben hatten, vergrößerte sich unser Lebensraum und damit auch unsere Möglichkeiten zu entbinden.

Damals fanden es die Gebärenden manchmal sehr hilfreich, wenn sie sich an Bäumen festhielten. Bei den ersten fünfzig Geburten erkannten wir, dass manche Frauen in einer aufrechten Haltung oder auf allen vieren gebären müssen. Oft nehmen Frauen spontan von selbst diese Position ein. Ich erinnere mich noch ganz genau an eine Geburt im Jahr 1978, Jahre bevor ich zum ersten Mal Zeichnungen von Gebärhaltungen bei den Naturvölkern sah. Bei dieser Entbindung erkannte ich, wie wichtig es ist, der Gebärenden vorzuschlagen, sich aufzurichten, wenn sie diese Haltung noch nicht selbst für sich entdeckt hat.

Die Mutter – ich nenne sie im Folgenden Kathy – bekam nach drei Fehlgeburten ihr erstes Kind. Nachdem sie zwei Tage lang Wehen hatte und die Geburt nicht voranging, wurde ich zu ihr gerufen. Ihr Muttermund war fast vollständig geöffnet, aber sie war ziemlich erschöpft. Ihr Mann ebenfalls. Das Baby schien nach der Tastuntersuchung recht groß für die mütterlichen Maße zu sein. Als sein Kopf den Muttermund passiert hatte, wünschte ich, Kathy könne sich aufrichten und sich an etwas über ihrem Kopf festhalten. Sie presste, während sie in einem 45-Grad-Winkel angelehnt dasaß, was sie noch mehr erschöpfte. Ich hatte das starke Gefühl, dass die Kombination, die Schwerkraft zu nutzen und sich an einem Seil, das von der Decke hing, festzuhalten, hilfreich wäre, um ihr Baby zur Welt zu bringen. Ich schlug ihr vor, einen Versuch zu machen. Ihr Mann befestigte schnell ein weiches Nylonseil über ihrem Bett an der Decke, an das sie sich beim Pressen hängen konnte. Er stellte sich hinter sie, um sie dabei festzuhalten. Diese neue Position hatte erstaunlichen Erfolg: Der Kopf des Babys glitt heraus und schon bald wurde Kathys gesunder Sohn mit über 3600 Gramm geboren.

Als ich das Buch *Die Geburt bei den Urvölkern* von George Engelmann fand, war ich erfreut, aber nicht überrascht, dass Frauen überall auf der Welt die gleiche Gebärhaltung einnahmen, die wir bei Kathys Entbindung entdeckt hatten. Danach rieten wir Frauen häufig, die aufrechte Haltung einzunehmen, wenn sich ihr Baby nur langsam senkte. George Engelmann schreibt hierzu:

»Wenn wir eine Vorstellung von der natürlichen Gebärhaltung bekommen wollen, müssen wir Frauen betrachten, die sich von ihrem Instinkt leiten lassen, nicht von ihrem Schamgefühl. In unserer Zeit finden wir solche Frauen nur noch bei den Naturvölkern. Dieser Instinkt in seiner rein animalischen Funktion führt die Gebärende zuverlässiger als die jeweiligen gesellschaftlichen Trends.«

Er fügt hinzu:

»... erst als ich mich mit den Gebärhaltungen bei den Naturvölkern und den zivilisierten Menschen beschäftigte, begriff ich allmählich, dass eine Methode hinter den instinktiven Bewegungen bei den Presswehen steckt. Ich sah, wie sich die Gebärenden hin und her wälzten, und versuchte, sie zu beruhigen. Ich bat sie um Geduld und ließ sie dennoch weiter auf dem Rücken liegen. Seit ich begonnen habe, die Gebärhaltungen zu erforschen, sehe ich die Bewegungen der Frauen in einem ganz neuen Licht. Ich habe sie mit großem Interesse beobachtet und großen Nutzen daraus gezogen. Ich glaube, ich habe gelernt, sie zu verstehen.«[3]

Leider haben die meisten amerikanischen Ärzte Dr. Engelmanns Buch noch nie gelesen, das nur noch selten in Antiquariaten medizinischer Fachbuchhandlungen erhältlich ist. Ich empfehle Ihnen, sich die Webseiten der Londoner Geburtshelferin Dr. Amali Lokugamage oder das Buch von Françoise Barbira Freedman (*Yoga in der Schwangerschaft. Sanfte Übungen zur Kräftigung und Entspannung*) anzusehen. Dr. Lokugamage, die im Alter von 42 Jahren schwanger wurde und unter Schambein-Symphyse litt, die ihr das Gehen erschwerte und ihr Schmerzen bereitete, erklärt Tanzbewegungen aus Sri Lanka. Sie fand heraus, dass diese klassischen Tanzbewegungen, die sie als Kind erlernt hatte, den Yoga-Tanz-Übungen der französischen Yoga-Lehrerin Françoise Barbira Freedman ähneln.

## Schmerzstillende Mittel

Falls Sie Ihre Erstgeburt in einem Krankenhaus planen, haben Sie sicherlich bereits in Erwägung gezogen, während der Wehen ein Schmerzmittel zu nehmen. Doch bevor Sie eine Entscheidung treffen, sollten Sie die Vor- und Nachteile der Medikamente kennen, die man Ihnen während der Wehen anbieten wird (oder zu deren Einnahme man Sie drängen wird). Selbstverständlich spreche ich hier nicht von einer Narkose im Falle einer Schnittentbindung oder einer anderen Operation.

Nachfolgend möchte ich mich nur mit den schmerzstillenden Mitteln befassen – Medikamenten, die den Wehenschmerz betäuben oder ausschalten sollen. Ich bin dankbar, dass es Schmerzmittel gibt, die in der Geburtshilfe so gefahrlos wie möglich verwendet werden können. Gleichzeitig glaube ich aber, dass Frauen sich auch der gefährlichen Nebenwirkungen bewusst sein sollten, die schmerzstillende Medikamente während der Wehen und der Geburt haben können – und dass es ganz allgemein besser ist, möglichst darauf zu verzichten.

### Tranquilizer

Es hat keinerlei Vorteile, während der Wehen ein Beruhigungsmittel zu nehmen. Tranquilizer (Valium ist das am häufigsten verwendete Beruhigungsmittel) sollen die Angst und die Spannung lindern. Doch sie gelangen über die Plazenta in den Blutkreislauf des Babys und beeinträchtigen seine Atmung, seine Fähigkeit zu saugen und seinen gesunden Muskeltonus (Neugeborene, die unter Schmerzmitteln stehen, sind gewöhnlich schlaff). Tranquilizer, Sedativa und Schlaftabletten haben schädliche Nebenwirkungen auf das Baby und lindern den Wehenschmerz nicht.

### Narkotika

In ausreichender Menge lindern Betäubungsmittel die Wehenschmerzen tatsächlich. Das Problem besteht jedoch darin, dass eine Dosis, die hoch genug ist, um die Schmerzen zu nehmen, eine Gefährdung für Mutter und

Kind darstellt, weshalb sie niedrig dosiert werden. Auf amerikanischen Entbindungsstationen ist Demerol das gebräuchlichste Mittel. Wenn es intravenös oder mit einer Tropfinfusion injiziert wird, kann eine relativ ungefährliche Dosis Schläfrigkeit bewirken. Oft verursacht das Mittel Übelkeit, Erbrechen und Blutdruckabfall. Dennoch können Sie nicht erwarten, dass es den Wehenschmerz deutlich lindert. In einigen Studien wurden langfristige Nebenwirkungen auf das Baby nachgewiesen, die während der Geburt Demerol bekommen haben, wie zum Beispiel Unruhe, Trinkschwäche und Schläfrigkeit.[4]

Das amerikanische »Nisentil« hat eine ähnliche Wirkung wie Demerol. Es wirkt zwar nicht so anhaltend wie Demerol, dafür jedoch schneller. Es verursacht bei vielen Müttern ebenfalls Übelkeit und Erbrechen, Benommenheit und eine Bewusstseinstrübung sowie Atemschwäche bei vielen Babys.

### Medikamente gegen Übelkeit

Wenn die Wehen selbst oder ein Mittel wie Demerol oder Nisentil, Übelkeit verursachen, wird oftmals ein Medikament gegen Übelkeit verabreicht, etwa Perphenazin und Promethazin. Diese Medikamente bewirken aber wiederum Benommenheit und Schwindelgefühle bei der Mutter.[5] Laut einer Studie beeinträchtigt das amerikanische Medikament Promethazin (»Phenergan«) die Blutgerinnung des Babys.[6]

### Lachgasbetäubung

Diese Methode wird an den meisten amerikanischen Kliniken nicht verwendet und kommt auch in Deutschland und Österreich nicht mehr zum Einsatz. Lachgas wurde von den Gebärenden mit einer Maske inhaliert, wenn die Wehe ihren Höhepunkt erreichte. Die schmerzstillende Wirkung trat sofort ein und war von kurzer Dauer. Schädliche Nebenwirkungen auf das Baby konnten bisher nicht festgestellt werden, daher ist es schade, dass dieses ungefährliche Schmerzmittel nicht mehr eingesetzt wird.

### Periduralanästhesie

Die Epiduralanästhesie (hier unter dem Begriff »Periduralanästhesie« [PDA] bekannt; Anm. d. Übers.) ist die gebräuchlichste Methode der medikamentösen Schmerzlinderung bei Frauen in den Wehen, sofern sie in einer Klinik entbinden. Das Betäubungsmittel wird mittels einer feinen Kanüle in den unteren Rücken neben das Rückenmark injiziert. Die Kanüle verbleibt an dieser Stelle, falls nachdosiert werden muss. Damit die Kanüle gesetzt werden kann, müssen Sie sich vorbeugen, da so der Zwischenraum zwischen den Wirbeln größer wird. Die Periduralanästhesie lähmt den Unterkörper und die unteren Gliedmaßen. Bei den meisten Frauen wirkt sie sehr gut. In manchen amerikanischen Kliniken lassen sich 80 % der Gebärenden während der Wehen eine Periduralanästhesie geben. In den Geburtshäusern oder bei Hausgeburten wird sie jedoch nicht verwendet.

Die Periduralanästhesie hat gegenüber anderen Narkoseformen einige Vorteile:

- Sie verursacht keine Übelkeit und kein Erbrechen wie die Vollnarkose, und die Mutter bleibt bei Bewusstsein.
- Wenn sie richtig gemacht wurde, treten im Anschluss keine Kopfschmerzen auf, wie es bei der Spinalanästhesie manchmal vorkommt.
- Aus klinischer Sicht bleiben die Gebärenden ruhig und während der Wehen an einem Ort.

Aus den genannten Gründen wird diese Narkoseform normalerweise für eine Sektio (Kaiserschnittentbindung) verwendet, sofern genug Zeit ist, die Kanüle zu setzen (das dauert ungefähr zehn bis zwanzig Minuten).

Die Periduralanästhesie hat jedoch auch einige Nebenwirkungen:

Manchmal kommt es zu einem abrupten Blutdruckabfall, der für Mutter und Kind gefährlich sein kann (die Herzschlagfrequenz fällt dramatisch ab). Aus diesem Grund brauchen Frauen mit einer Periduralanästhesie gleichzeitig auch eine intravenös gesetzte Kanüle, sodass der

Blutdruck mithilfe einer Flüssigkeitsinfusion wieder normalisiert werden kann.

- Bei ungefähr jeder fünften Frau führt die Periduralanästhesie zu plötzlichem Fieber, wobei sich schwer bestimmen lässt, ob das Fieber von der Anästhesie oder einer intrauterinen Infektion kommt. Wenn eine Gebärende Fieber bekommt, wird ihr Baby auf jeden Fall einer Untersuchung unterzogen, die meist mit einigen Injektionen, manchmal einer Rückenmarksuntersuchung und zumindest einer kurzfristigen Trennung von der Mutter verbunden ist.
- Es kann sein, dass die Periduralanästhesie nicht wirkt. Selbst wenn sie richtig plaziert wurde, lindert sie den Schmerz bei ungefähr 3 % der Gebärenden nicht, bei ungefähr 12 % der Frauen nur teilweise und ungefähr 85 % sind völlig schmerzfrei.
- Manche Frauen, die eine Periduralanästhesie wollten, klagen über eine Bewusstseinstrübung und darüber, dass sie die Geburt nicht richtig miterleben.
- Bei ungefähr 2 % der Periduralanästhesien setzt der Anästhesist die Nadel versehentlich zu tief, sodass die Membran punktiert wird, die das Rückenmark umschließt. In diesen Fällen kann keine Periduralanästhesie mehr gemacht werden, und die Frau leidet tage- oder sogar wochenlang unter starken Kopfschmerzen.
- Nach einer Periduralanästhesie klagen manche Frauen über ein Kribbeln im ganzen Körper.
- Wenn die Periduralanästhesie zu früh gemacht wird, verzögert dies die Eröffnung der Zervix und die Senkung des Babys in den Geburtskanal, und es verhindert womöglich, dass der Körperteil des Babys, der zuerst geboren wird, sich in der richtigen Lage befindet.
- Wehen unter Periduralanästhesie haben häufiger einen Kaiserschnitt zur Folge als natürliche Wehen.
- Wehen unter Periduralanästhesie haben häufiger eine Zangen- oder Saugglockengeburt zur Folge als natürliche Wehen.

- Der Periduralraum kann infiziert werden, da die Haut punktiert wird.
- Frauen, deren Schmerzempfinden durch diese Narkose ausgeschaltet wird, können verletzt werden, wenn die Kanüle verrutscht und die Geburtshelfer nicht darauf achten, da die Gebärende den Schmerz durch die Verletzung ebenfalls nicht spürt.
- Babys haben nach einer Periduralanästhesie manchmal Atembeschwerden und leiden anfänglich unter Trinkschwäche beim Stillen.
- In sehr seltenen Fällen (ungefähr bei jeder 5000. PDA) kann eine Periduralanästhesie den Tod der Mutter oder eine dauerhafte Lähmung zur Folge haben.

Wie häufig eine Periduralanästhesie gemacht wird, ist von Klinik zu Klinik verschieden. Die Häufigkeit steigt dort, wo die Anästhesisten feste Arbeitszeiten einhalten wollen und die Gebärenden zu einer Entscheidung drängen, weil sie bald Dienstschluss haben. Viele Frauen haben mir berichtet, dass sie einer PDA zugestimmt haben, weil der Anästhesist damit drohte, er wäre in einer halben Stunde nicht mehr da und danach hätten sie keine Möglichkeit zur Schmerzlinderung mehr.

**Vollnarkose**

Früher war die Vollnarkose die gängige Anästhesie in der Geburtshilfe, aber nach der Entwicklung der Periduralanästhesie wird sie kaum noch verwendet. Die Vollnarkose hat das vergleichsweise hohe Risiko für das Baby, nach der Geburt Atembeschwerden zu haben. Manchmal hat sie bei den Müttern Nebenwirkungen wie Übelkeit und Erbrechen und in seltenen Fällen Pneumonien (Lungenentzündungen). Die Vollnarkose lässt sich jedoch rascher bewerkstelligen als die Periduralanästesie, und sie wirkt rasch und zuverlässig, sodass sie im Fall eines Notkaiserschnitts immer noch verwendet wird. Die Vollnarkose kann auch keinen Blutdruckabfall verursachen.

**Spinalanästhesie**
Die Spinalanästhesie funktioniert ähnlich wie die Periduralanästhesie: Zunächst wird eine intravenöse Kanüle gelegt, dann wird ein Lokalanästhetikum mit einer Nadel in den Rücken injiziert. Die Narkosewirkung für einen Kaiserschnitt ist genauso gut wie bei der Periduralanästhesie, manchmal sogar noch besser. Der Katheter verbleibt jedoch nicht im Rücken, sodass nicht nachdosiert werden kann. Die Komplikationen sind ähnlich der Nebenwirkungen der Periduralanästhesie. Manchmal verursacht die Spinalanästhesie einen raschen Blutdruckabfall. Bei ungefähr 1 % der Frauen treten nach der Geburt Kopfschmerzen auf.

## Vorschläge für Wehen ohne Narkose und eine natürliche Spontangeburt in der Klinik

Falls Sie sich mit einer Entbindung in der Klinik sicherer fühlen, aber Ihre Chancen erhöhen wollen, Ihre Wehen ohne Narkose sowie eine Spontangeburt zu erleben, möchte ich Ihnen folgende Empfehlungen mit auf den Weg geben:

**Engagieren Sie eine Doula**
Doulas sind einfühlsame und kompetente Geburtsbegleiter*innen, die Sie gewöhnlich bereits vor der Entbindung auf die Geburt vorbereiten und die während der Wehen bei Ihnen bleiben, bis das Baby geboren ist. Die Aufgabe einer Doula besteht darin, Ihnen die Entbindung so angenehm wie möglich zu machen und Sie und Ihren Partner zu unterstützen.

Das Argument für eine Doula liefern mehr als elf umfassende Studien, die nachgewiesen haben, dass das Risiko eines unnötigen Kaiserschnitts halbiert wird, wenn eine Doula bei der Entbindung anwesend ist. Ebenso halbiert sich das Risiko einer Saugglocken- oder Zangengeburt. Das ist noch lange nicht alles! Eine Doula an seiner Seite zu haben verkürzt die Wehendauer, da Stress, Schmerzen und Angst enorm reduziert werden.

In einem Entbindungszimmer kann es manchmal sein, dass Ihre Doula die einzige Person auf der ganzen Station ist, die ganz allein dafür verantwortlich ist, es Ihnen angenehmer zu machen und dafür zu sorgen, dass Ihre Wehen so effektiv wie möglich sind.

Wenn der Vater Ihres Babys bei der Geburt dabei sein möchte, fragen Sie sich vielleicht, ob Sie trotzdem noch eine Doula engagieren sollen. Die Antwort lautet »Ja«. Väter haben oft große Angst in der Geburtssituation. Der beruhigende Einfluss einer Doula auf die werdenden Väter ist oft ebenso stark wie auf die Gebärende.

Die Autoren Klaus, Klaus und Kennel weisen in ihrem ausgezeichneten Buch über Doulas, *Doula. Der neue Weg der Geburtsbegleitung,*[7] darauf hin, dass Vätern bei einer Erstgeburt von unserer Gesellschaft Dinge abverlangt werden, die weit über das hinausgehen, was man von Medizinstudenten erwarten würde. Sie erwähnen, dass man bei Medizinstudenten davon ausgeht, dass sie blass werden und anfangen zu schwitzen, wenn sie zum ersten Mal mit einem neuen medizinischen Fall konfrontiert werden, und dass es keinerlei Konsequenzen für sie hat, wenn sie das Zimmer verlassen müssen. Vätern andererseits gesteht man dies bei der Geburt ihres ersten Kindes nicht zu. Wenn sie hinausgehen müssen, fühlt sich die Mutter allein gelassen und ärgert sich über ihren Partner.

Das Dilemma, in dem Männer stecken, die zum ersten Mal Vater werden, verdeutlicht ihr Buch anhand eines besonders markanten Beispiels von einem Arzt, der bei der Geburt seines ersten Kindes dabei war. Der Arzt erklärte dem Autorenteam Klaus und Klaus: »Bei unserem ersten Kind war ich emotional so überwältigt, dass ich die Vorgänge nicht objektiv beobachten konnte. Ich glaubte bei jeder Wehe wirklich, es drohe Gefahr.« Viele Frauen, die mit einem Arzt verheiratet sind, kennen dieses Verhalten ihrer Männer bei jeder Geburt eines Kindes, da Ärzte normalerweise noch mehr Angst vor den Wehen und der Geburt haben als andere. In einer solchen Situation kann eine Doula überaus hilfreich sein.

Egal, wie aufopfernd sich ein Vater auch um die Gebärende kümmert oder wie gut er sich auf die Geburt vorbereitet hat – er braucht eine Kleinigkeit zu essen oder er muss auch mal auf die Toilette gehen, wenn die Wehen länger als ein paar Stunden dauern, was sehr wahrscheinlich ist. Die Doula macht es möglich, dass sich der Partner eine Ruhepause gönnen kann und trotzdem gewährleistet ist, dass die Gebärende ununterbrochen betreut wird. Außerdem können viele Männer die Gebärende besser unterstützen, wenn ihr Verhalten und entsprechende Handgriffe von einer Doula bestätigt werden oder sie ihnen zeigt, wie sie es machen sollen.

Während der Schwangerschaft lernen sich die Doula und die werdende Mutter und der Vater kennen und können eine respekt- und vertrauensvolle Beziehung zueinander aufbauen. Manche Doulas halten Geburtsvorbereitungskurse ab, während andere sich lieber alleine mit der werdenden Mutter oder dem Ehepaar treffen. Sie gehören nicht zum Krankenhauspersonal und sind daher nur der Mutter, nicht der Klinik verpflichtet. Anders als die Krankenschwestern, die Schichtwechsel haben, bleiben sie durchgehend bei der Gebärenden.

Manche großen Krankenhäuser (in den Vereinigten Staaten; Anm. d. Übers.) beschäftigen eigene Doulas, was deren Unabhängigkeit natürlich einschränkt. Am besten sollten Sie sich eine unabhängige Doula suchen. (In Deutschland gibt es noch kein Netzwerk; Listen von Geburtsbegleiter*innen in Deutschland, Österreich und der Schweiz siehe Adressen im Anhang) Einige Geburtsbegleiter*innen verlangen ein Honorar, andere arbeiten ehrenamtlich. Beachten Sie bitte auch, dass Doulas in manchen Krankenhäusern nicht zugelassen sind.

In Kapitel 12 finden Sie weitere Informationen, welche Fragen Sie mit potenziellen Geburtsbegleiter*innen in einem Vorgespräch abklären sollten.

#### Wie Sie bei der Geburt gekleidet sein sollten

Nehmen Sie Ihr Lieblingsnachthemd mit, sodass Sie kein Krankenhaushemd anziehen müssen. Wenn Sie Ihre eigenen Kleider tragen, werden Sie daran erinnert, dass Sie keine Patientin sind.

### Essen und Trinken

Achten Sie darauf, während der Wehen ausreichend zu trinken und ungefähr jede Stunde einmal auf die Toilette zu gehen. Wenn Sie genug trinken, vermeiden Sie das Risiko zu dehydrieren, während Sie Wehen haben. Es regt auch den Harndrang an, was Sie aufs Klo treiben wird, was in der Folge dazu beiträgt, ihre Beckenmuskulatur zu entspannen, während Sie auf der Toilette sitzen. Dies wiederum verstärkt den Druck auf Ihre Zervix, solange sie sich noch dehnt, und es unterstützt schließlich das Baby dabei, sich gut in den Geburtskanal zu schieben, während Sie weiterhin pressen.

### Versuchen Sie es mit der Hydrotherapie

Ich habe bereits eine Form der Hydrotherapie erwähnt: Wasser trinken. Eine andere wirkungsvolle Methode besteht darin, zu duschen oder, noch besser, in ein angenehm temperiertes Bad zu steigen (wenn Sie noch keinen Blasensprung hatten). Die meisten Frauen haben danach sofort weniger Schmerzen. Das warme Wasser wirkt beruhigend und entspannend. Tatsächlich ist es schwierig, im Wasser angespannt zu bleiben. Wasser trägt bei Frauen auch dazu bei, sich in einen meditativen Zustand zu begeben, der die Wehen fördert.

### Denken Sie daran: Geburt ist ein sexueller Akt

Man kann mit an Sicherheit grenzender Wahrscheinlichkeit sagen, dass der sexuelle Aspekt der Wehen und der Geburt in den meisten Kliniken fast immer übersehen wird. Der Hauptgrund hierfür liegt darin, dass Ärzte den sexuellen Vorgang der Geburt herunterspielen mussten, damit im 18. und 19. Jahrhundert, als Geburten nur von Hebammen begleitet wurden, auch männliche Geburtshelfer in die Entbindungszimmer der Frauen gelassen wurden. Als sich später in den industrialisierten Ländern durchsetzte, im Krankenhaus zu entbinden, wo die Geburt unter der direkten Kontrolle der Ärzte stand, wurde die Verdrängung der Sexualität der Geburt zur Regel.

In Wirklichkeit ist Sex das zentrale Geschehen in der Fortpflanzung, angefangen bei der Empfängnis bis hin zur Geburt. Wenn der sexuelle Aspekt der Wehen und der Geburt ignoriert wird, wird die Wehentätigkeit dadurch oftmals gehemmt. Ebenso ist es eine Tatsache, dass der Fluss der sexuellen Energie die Wehen weniger schmerzhaft, viel wirkungsvoller und den Einsatz von Medikamenten überflüssig macht.

Dr. Peter Curtis, ein aus Großbritannien stammender Mediziner an der Universität Chapel Hill in North Carolina, erzählte mir ein gutes Beispiel für die starken Vorurteile, auf die man in amerikanischen Krankenhäusern in dieser Hinsicht stößt. Dr. Curtis wurde in England sowohl in medizinischer Geburtshilfe als auch von Hebammen ausgebildet. Er kannte die frauenorientierte Geburtshilfe an Krankenhäusern und die Praxis der Hausgeburten in seiner Heimat, weshalb es ihm sehr vertraut war, bei Geburten von Frauen zu assistieren, die eine natürliche Geburtserfahrung machen wollten.

Er erzählte mir von einem jungen Ehepaar, das ihn zum ersten Mal auf die Bruststimulation zur Anregung der Wehen aufmerksam machte. Er registrierte die Wehen, die leider sehr schwach waren. Nach mehreren Stunden Wehen war die Zervix immer noch nicht sehr weit geöffnet. Die Geburtsschwester machte Dr. Curtis den Vorschlag, intravenös Oxytozin zu verabreichen, um die Wehentätigkeit zu verstärken. Als er sein Vorhaben mit dem Ehepaar besprach, baten sie ihn, es erst noch einmal mit der Bruststimulation versuchen zu dürfen, von der sie in meinem Buch *Spirituelle Hebammen. Faszinierende Geburtserlebnisse* (München: Hugendubel 1989) gelesen hatten. Er selbst hatte noch nie etwas von dieser Methode gehört, sah aber ein, dass eine gewisse Logik darin lag, und stimmte zu. Da die Schwester inzwischen mit einer anderen Gebärenden beschäftigt war, konnte er sie nicht über das veränderte Vorgehen unterrichten. Dr. Curtis berichtet folgendermaßen darüber, wie die Geschichte weiterging:

»Ungefähr zwanzig Minuten nach diesem Gespräch gingen die Geburtshilfeschwester und ich zurück in den Kreißsaal. Wir sahen, wie der

Ehemann der Gebärenden voller Begeisterung an einer ihrer Brustwarzen saugte, ein ebenfalls anwesender Freund an der anderen. Die Schwester wurde angesichts dieses unerhörten Verhaltens blass und klammerte sich entsetzt an meinen Arm. Wir verließen eiligst wieder den Raum, um unsere Fassung wiederzugewinnen und die Sache zu besprechen. Danach gingen wir wieder hinein, um festzustellen, welche Fortschritte die Austreibung machte. Zu unserem Erstaunen kamen die Wehen jetzt in sehr rascher Abfolge und mit starken Kontraktionen. Die Zervixöffnung war ebenfalls weit fortgeschritten. Zwei Stunden später entbanden wir die Frau ohne Schwierigkeiten von einem gesunden Jungen.«[8]

Einen Monat später überzeugte eine ähnliche Situation Dr. Curtis von dem Zusammenhang zwischen Brust- und Wehenstimulation. Daraufhin erforschte er, wie die Bruststimulation eingesetzt werden könnte, um die Rate der Oxytozingaben an seiner Klinik, die bei 30 % lag, zu senken. Er fand heraus, dass die Methode der Bruststimulation bei vielen Völkern in aller Welt seit Jahrhunderten verwendet wird, um die Wehentätigkeit zu verstärken. Und er fand medizinische Schriften aus Frankreich, Deutschland und England, die die beidseitige Bruststimulation als eine erfolgreiche Methode bei einer zu langen Austreibungsphase empfahlen.

Womit Dr. Curtis nicht gerechnet hatte, war die Ablehnung, auf die er bei seinen Kollegen stieß, »die auf meine ›Flausen‹ recht zynisch und voreingenommen reagierten«. Erst einige Jahre später konnte Dr. Curtis mit seinen Forschungsassistenten einen klinischen Versuch machen, um die Wirksamkeit der Bruststimulation wissenschaftlich nachzuweisen. Warum?

Der Grund dafür war, dass die Geburtshilfe- und gynäkologischen Abteilungen an den Krankenhäusern (einschließlich seiner eigenen Klinik) seine Anfrage ablehnten, weil ihnen diese Vorstellung zu unkonventionell erschien und sie Angst hatten, dieses zweifelhafte Projekt »könne dem Ruf der medizinischen Geburtshilfe schaden«. Dr. Curtis mag zwar in einem Land geboren und aufgewachsen sein, das den Viktorianismus erfunden hat, aber bei seiner Forschungstätigkeit auf dem Gebiet der Bruststimulation entdeckte er, dass die Amerikaner noch prüder waren als die Briten.

Falls Sie in einer sehr konventionell eingestellten Klinik entbinden möchten und Ihre Wehen schwächer werden, wird man Ihnen sehr wahrscheinlich intravenös ein Mittel geben wollen, um die Wehen anzuregen, statt Ihnen die Bruststimulation zu empfehlen. In Einrichtungen, die für die Methoden der natürlichen Geburt aufgeschlossen sind, wird die Bruststimulation vorgeschlagen, ehe man zu Medikamenten greift, da sie auf natürliche Weise und nicht pharmakologisch wirkt.

Ich rate Ihnen, sich nicht mehr als nötig von der Prüderie anderer Leute beeinflussen zu lassen, wenn es um die Anregung Ihrer Wehen geht. Machen Sie sich keine Gedanken über missbilligende Blicke oder empörte Gesichter, die eine Bruststimulation mit den Händen (oder andere Berührungen, die das Krankenhauspersonal an Sex erinnern) während der Wehen bei manchen Leuten bewirkt. Die Vorteile überwiegen diese Risiken bei Weitem. Wenn es Ihnen und Ihrem Partner gelingt, in eine so starke sexuelle Erregung zu kommen, dass Ihre Wehen davon günstig beeinflusst werden, schaffen Sie es vielleicht sogar auch, auf die Hilfe dieser nicht gerade einfühlsamen Personen verzichten zu können und einen weitaus besseren Ersatz für deren Unterstützung zu finden.

**Sorgen Sie für eine geschützte Privatsphäre (»Privacy«)**

Wehenschmerzen können auf natürliche Weise gelindert werden. Ein guter Ansatz wurde in den 1980er-Jahren gemacht, als man die Krankenzimmer wie normale Schlafzimmer einrichtete. Doch übersah man dabei einige der wichtigsten Faktoren, die zu einer privaten Atmosphäre beitragen – beispielsweise der Schutz vor unerwünschten Besuchern oder gedämpftes Licht. Ein angenehmer, gemütlicher und schwach beleuchteter Raum reduziert den Stresspegel während der Wehen, was wiederum Ihr Stammhirn zur Ausschüttung der Hormone anregt, die für einen normalen und unkomplizierten Geburtsvorgang sorgen. Dieses Bedürfnis nach einer geschützten Privatsphäre teilen wir Menschenmütter praktisch mit allen anderen Säugetieren.

### Massage und Berührung

Wenn die Wehen sehr schmerzhaft sind, kann eine Berührung oder Massage enorme Linderung verschaffen. Falls Sie zu den Menschen gehören, die diese Form der Schmerzlinderung schätzen, wissen Sie das wahrscheinlich schon. Mir halfen Oberschenkelmassagen und Druckmassage im Kreuz ausgesprochen gut. Während der Wehen fand ich diese beiden Massagen göttlich.

Im Folgenden möchte ich Ihnen nun eine Berührungsmethode schildern, die Sie vielleicht noch nicht kennen. Wenn die Gesäßmuskeln oder die Oberschenkel der Mutter geschüttelt werden, hilft dies vielen Frauen – einschließlich mir selbst – sehr gut, sich während der Wehen zu entspannen. Auf einen Beobachter mag dies zwar nicht besonders angenehm wirken, aber Gebärende können sich oft ausgezeichnet entspannen, wenn ihre Gesäßbacken oder ihre Oberschenkel rhythmisch hin und her geschüttelt werden. (In Deutschland wurde daher auch der Begriff »Äpfelschütteln« dafür gefunden.)

Vor vielen Jahren begleitete ich eine Erstgebärende, die sehr zart, ängstlich, verspannt und überraschend stark war. Sie hatte sehr große Angst vor der Geburt und ich hatte noch nicht herausgefunden, wie ich sie beruhigen konnte. Gewöhnlich lässt die Spannung in den Beinen bei starken Wehenkontraktionen nach. Doch obwohl die Wehen dieser Frau sehr heftig waren, blieben ihre Beine steinhart. Ich musste also eine Möglichkeit finden, wie sie sich und damit auch ihre Beine entspannen konnte. Denn erst dann würde sich auch ihre Beckenmuskulatur entspannen, und ihre Zervix könnte sich öffnen.

Während einer Wehe massierte ich ihre Füße und Waden. Den meisten der 35 Frauen, die bis dahin bei mir entbunden hatten, tat diese Massage sehr gut. Diese starke Frau spannte ihre Beine noch stärker an, sodass ich mit der Lockerung durch die Massage gar nicht nachkam. Die Wehen wur-

Ihres Körpers einmischt. Damit Sie eine Vorstellung bekommen, was ich damit meine, möchte ich Ihnen ein paar Beispiele geben, was Affen und Menschenaffen im Gegensatz zu Frauen während der Wehen vermeiden – nämlich diejenigen menschlichen Verhaltensweisen, die sich hemmend auf die Wehentätigkeit auswirken:

- Affenmütter halten technologische Unterstützung beim Gebären für unnötig.
- Affenmütter machen sich keine Sorgen darüber, ob ihr Körper auch richtig funktioniert.
- Affenmütter geben die Schuld an ihrem Zustand nicht jemand anderem.
- Affenmütter berechnen ihre Zervixöffnung nicht, um über die Dauer der Austreibungsphase zu spekulieren. (Ein typischer vom Verstand gesteuerter Satz lautet: »Ich habe acht Stunden gebraucht, damit sich meine Zervix fünf Zentimeter geöffnet hat. Das bedeutet, es wird noch weitere acht Stunden dauern, bis sie zehn Zentimeter weit oder vollständig geöffnet ist.«)
- Affenmütter nehmen während der Wehen die Körperhaltung ein, die für sie am angenehmsten ist, und nicht die Lage, die man ihnen vorschreibt.
- Affenmütter machen sich keine Sorgen darüber, ob sie während der Wehen laut sind, furzen oder Stuhlgang haben. Alle Königinnen, Gräfinnen und Filmstars haben Stuhlgang – jeden Tag, sofern sie gesund sind.

Wie gelingt es Ihnen, sich in der Klinik Ihrer inneren Affenmutter zu überlassen? Meiner Meinung nach können Sie sich geistig darauf vorbereiten, dass Sie sich dort ein wenig wie eine Wilde gebärden werden. Versuchen Sie das zu Hause in Ihrem Schlafzimmer zu üben. Seien Sie bereit, unkonventionell zu sein, wenn Ihnen das während der Wehen hilft.

Ein junges Ehepaar erzählte mir einmal, wie es ihnen bei ihrem ersten Kind gelang, in einem orthodoxen Krankenhaus dennoch eine natürliche

Geburt zu erleben. Sie kämpften gegen die Zeit an, weil ihr Baby eine Beckenendlage war, was alle Geburtshelfer nervös machte, außer ihre eigene Hebamme (die eine Expertin für vaginale Beckenendlagengeburten war). Ein Arzt kam ins Entbindungszimmer und beschimpfte die ärztliche Geburtshelferin: »Was?! Die Frau hat immer noch Wehen? Wann bringen Sie sie endlich in den Operationssaal?«

Die Mutter spürte, wie sich ihre Zervix jedes Mal, wenn sie derart gestört wurde – und das war schon mehrmals vorgekommen –, wieder zusammenzog. Schließlich drohte ihr ihre eigene Ärztin unter dem Druck ihrer Kollegen, ihre Zervix müsse in einer Stunde vollständig eröffnet sein, sonst müsse sie einen Kaiserschnitt machen. Um weitere dieser unsensiblen Störungen zu vermeiden, zog sich die Gebärende in das angrenzende, winzige Badezimmer zurück. Während der nächsten Kontraktionen saß sie dort auf der Toilette. Während sie sich dabei entspannte, ließ sie ihre Oberschenkel auseinanderfallen und spürte, wie ihre Zervix verstrich.

Aber es gab ein weiteres Problem: Da der Raum so klein war, fiel ihr Bein gegen einen Heizkörper an der Wand, wenn sie sich entspannte. Nachdem sie mit ihrem Mann darüber gesprochen hatte, beschlossen sie, ihre Mäntel anzuziehen und heimlich draußen im Freien spazieren zu gehen. Sie fragten gar nicht erst um Erlaubnis. Als die Krankenschwestern die beiden Vermissten fanden, war der Muttermund vollständig geöffnet, und die Mutter war bereit zu pressen. Sie kam zurück ins Geburtszimmer und gebar ihr Baby problemlos – überglücklich darüber, dass sie sich gegen das starre klinische Geburtshilfesystem durchgesetzt hatte.

Bei einer anderen Bekannten wurde beim ersten Kind eine Oxytozin-Einleitung aufgrund von Bluthochdruck gemacht. In dem betreffenden Krankenhaus galt für alle Gebärenden striktes Ess- und Trinkverbot, und die Tropfinfusion war Standard. Stunde für Stunde lief die Gebärende die Korridore auf und ab, während sie mit knurrendem Magen und Gebärmutterkrämpfen den fahrbaren Tropf vor sich her schob, vorbei an Getränkeautomaten und dem Schwesternzimmer, in dem die Geburtsschwestern

ihren Imbiss einnahmen. Nach 28 Stunden war ihre Zervix fast vollständig erweitert, und sie war zum Pressen bereit, aber sie hatte keine Kraft mehr, und ihr Mann fragte sich, wie sie die Presswehen nach der langen Zeit ohne Schlaf und ohne Essen und Trinken schaffen sollte.

Beide hatten sich im Internet ausreichend darüber informiert, wie wenig haltbar die Argumente gegen Essen und Trinken während der Wehen sind. Deshalb holte er seiner Frau ein Sandwich, das sie aß, während sie allein im Zimmer waren. Durch den Energieschub öffnete sich ihr Muttermund vollständig und bald darauf gebar sie ihr Kind.

## Wie Sie Ihre innere Affenmutter lieben lernen

Viele von uns sind mit dem Vorurteil aufgewachsen, dass es beschämend und entwürdigend ist, anderen Primaten zu ähneln. In Anbetracht der Tatsache, dass alle anderen Menschenaffen bekanntlich gut mit den Wehen und dem Gebären klarkommen, während zivilisierte Menschen oft Probleme damit haben, wäre es klug, sich so viel wie möglich von den Primatenweibchen abzuschauen. Mein Mann hat schon oft über die Ähnlichkeiten zwischen Menschen und anderen Primaten berichtet. Er findet es nicht entwürdigend, mit den Affen verwandt zu sein.

Ich selbst habe nichts gegen die Vorstellung, dass ich ein Affe bin, da ich als kleines Kind oft spielte, ich sei ein Pferd, ein Löwe oder ein Hund. Wenn ich rannte, war ich gewöhnlich ein Pferd. Wenn ich mit meinem Bruder und meiner Schwester auf der weiten, langweiligen Fahrt zu meinen Verwandten auf dem Land hinten im Auto saß, fantasierte ich, ich sei ein edler Hund (ein Collie oder ein Deutscher Schäferhund). Als ich zwanzig Jahre später mein erstes Kind zur Welt brachte, kehrte ich zu dieser alten Gewohnheit zurück, ohne darüber nachzudenken, und imaginierte mich als Berglöwin. Ein Tier nachzuahmen erleichterte mir, die Kräfte aufzubringen, von denen ich instinktiv wusste, ich würde sie für die Wehen brauchen.

Ich schlage den Schwangeren oft vor, sich während der Wehen vorzustellen, sie seien ein großes Säugetier. Viele bestätigen mir, dass es ihnen hilft, sich mit der wilden Frau in sich zu verbinden und an das uralte Wissen anzuknüpfen, das jede Frau als Potenzial in sich trägt.

## Wenn das Baby während des Pressens »stecken bleibt«

Manchmal setzen die Presswehen ein und der Kopf des Babys senkt sich in den Geburtskanal – bis er plötzlich nicht mehr weiter kommt. Aus geburtsmedizinischer Sicht ist die übliche Reaktion auf diese Situation eine Zangengeburt oder Vakuumextraktion (sowohl bei der Forzeps- oder Zangengeburt als auch bei der Vakuumextraktion oder Saugglockengeburt werden die Babys gelegentlich verletzt). Die Farmhebammen verwenden in solchen Fällen eine ganz andere Technik, die meistens sehr effektiv ist. Anstatt ein Instrument am Kopf des Babys zu befestigen, nutzen wir die Flexibilität und den Bewegungsspielraum der weiblichen Beckenknochen aus. Die Methode wird »Beckenpresse« (»Pelvic Press«) genannt. Dabei übt man Druck oben auf die Hüfte (oberer Beckenkamm [Crista iliaca]) aus, während die Frau presst. Durch den so ausgeübten Druck werden ihre Hüftknochen oben zusammengeschoben, während sie sich am unteren Ende des Beckens öffnen und so den feststeckenden Kopf des Babys freigeben. Als ich diese Methode zum ersten Mal anwandte (nachdem ich in Nan Koehlers Buch *Artemis Speaks* darüber gelesen hatte), konnte ein Kind aus einer Stirnlage, einer der schwierigsten Lagen, normal entbunden werden. Wenn die Beckenpresse nicht gemacht wird, erfordern diese Stirn- und Gesichtslagen fast immer einen Kaiserschnitt. Unser Baby in Stirnlage wurde ohne Instrumente, Dammschnitt oder Verletzung des Perineums (Damms) der Mutter geboren. Andererseits sind Zangen- oder Saugglockenentbindungen fast immer mit einer beträchtlichen Verletzung des Damms der Mutter verbunden und er muss mit vielen Stichen genäht werden.

# Kapitel 8

## *Die vergessenen Kräfte der Vagina*

*»Wenn die Wehen normal verlaufen, öffnet sich die Zervix durch eine geheime Kraft oder zumindest ohne irgendeine offensichtliche Kraft.«*

Dr. William Dewees, 1847

*»Wenn man zum ersten Mal sieht, wie hauchdünn die mütterlichen Weichteile durch die Dehnung werden, und sie Teile des Kindes sichtbar werden lassen, sodass man den Eindruck hat, sie würden gleich platzen, verspürt man fast instinktiv das Bedürfnis, seine Hand auf das hoch gewölbte Fleisch zu legen. Wir dürfen jedoch nicht vergessen, dass dieses Gewebe nicht nur elastisch, sondern auch lebendig und empfindsam ist und, was noch wichtiger ist, dass die Wehen ein rein physiologischer Vorgang sind. Die Natur stimmt bei allen natürlichen Prozessen die Mittel auf das Ziel ab, und das Perineum wurde sicherlich nicht so geschaffen, dass es einreißt, wenn es nicht von der Hand eines Arztes gestützt wird.«*

Dr. William Goodell, 1879

Bei dreiundvierzig von den ersten fünfzig Geburten, die Pamela und ich begleiteten, gab es keinen Dammschnitt oder -einriss. Die sieben Frauen, die genäht werden mussten, hatten nur leichte Einrisse, und es entstanden keine weiteren Komplikationen. Aus dieser Erfahrung gelangte ich schon sehr früh in meiner Laufbahn als Hebamme zu der Erkenntnis, dass Frauen bestens dafür gerüstet sind, mit kompetenter Unterstützung, guter Vorbereitung, in einer angenehmen Atmosphäre und mit der nötigen Achtsamkeit ohne die geringste Verletzung zu gebären (meine Statistik und die meiner Kolleginnen führe ich seit der ersten Geburt, der ich jemals beigewohnt habe, noch bevor ich meine Ausbildung als Hebamme abgeschlossen hatte). Mit zunehmender Erfahrung lernten meine Kolleginnen und ich, wie wir Frauen noch besser dabei helfen konnten, ohne Verletzung der Vagina oder des Damms zu gebären.

Wenn Sie Angst haben, dass Sie »zu eng sind, um zu gebären«, möchte ich Ihnen eine Meditation empfehlen, die sich auch bei Judy, die mich dazu inspiriert hat, äußerst positiv ausgewirkt hat. Obwohl ich bereits seit zwanzig Jahren Geburten begleitet und großen Respekt vor den erstaunlichen Kräften des weiblichen Unterleibs hatte, machte ich mit Judy eine neue und aufregende Erfahrung. Sie kam in unser Geburtszentrum, als sie mit ihrem ersten Kind schwanger war, weil es sich in eine Beckenendlage gedreht hatte. Verschiedene Leute wollten ihr Angst machen, sie bräuchte einen Kaiserschnitt, weil der Kopf des Kindes bei der Geburt sonst stecken bleiben könnte. Ich erklärte ihr, meiner Erfahrung nach würde der große Po des Babys seinem Kopf den Weg bahnen. Ich formte mit meinen Händen einen Kreis, der ihr zeigen sollte, wie weit sich ihre Vagina dehnen würde (bis zur Größe einer großen Grapefruit). »Sie werden unglaublich weit«, sagte ich zu ihr.

Eine Woche später kam das Gesäß ihres Sohnes nach siebzehn Stunden Wehen zuerst in Sicht. Bevor sein Po direkt gegen ihren Damm presste, wurde ihre Vagina so weit, dass ich erstaunt war. Ich hatte dieses Phänomen bereits bei Frauen mit sieben oder acht Kindern beobachtet, aber noch niemals bei einer Erstgebärenden.

Als ich ein paar Tage später mit Judy über die Geburt sprach, erzählte ich ihr, wie erstaunt ich über die Dehnung ihrer Vagina gewesen war, ohne direkten Druck auf ihren Damm ausgeübt zu haben (darüber war ich immer noch verblüfft). Judy erklärte: »Ich habe dein Mantra benutzt.«

»Welches Mantra?«, fragte ich verständnislos.

»Beim Pressen dachte ich ständig: Ich werde unendlich weit.

Ich werde unendlich weit!«, antwortete sie.

Das Einzige, was Judy im Vergleich zu anderen Frauen, die bei mir entbunden hatten, anders gemacht hatte, war die Konzentration auf dieses Mantra während der Presswehen. Der Vorteil dieser Meditation besteht darin, dass sie keinerlei unerwünschte Nebenwirkungen hat, weshalb man sie ruhig einmal ausprobieren kann. Diese Entbindung blieb mir noch lange in Erinnerung, weil ich viel daraus gelernt hatte und sie ein menschliches Potenzial offenbarte, das ich vorher noch niemals beobachtet hatte. Schließlich hatte mir Judy gezeigt, dass eine Frau bewusst ihre Vagina ausdehnen kann, indem sie während des Geburtsvorgangs ihre Konzentration darauf lenkt. Von da an erklärte ich Frauen ihre Vagina und deren Fähigkeiten aus einer völlig neuen Perspektive. Beobachten Sie einmal bei sich selbst, wie diese Erkenntnis Ihre eigene Einstellung zu Ihrer Vagina verändern kann.

Für Männer ist es ganz natürlich, dass ihr Geschlechtsorgan viel größer werden kann und dann wieder schrumpft, ohne Schaden zu nehmen. Wenn die Geburtshelfer (und Frauen) sich bewusst wären, dass die weiblichen Genitalien ähnliche Fähigkeiten haben, würde die Rate der Dammschnitte und -risse über Nacht sinken. Aber die Geburtsmediziner früherer Generationen haben das Vorurteil verbreitet (und daran halten viele immer noch fest), dass die Natur die Frauen mit dem Gewebe der Vagina und des Damms betrogen habe (wenn man es einmal übermäßig dehnt, reißt es sofort wie ein schlechtes Gummiband). Viele Frauen glauben deshalb, ihre Geschlechtsorgane seien aus minderwertigem Material gemacht. Natürlich erwartet niemand, dass man einen Penis in die gleiche Länge ziehen kann, die er bei einer Erektion und während der sexuellen Erregung mühelos erreicht. Das Gleiche gilt für die Vagina.

Bei meinen Vorträgen frage ich die Frauen oft, was bei einem innigen Kuss passiert. Was fühlen wir dabei? Die Frauen blicken mich bei dieser Frage neugierig an. Schließlich hat irgendeine Frau den Mut, deutet auf ihre Scheide und antwortet: »Es prickelt darin.« Wir kennen die Erregung, die dazu führt, dass die Vagina weit wird. Die Geburt ist ein Vorgang, bei dem sich die Scheide dehnt. (Das sexuelle Vorspiel ist eine weitere Möglichkeit.) Der wahrscheinlich größte Unterschied zwischen der Erregung von Mann und Frau besteht darin, dass der Mann seine Erregung sehen kann und die Frau nicht.

Aber ihre Erregtheit ist ebenso wirklich und wichtig wie seine – besonders wenn sie ein Kind zur Welt bringt. Wenn ihr Gewebe in der Scheide nicht stark genug erregt ist, wenn der Kopf des Babys zum Vorschein kommt, wird er von der Gebärmutter trotzdem dagegengepresst und zwängt sich durch den Geburtskanal, der nicht völlig gedehnt und nicht ganz weich geworden ist. Dann kann es passieren, dass die Scheide einreißt. Es wäre am besten, wenn alle Gebärenden erregt wären, denn dies würde viele Einrisse verhindern. Vordringlich wären jedoch Verbesserungen auf den Entbindungsstationen.

Zweifellos leiden Frauen mit mehreren dicht aufeinander folgenden Schwangerschaften an einer Erschlaffung der Becken- und Vaginalmuskulatur, wenn sie nach der Geburt keine Beckenbodengymnastik machen. Dabei wird die Beckenbodenmuskulatur fünf bis zehn Sekunden lang zusammengepresst. Diese Übung steigert man bis zu achtzigmal pro Tag. In manchen alten Kulturen gibt es bestimmte Tänze, die Frauen nach der Entbindung zur Stärkung des Beckenbodens aufführen, wie zum Beispiel den Hula und andere Tänze auf den pazifischen Inseln, bei denen die Frauen mit der Hüfte kreisen, oder den orientalischen Bauchtanz sowie afrikanische Tänze, bei denen man mit dem Gesäß wackelt.

Damit will ich sagen: Die Natur hat alle Frauen so geschaffen, dass sie so weit werden können wie Judy, und dass dies in der richtigen Atmosphäre leichter geht, wie das auch bei der männlichen Erektion der Fall ist. (Ich habe noch nie einen Riss bei einer Frau erlebt, die während der Presswehen ihren Mann geküsst oder sich selbst am Damm berührt hat, als der Kopf des Babys austrat.) Den Hebammen und anderen Geburtsbegleiter*innen, die während der Wehen kontinuierlich für die Gebärende sorgen, haben wir es zu verdanken, dass dieses Wissen um die weibliche Geburtskompetenz – die jede Frau besitzt, sofern das Zusammenspiel von Körper, Geist und Psyche nicht gestört wird – erhalten bleibt. Was bei der Geburt eines Kindes passiert, ist für einen Laien kaum zu glauben. (Denken Sie an das Zitat von William Goodell am Anfang dieses Kapitels.)

Ich werde niemals vergessen, was eine 36-jährige, mit ihrem ersten Kind hochschwangere Frau einmal zu mir sagte, als sie mich in der letzten Schwangerschaftswoche aufsuchte. Wir sprachen über die bevorstehende Entbindung und sie erzählte mir von ihrer größten Sorge, die bei Frauen häufig vorkommt, die nur wenig Erfahrung mit den Kräften und Fähigkeiten des weiblichen Körpers beim Gebären haben. »Ich kann mir überhaupt nicht vorstellen, wie etwas so Großes aus einer so kleinen Körperöffnung kommen kann«, sagte sie, während sie ihren prallen Bauch tätschelte.

Dabei fällt mir eine andere Geschichte ein, die zeigt, wie schwierig es emotional für unerfahrene Frauen sein kann, sich konkret vorzustellen, was während des Geburtsvorgangs passiert. Vor einigen Jahren sprach ich bei einer Hebammenkonferenz im Süden von Arkansas. Wie gewöhnlich zeigte ich ein paar Geburtsvideos. Danach hatte ich Gelegenheit, mit Anna Mary Sykes zu sprechen, einer Hebamme mit langjähriger Erfahrung, die damals über siebzig Jahre alt war.

Sie zwinkerte amüsiert mit den Augen, als sie mir Folgendes erzählte: »Ich hatte als Kind noch nie eine Geburt miterlebt. Als ich zum ersten Mal Wehen hatte, wusste ich nicht einmal, wo mein Baby eigentlich herauskommen würde!«

»Wirklich?«, fragte ich ziemlich erstaunt, obwohl ich wusste, dass sie nicht übertrieb. Sie war nicht der Typ dazu.

»Wir wurden nicht aufgeklärt, nicht einmal, wenn wir heirateten«, erwiderte sie. »Als ich Wehen bekam, war ich ganz allein und betrachtete meinen Körper vor dem Spiegel, um zu entdecken, wo das Baby wohl herauskommen würde. Ich öffnete meinen Mund und dachte, dort müsste es sein. Als ich das Zäpfchen im Gaumen sah, dachte ich, es sei der große Zeh des Babys. Ich dachte, ich müsste es herauswürgen, bis die Hebamme kam und mich zwischen den Beinen wusch. Da wurde mir klar, dass das Baby da unten herauskommen wird.«

Männer können über ihre Geschlechtsorgane nicht so gut getäuscht werden wie Frauen. Das männliche Geschlechtsteil ist äußerlich und gut sichtbar, während die weiblichen Genitalien im Körper verborgen liegen und daher sehr geheimnisvoll bleiben (auch für uns selbst). Ich vermute, dass die weiblichen Geschlechtsorgane deshalb in vielen Kulturen weit geöffnet dargestellt werden, oftmals in einer Geburtsszene.

Ich besitze zwei Figuren, die ich zuweilen in der Geburtsvorbereitung nutze. Die erste Figur stammt aus Mexiko und ist schon sehr alt. Sie hat die Beine weit aufgespreizt, und man sieht, wie der Kopf ihres Babys aus der Vagina tritt. Sie schaut dem Betrachter direkt ins Gesicht und hat einen ganz heiteren Gesichtsausdruck. Diese Figur war bei vielen meiner Entbindungen sehr hilfreich. Wenn Mädchen mit diesen Bildern aufwachsen, ist es sehr viel wahrscheinlicher, dass sie einen Dammschnitt ablehnen, als Frauen, die keine Ahnung davon haben, dass eine Frau gebären kann, ohne Schaden zu erleiden, verletzt zu werden und Angst davor haben zu müssen.

Seit Langem sind Historiker und Archäologen auch von der Bedeutung der »Sheela-na-gig«-Figuren aus Irland, Wales, Schottland, England und anderen Teilen Europas fasziniert. Diese Skulpturen aus dem Mittelalter stellen nackte Frauen mit exponierten Geschlechtsteilen dar und wurden hoch oben auf den Mauern kleinerer Burganlagen aus dem 15. bis 17. Jahrhundert gefunden. (Die meisten Sheela-na-gigs wurden im 19. Jahrhundert von Kirchenoberen zerstört.) Manche halten sie für Dämonen, um die Leute vor dem Bösen abzuschrecken, andere für die Darstellung einer Fruchtbarkeitsgöttin. Ich glaube, dass die Figuren wahrscheinlich dazu gedacht waren, jungen Frauen Sicherheit zu geben, wozu ihr Körper bei der Geburt fähig ist. Ellen Prendergast schrieb in einem Artikel für eine irische Fachzeitschrift für Historiker: »Nachdem ich mich nun ein Leben lang mit diesen Figuren beschäftigt habe, bin ich zu der Überzeugung gelangt, dass sie auf die Fruchtbarkeit der Frau hinweisen und einen Geburtsvorgang darstellen.«[1]

Ob Ellen Prendergast und ich nun recht haben oder nicht, ich kann Ihnen jedenfalls versichern, dass die Sheela-na-gig-Figur bei einer Geburt sehr hilfreich sein kann. Die Vulva der hockenden Figur ist so weit geöffnet, dass ein Kopf hindurchpasst. Dieser Anblick ermutigt und bestärkt viele Frauen während ihrer Wehen.

Ich fände es toll, wenn eine derartige Abbildung von einer gebärenden Göttin auf einem riesigen Monitor mitten auf dem Broadway in New York zu sehen wäre. Ich bin schon lange der Meinung, das Fernsehen könnte einen wichtigen Beitrag dazu leisten, dass Frauen die wahre Kompetenz ihres Körpers kennenlernen. Leider werden derzeit lieber Kaiserschnittentbindungen im Operationssaal gezeigt, aber kaum eine natürliche Geburt, bei der das Baby aus dem Geburtskanal kommt, ohne dass der Damm eingeschnitten wird. Offenbar ist es strikt verboten, Schamhaare zu zeigen. Die Schließmuskeln dürfen sich nicht sichtbar entspannen. Diese Tabus haben dazu geführt, dass Videos von natürlichen Geburten meist nicht gesendet werden. Doch gerade diese Filme wären notwendig, um die große Angst und Ignoranz, die mit dem Geburtsvorgang verbunden sind, zu mindern.

Vor einigen Jahren sollte ich dem Produzenten der Geraldo Rivera Show ein paar Geburtsvideos nach New York schicken, die er vielleicht in der Show zeigen wollte (in der oft männliche und weibliche Stripper und andere Darsteller dieser Couleur auftreten). Zwei Tage später bekam ich eine Absage. Meine Aufnahmen seien zwar faszinierend und aufschlussreich für die Mitarbeiterinnen des Produktionsteams im gebärfähigen Alter, aber für die Geraldo Show »zu plastisch«. Wollen Sie wissen, welchen Standpunkt ich vertrete? Dieses Tabu muss gebrochen werden, wenn wir den modernen Frauen die Angst vor dem Gebären wirklich nehmen wollen.

## Ist ein Dammschnitt wirklich notwendig?

Die Episiotomie (Dammschnitt) ist eine absichtlich herbeigeführte Verletzung des Damms, die aus medizinischer Sicht eine angeblich noch schlimmere Verletzung verhindern soll. Es gibt jedoch genügend Gegenargumente, die beweisen, wie unnötig dieser Routineeingriff ist.

In Nordamerika und einigen anderen westlichen Ländern haben die Geburtsmediziner seit mehr als einem Jahrhundert bei Millionen von Frauen aus reiner Routine einen Dammschnitt gemacht – unsere Version der weiblichen Genitalverstümmelung. Sie taten und tun dies in der festen Überzeugung, die Mutter vor einem tiefen Einriss und späterer Blasen- und Darm-Inkontinenz und das Baby vor Schulterdystokie, Sauerstoffmangel, geistiger Retardierung oder Gehirnschäden zu bewahren. Außerdem glauben sie, zu einer größeren sexuellen Lustbefriedigung des Ehemannes (und auch der Frau, wie uns heute manche vormachen wollen) beizutragen und sich das spätere Vernähen zu erleichtern. Ärzte und Krankenhäuser stellten in ganz Nordamerika diese Behauptungen auf und sie wurden von der breiten Mehrheit der Mediziner akzeptiert, ohne dass sie stichhaltig bewiesen wären. Das Problem an dieser Argumentation (und tatsächlich das Gute daran) ist, dass keine dieser Behauptungen wahr ist.

Inzwischen ist die Episiotomie gründlich erforscht und untersucht worden. Die Mediziner wissen, dass der routinemäßige Dammschnitt keinerlei Vorteile bringt, sondern vielmehr viele gravierende Nachteile hat.[2]

Ein Dammschnitt

- verursacht oft wochen- und monatelange Schmerzen;
- erhöht den Blutverlust;
- verursacht weitere tiefe Einrisse, weil ein eingeschnittener Damm leichter reißt als ein intakter;
- infiziert sich oft;
- ist mit Wundschock, Abszessen, Dauerschäden der Beckenbodenmuskulatur und anderen Komplikationen verbunden, die zu Inkontinenz führen (z.B. Mastdarmscheidenfisteln – röhrenförmiger Gang zwischen Vagina und Rektum);
- hält viele Frauen vom Stillen ab, weil sie Schmerzen haben.

In seltenen Fällen ist ein Dammschnitt gerechtfertigt, wie zum Beispiel dann, wenn das Baby unter großem Stress geboren wird oder wenn die Hoden eines Jungen in Beckenendlage zuerst austreten.

Eingehende Untersuchungen haben gezeigt, dass mehr als 20 % aller Dammschnitte keinen Rechtfertigungsgrund haben.

Bis heute gab es noch keine Untersuchung darüber, wie Frauen einen Dammschnitt empfunden haben.

Wie können Sie einen überflüssigen Dammschnitt oder einen tiefen Einriss vermeiden?

- Suchen Sie sich eine Klinik mit einer Dammschnittrate von unter 20 %.
- Suchen Sie sich eine Klinik, in der die mediane Episiotomie und nicht die seitliche Episiotomie gemacht wird (genau in der Mittellinie von der Vagina zum Rektum und nicht etwas seitlich von der Mittellinie). Die seitliche Episiotomie hat einen besonders schmerzhaften Heilungsverlauf.
- Sie pressen nur, wenn Sie das Verlangen danach haben. Die meisten Frauen wollen zwei- oder dreimal hintereinander pressen und atmen zwischen jeder Presswehe kurz ein.
- Wenn der Kopf des Babys austritt, verlangsamen Sie das Pressen so weit wie möglich.
- Manche Frauen wollen ihre Klitoris stimulieren, wenn das Baby aus dem Geburtskanal austritt. Dies scheint die Vagina noch mehr zu erweitern, was erklärt, warum ich bei Frauen, die sich auf diese Weise während der Entbindung entspannen, noch nicht einmal den kleinsten Riss erlebt habe. Könnten Sie diese Methode mit Ihrem Geburtshelfer besprechen oder sogar anwenden, wenn Sie wüssten, dass dies Ihnen helfen würde?
- Wenn Sie laut sind und es Ihnen hilft, sollten die Laute so tief wie möglich sein, sodass Ihr Unterkörper vibriert. Besonders gut geeignet ist tiefes, lustvolles Stöhnen oder auch Singen, aber ebenfalls mit tiefer Stimme.

Es ist auch gut zu wissen, dass sich der Kopf des Babys nach der Presswehe oft noch einmal in den Geburtskanal zurückzieht, obwohl er bereits einmal herausgepresst worden ist. Manche Frauen, die diesen Vorgang nicht kennen, glauben nun, es sei ein Rückschritt, wenn sich der Kopf des Säuglings zwischen den Presswehen wieder zurückzieht. Ich erkläre ihnen, dass dies sehr gut ist, weil sich die Vulva auf diese Weise allmählich bis zu dem Umfang ausdehnen kann, der nötig ist, um das Baby zu gebären. Durch die abwechselnde Stimulation von Pressen, Entspannen, Pressen, Entspannen wird die Blutzirkulation in dieser Körperregion angeregt.

Die Unwissenheit der Frauen, die sich nicht vorstellen können, wie etwas so Großes wie ein Baby durch ihre Vagina passen soll, ist trotz »moderner Zeiten« weit verbreitet und wird durch die Prüderie der westlichen Kultur aufrechterhalten. Sogar das Fernsehen zensiert Aufnahmen von der Vagina im Augenblick der Geburt. Im Fernsehen werden Geburtsszenen meist so verfremdet, dass die Frauen sie nicht mehr erkennen können, was für sie aber so wichtig wäre, um ihre Angst vor einer Geburt zu verlieren. Wozu soll das gut sein?

Solange Frauen einer Episiotomie zustimmen, werden Ärzte weiter schneiden. Nur wenn sich Frauen zu Interessengemeinschaften zusammenschließen und diese Routinemaßnahme infrage stellen oder sich weigern, bei Geburtsmedizinern mit einer hohen Dammschnittrate zu entbinden, wird sich diese unnötige und manchmal gefährliche Praxis verändern.

# Kapitel 9
## *Die Nachgeburtsperiode*

### Durchtrennen der Nabelschnur

Wann die Nabelschnur durchtrennt wird, hängt davon ab, wo das Baby zur Welt gekommen ist. Bei Säuglingen, die zu Hause oder in einem Geburtshaus geboren wurden, wird die Nabelschnur normalerweise dann durchtrennt, wenn die Mutter es möchte (gewöhnlich dann, wenn sie aufgehört hat zu pulsieren). In Kliniken dagegen wird bei der ersten Gelegenheit eine Nabelklemme gesetzt. Kritiker der orthodoxen Vorgehensweise warnen davor, dass es zu Komplikationen wie der verzögerten Ausstoßung der Plazenta, Nachgeburtsblutungen und Atemproblemen beim Neugeborenen kommen kann, wenn man zu früh in den physiologischen Prozess eingreift.

In Studien wurde nachgewiesen, dass 40 % des gesamten Blutvolumens in den Körper des Babys fließen kann, wenn die Nabelschnur erst später durchtrennt wird. Wird die Nabelschnur zu früh abgeklemmt, führt dies zu niedrigeren Hämatokrit- oder Hämoglobinwerten beim Neugeborenen (weniger roten Blutkörperchen). Hebammen sind übereinstimmend der Ansicht, dass besonders Frühgeborene davon profitieren, wenn sie erst spät abgenabelt werden.

Wenn Sie Ihr Baby im Krankenhaus zur Welt bringen möchten, sollten sie vorher mit Ihrem Arzt oder Ihrer Hebamme den Zeitpunkt der Nabelschnurdurchtrennung besprechen, um sicherzustellen, dass Ihr Baby nicht zu früh abgenabelt wird. Alle Argumente sprechen dafür.

## Nachgeburt

Selbst wenn Sie Ihr Baby zur Welt gebracht haben, ist der Geburtsvorgang noch nicht ganz abgeschlossen. Nun steht Ihr Körper vor einer weiteren Aufgabe: Der Ausstoßung der Plazenta, die zur Ernährung Ihres Babys jetzt nicht mehr nötig ist. Wenn Sie in einem Geburtshaus oder zu Hause entbunden haben, wird der normale Verlauf der Plazentaausstoßung berücksichtigt. Diese erfolgt gewöhnlich ungefähr eine halbe Stunde nach der Geburt des Kindes.

Wir haben die Angewohnheit, das Baby sofort nach der Geburt auf den Bauch der Mutter zu legen und es mit einer warmen Decke zuzudecken. Der Körperkontakt mit der Mutter hält es warm und fördert die frühe Mutter-Kind-Bindung. Wir massieren die Gebärmutter nicht kräftig, geben keine Oxytocica oder ziehen an der Plazenta, um ihre Ausstoßung zu beschleunigen. Wir haben Oxytocica bei jeder Entbindung griffbereit, falls wir eine übermäßige Blutung zum Stillstand bringen müssen, aber wir verwenden diese Medikamente unter hundert Geburten nur drei- oder viermal. Stattdessen respektieren wir den natürlichen Ausstoßungsprozess.

Wir trennen Mutter und Kind nicht. Wir sorgen dafür, dass beide warm gehalten werden – möglichst durch den unmittelbaren Körperkontakt miteinander. Wir stören das Glücksgefühl der Mutter nicht durch irgendwelche Routinemaßnahmen. Irgendwann desinfizieren wir den Nabel des Babys und untersuchen es, aber all das geschieht in einem Rahmen, der für Mutter und Kind angenehm ist. Viel wichtiger ist für die beiden jetzt, dass sie zusammen sind, denn sie verlieben sich ineinander. Wir freuen uns, an diesem Geschehen teilhaben zu dürfen, während wir darauf achten, die beiden nicht dabei zu stören.

Wenn die Mutter ihr Baby fünfzehn oder zwanzig Minuten lang gehalten und die Plazenta sich abgelöst hat, aber noch nicht ausgestoßen wurde, helfen wir der Mutter, sich aufzurichten. So wie sich das Baby bei der Geburt leichter senkt, wenn die Mutter eine aufrechte Haltung einnimmt, erleichtert dies in vielen Fällen auch die Ausstoßung der Plazenta. Die Bruststimulation kann sich ebenso positiv auf diesen Vorgang auswirken.

In vielen Kliniken wird mehr Wert darauf gelegt, die Nachgeburt innerhalb einer bestimmten Frist zu beenden. Die Ärzte versuchen die Ausstoßung der Plazenta durch das Ziehen an der Nabelschnur zu beschleunigen. Dadurch kann die Nabelschnur von der Plazenta abreißen, was zu hohem Blutverlust führen kann. Sie sollten im Vorfeld klarstellen, dass Sie keine unnötigen Eingriffe in den Verlauf der Nachgeburt haben wollen.

Wo auch immer Sie entbinden, sollte Ihr Geburtshelfer auf eine starke Nachblutung vorbereitet sein. In Krankenhäusern bluten ungefähr 8 bis 9 % der Frauen nach der Geburt des Babys oder der Ausstoßung der Plazenta übermäßig stark. Die Nachblutungsrate bei Entbindungen, die meine Kolleginnen oder ich nach meiner Farm-Methode durchgeführt haben, liegt kontinuierlich unter 2 %.

Gewöhnlich ist Oxytozin (in Deutschland ist »Syntocinon« ein bekanntes Mittel) das Mittel der Wahl, mit dem in Kliniken, Geburtshäusern und bei manchen Hausgeburten solche Blutungen gestillt werden. Einige Hebammen verlassen sich bei Hausgeburten lieber auf pflanzliche Mittel oder Kräutertinkturen, wie *z.B.* Hirtentäschel und Mutterkorn (ein hier gebräuchliches Mittel ist Arnika; Anm. d. Übers.).

## Lassen Sie sich Ihr Baby nicht wegnehmen

Sie haben Ihr Baby gesund zur Welt gebracht. Wenn Sie in Ihrem eigenen Schlafzimmer oder in einem Geburtshaus liegen, wird man Ihnen Ihr Kind so lange lassen, wie Sie wollen. In einer Klinik kann es sein, dass Sie erst klären müssen, ob Sie Ihr Baby ständig bei sich behalten dürfen. In manchen Krankenhäusern ist es Vorschrift, dass die Schwester das Neugeborene sofort badet (und damit auch die schützende »Käseschmiere« auf seiner Haut abwäscht), es wiegt und misst, seinen Nabel versorgt und ihm

Augentropfen gibt. Setzen Sie bei Ihrem Arzt, Ihrer Hebamme oder der Geburtsschwester durch, dass diese Maßnahmen erst später durchgeführt werden, damit Sie erst einmal ungestört mit Ihrem Baby zusammensein können. Sie können auch darauf bestehen, dass die Frucht- oder Käseschmiere auf der Haut Ihres Babys nicht abgewaschen wird.

Wenn Sie vermeiden wollen, dass Ihr Baby ins Säuglingszimmer kommt, suchen Sie sich eine Klinik, in der »Rooming-in« praktiziert wird. Wenn Sie Ihr Baby bei sich behalten können, ist dies auch die beste Voraussetzung, um mit dem Stillen zu beginnen.

In den meisten Krankenhäusern gehören einige Behandlungen des Neugeborenen zum Standard. Dazu zählt das Absaugen von Mund und Nase unmittelbar nach der Geburt. Manchmal glauben Mütter deshalb, ihr Kind sei in Gefahr. Tatsächlich handelt es sich dabei jedoch um reine Routine.

Natürlich wird man dafür sorgen, dass das Baby nicht friert. Die Entbindungszimmer in Krankenhäusern können recht kühl sein und das noch feuchte Neugeborene kühlt schnell aus. Am besten liegt Ihr Kind an Ihrer nackten Brust und wird mit einer angewärmten Neugeborenendecke zugedeckt. Die Erstuntersuchung kann durchgeführt werden, während sie es im Arm halten. Falls eine Wiederbelebung erforderlich sein sollte, muss dies gewöhnlich in einem warmen Raum geschehen.

Ihr Baby bekommt Antibiotikatropfen gegen Gonorrhö und Chlamydien in die Augen geträufelt. Gewöhnlich handelt es sich um Tetracyclin oder Erythromycin. Die meisten Mütter betrachten die Augen ihres Babys gerne vorher noch etwas länger, denn nach der Verabreichung der Augentropfen ist sein Blick für einige Zeit etwas verschwommen.

Zur Vorbeugung gegen Hämostasestörungen des Neugeborenen (Morbus haemorrhagicus neonatorum) wird eine Vitamin-K-Prophylaxe entweder injiziert oder oral verabreicht. Diese Blutgerinnungsstörung tritt sehr selten auf, und damit verbundene schwere Komplikationen sind noch seltener. Es hat sich jedoch gezeigt, dass die Injektion von Vitamin K das Risiko dieser Erkrankung des Neugeborenen senken kann. Neuere Studien deuten auch darauf hin, dass Vitamin K oral nicht so wirksam ist wie die Injektion. Die Untersuchung der oralen Vitamin-K-Prophylaxe wurde an Neugeborenen durchgeführt, die wenig mütterliches Kolostrum getrunken hatten, das reich an Vitamin K ist. Es ist gut möglich, dass das Risiko bei Stillkindern wesentlich geringer ist, als die bisher vorhandenen Studien vermuten lassen.

Denken Sie daran: Auch wenn eine Behandlung oder Maßnahme an Ihrer Geburtsklinik zur Routine gehört – haben Sie das Recht, sie abzulehnen.

## Wenn eine Trennung von Ihrem Baby notwendig ist

Manchmal gibt es wichtige Gründe für eine kurzfristige Trennung von Mutter und Kind, weil nach der Geburt eine medizinische Behandlung notwendig ist. Beim Neugeborenen können Komplikationen auftreten, egal, wie vorsichtig Sie sich in der Schwangerschaft verhalten haben. In diesem Fall ist es nicht sinnvoll oder hilfreich, jemandem – einschließlich sich selbst – die Schuld dafür zu geben. Oder das Gefühl zu haben, Sie und Ihr Kind wären einander weniger nah oder Sie hätten etwas ganz Besonderes verpasst, das Sie niemals nachholen können.

Es macht Angst, wenn Sie Ihr Baby in einem Inkubator liegen sehen, angeschlossen an Infusionsschläuche und Aufzeichnungsgeräte. Angst ist eine natürliche Reaktion darauf, und es ist gut, dies anzuerkennen. Manchmal sorgen sich Mütter, ihre Babys könnten durch die notwendige Trennung aufgrund einer intensivmedizinischen Versorgung dauerhaft traumatisiert werden. Es ist ganz normal, darüber zu trauern, wenn etwas nicht so gut gelaufen ist, wie Sie es sich gewünscht hätten. In den meisten Krankenhäusern versteht das Personal sehr gut, was Sie durchmachen, und wird die Trennungszeit so kurz wie möglich halten.

Machen Sie sich keine Sorgen wegen der Bindung zu Ihrem Baby (und verzeihen Sie sich, wenn Sie sich doch Sorgen machen!) und darüber, dass Sie etwas Unwiederbringliches in den ein oder zwei Stunden nach der Geburt versäumt haben, als Sie Ihr Baby nicht im Arm halten und liebkosen konnten. Das Leben wird Ihnen eine Menge Möglichkeiten bieten, die tiefe Verbundenheit mit Ihrem Kind in vollem Umfang zu erleben. In einer unvorhergesehenen Situation sind Sie und Ihr Kind widerstandsfähiger und belastbarer, als Sie glauben. Widerstände zu überwinden weckt ungeahnte Kräfte!

Liebe ist mächtiger als der Verlust von ein paar gemeinsamen Minuten nach der Geburt. Denken Sie daran: Wann und wo auch immer Sie Liebe schenken, wird mehr Oxytozin ausgeschüttet. Egal, wie verängstigt oder traurig Sie sind, Sie können immer Ihre Liebe zum Ausdruck bringen.

## Vorbereitung auf die kommende Mutterschaft während der Schwangerschaft

Es ist ebenso wichtig, sich auf die ersten Tage und Wochen Ihrer neuen Mutterschaft vorzubereiten, wie auf die Entbindung. Wenn Sie keine große Familie in der Nähe haben, die für Sie kocht, wäscht, Ihre anderen Kinder versorgt und Ihnen die Hausarbeit abnimmt, tun Sie sich einen großen Gefallen, wenn Sie sich darauf vorbereiten. Ein Vorteil von Geburtsvorbereitungskursen ist die Möglichkeit, sich mit anderen Frauen anzufreunden und sich zu vernetzen oder sich zumindest gegenseitig moralische Unterstützung zu geben, falls Sie niemanden haben.

Üben Sie mit dem Baby einer Freundin, wie Sie ein Kind tragen oder wickeln. Dadurch gewinnen Sie Selbstvertrauen. Vielleicht dürfen Sie ihm sogar die Fingernägel schneiden. Freuen Sie sich über diese Möglichkeit, die früher den heranwachsenden Mädchen ganz natürlich offenstand, als man noch nicht so wie heute in einer Kleinfamilie lebte. Lernen Sie bei dieser Gelegenheit auch ein paar Wiegenlieder.

Nehmen Sie sich vor, die meiste Zeit mit Ihrem Neugeborenen im Bett zu verbringen. Warum empfehle ich das? Ganz einfach, weil Sie es langsam angehen sollten. Ihre inneren Organe müssen sich in der Übergangszeit nach der Schwangerschaft wieder neu ausrichten. Jetzt ist nicht die Zeit, sich etwas zu beweisen. Sie bleiben auf diese Weise gesund und im seelischen Gleichgewicht und beugen starken Nachblutungen vor. Verletzungen, die Sie bei der Geburt erlitten haben, heilen. Sie können gut mit dem Stillen beginnen und verschwenden keine unnötige Energie, die Sie jetzt für Ihr kleines Nest brauchen (egal, wie Sie sich dieses vorstellen). Natürlich können Sie auf die Toilette gehen, duschen oder ein Sitzbad nehmen, aber Sie brauchen sich nicht zu beeilen, schnell wieder aufzustehen, nur weil Sie ein Baby bekommen haben. Sie müssen auch nicht Ihre Familie oder Freunde bewirten, die zu Besuch kommen. Es kann sein, dass Sie alle ein bis zwei Stunden aufwachen, um Ihr Kind zu stillen. Das ist in der Neugeborenen-Phase völlig normal.

Wenn Sie dies bereits in der Schwangerschaft berücksichtigen, können Sie auch für mindestens zwei Wochen Vorräte für Ihre Familie einfrieren. Auch Freundinnen können sich dabei gegenseitig unterstützen.

Ich verspreche Ihnen, dass Sie sehr froh darüber sein werden. Denn selbst wenn die Geburt problemlos verläuft, sind die ersten Tage und Wochen nach der Geburt anstrengender, als Sie es sich vorgestellt hätten. Das gilt besonders, wenn Sie zu den Frauen gehören, die vorher in Ihrem Leben alles perfekt machen wollten. Jetzt haben Sie 24 Stunden und sieben Tage in der Woche Verantwortung für ein hilfloses kleines Wesen – wenn Sie keine Familienangehörigen haben, die sich ab und zu um Sie und Ihr Kind kümmern können. Sie werden wahrscheinlich mehr Müdigkeit verspüren als je zuvor. Sich die Haare zu bürsten oder zu duschen, könnte der größte Erfolg an einem ganzen Tag sein. Sie lernen, Mutter zu werden, und vielleicht sind Sie dabei Ihre schärfste Kritikerin. Sie wollen alles perfekt machen – ein Vorsatz, der Ihnen das Leben jetzt noch schwerer machen wird als sonst. Ihre Gefühle werden Achterbahn fahren, mit starken Schwankungen zwischen hoch und tief. Sie werden sich als junge Mutter sehr alleingelassen fühlen, falls Sie noch nicht gelernt haben, um Hilfe zu bitten. In unserer Kultur fällt das viel zu vielen Frauen sehr schwer, aber es ist wichtig zu lernen, uns Hilfe zu holen, wenn wir sie brauchen.

Wenn Ihre Geburt gut verlaufen ist, möchten Sie Ihr Glück vielleicht sofort mit anderen teilen. Ich gebe Ihnen den guten Rat: Freuen Sie sich, dass Sie schon die Kraft haben, einen solchen verrückten Gedanken zu haben, und dann vergessen Sie es! Bleiben Sie zu Hause und gönnen Sie sich Ruhe. Auf diese Weise verhindern Sie Nachblutungen und einen emotionalen oder körperlichen Zusammenbruch, wenn Sie zu früh aufstehen und aus dem Haus gehen. Aus einer Vielzahl von guten Gründen achten traditionelle Kulturen auf der ganzen Welt das Bedürfnis einer jungen Mutter, ihrem Körper Zeit für den Übergang von der Schwangerschaft in die Mutterschaft zu lassen. Manche Frauen haben unrealistische Vorstellungen von dieser Zeit, was zu Enttäuschung und dem Verlust von Selbstvertrauen führen kann, und das in einer Phase, in der die Veränderungen des Hormonspiegels zu größeren Gefühlsschwankungen führen als gewöhnlich.

Haben Sie eine Vertraute, die Ihnen in dieser Zeit des Übergangs persönlich zur Seite stehen kann, Ihre beste Freundin, eine Haushälterin oder eine mütterliche Freundin? Wahrscheinlich kann dies nicht eine allein leisten, aber denken Sie daran, dass Sie womöglich jemanden brauchen werden, der Ihnen hilft. Sie könnten sich auch um eine Nachsorge-Doula kümmern, die nach der Geburt Hausbesuche bei Ihnen macht.

## Die Nachsorge-Doula

Als das Leben noch nicht so kompliziert war wie heute, wurden die Mütter in den ersten Wochen nach der Entbindung von ihrer Großfamilie versorgt. Heutzutage, wo die Familien in alle Himmelsrichtungen verstreut sind, sind ganze Heerscharen von Müttern mit einem noch nie gekannten Einsamkeitsgefühl konfrontiert – und das zu einem Zeitpunkt, wo sie die Verantwortung für ein neugeborenes Leben tragen. Manchmal sind die Frauen überrascht, wie schnell sie sich deprimiert fühlen, nachdem sie ein paar Tage zuvor noch so glücklich über die Geburt gewesen sind.

Viele sind mit der Verantwortung überfordert, die ihre Mutterschaft mit sich bringt, weil sie unter Schlafmangel leiden, übermäßig viele Hormone im Blut haben und noch unsicher sind, ob sie ihr Baby stillen können.

In den Niederlanden ist man sich der Vorteile, wenn Mütter in den ersten acht Tagen nach der Geburt gut versorgt werden, in einzigartiger Weise bewusst. Es gibt spezielle Nachsorge-Helferinnen (sog. »Kraamverzorgende«), die nach Hause kommen und die Mütter zu einem vernünftigen Stundensatz auf allen Ebenen betreuen (teilweise werden sie steuerlich subventioniert). Diese Helferinnen begleiten die Geburt mit der Hebamme oder dem Hausarzt, besuchen die Familie zu Hause und sehen nach der Mutter und dem Baby. Sie beraten in Gesundheitsfragen, putzen, kochen, führen den Hund spazieren, betreuen die Geschwister, bringen die älteren Kinder zur Schule und helfen und beraten die Mutter beim Stillen. Während diese wichtige Dienstleistung in anderen Ländern in Aussicht gestellt wird, hat die Niederlande bereits ein weit verzweigtes Netzwerk aufgebaut. Die Nachsorge steht ungefähr 35 % der holländischen Frauen, die zu Hause oder im Krankenhaus entbinden, zur Verfügung.

Wenn Sie eine Doula engagieren, die Ihnen nach der Entbindung zur Hand geht, haben Sie Zeit für ein Nickerchen, ein Bad, ein wenig Beckenbodengymnastik und andere Tätigkeiten, zu denen Sie ohne deren Hilfe nicht kämen. Außerdem sinkt auf diese Weise das Risiko beträchtlich, an einer postnatalen Depression zu erkranken.

Weitere Informationen über die Möglichkeiten der Nachsorge finden Sie am Ende von Kapitel 12 und im Anhang.

## Wie Sie die postnatale Depression vermeiden

Bis zu 20 % der Mütter leiden an einer postnatalen Depression (»Wochenbettdepression«), die ein paar Tage oder auch erst ein paar Monate nach der Geburt auftreten kann. Die Mutter fühlt sich womöglich so schwach, dass sie kaum mehr für ihr Baby oder für sich selbst sorgen kann. Diese Erkrankung kann mit Gefühlen der Hoffnungslosigkeit, Schlaflosigkeit, Appetitmangel, Albträumen, noch nicht da gewesenen Ängsten und Phobien, bizarren Gedanken, Unzulänglichkeitsgefühlen, Aggressionen und Selbstmordabsichten verbunden sein. In einem von tausend Fällen kann sich daraus eine postnatale Psychose entwickeln. Die meisten – aber nicht alle – postnatalen Depressionen und Psychosen können vermieden werden, wenn die Mutter während der ersten Wochen nach der Geburt viel Unterstützung bekommt, da diese Erkrankung zum Großteil durch Isolation und Erschöpfung verursacht wird. Wenn Sie den Verdacht haben, dass Sie an einer postnatalen Depression leiden, nehmen Sie die Hilfe von Fachleuten in Anspruch, die Erfahrung in der Behandlung dieser Krankheit haben. Eine postnatale Depression diagnostiziert zu bekommen, ist oft der erste Schritt auf dem Weg, sie zu überwinden.

## Tiefe Venenthrombose

In den ersten Tagen und Wochen nach der Entbindung kann es zu Beschwerden kommen, die behandelbar sind, aber rechtzeitig erkannt werden sollten, damit kein Risiko entsteht. Dazu zählt die tiefe Venenthrombose, die auch bei Langstreckenflügen auftreten kann, bei denen wir uns nicht ausreichend bewegen können, damit das Blut nicht verklumpt. Schwangere und Frauen, die gerade Mutter geworden sind, haben aufgrund der Blutverdickung zum Zeitpunkt der Geburt ein ähnliches Risiko, besonders diejenigen, die viel liegen mussten oder mit einem Kaiserschnitt entbunden haben. (Deshalb sollen diese Patientinnen nach dem

Kaiserschnitt so schnell wie möglich aufstehen, zur Toilette gehen oder sich auf einen Stuhl setzen, egal, wie schmerzhaft es ist.) Die Vorbeugung einer tiefen Venenthrombose verhindert eine Lungenembolie, die schmerzhaft und unter Umständen lebensgefährlich sein kann. Sie wird durch ein Blutgerinnsel verursacht, das in die Lunge wandert.

**Warnzeichen für eine tiefe Venenthrombose**

Wenn Sie nach der Geburt Schmerzen im Bein haben und hinken, ist dies ein Warnzeichen, das Sie nicht übersehen sollten. Gewöhnlich gibt es eine Stelle am Bein, die sich heißer anfühlt und geschwollen ist, sodass dieses Bein dicker als das andere ist. Begeben Sie sich in diesem Fall umgehend in ärztliche Behandlung. Frauen mit Blutgerinnungsstörungen haben ebenfalls ein erhöhtes Thromboserisiko.

## Späte postpartale Hämorrhagie

Eine weitere lebensgefährliche Komplikation, die nach der Geburt auftreten kann, ist die späte Nachgeburtsblutung. Sie wird durch Gewebereste der Plazenta oder Reste der Fruchtblasen-Membran verursacht, die in der Gebärmutter zurückgeblieben sind und womöglich zum Zeitpunkt der Entlassung aus der Klinik nicht entdeckt worden waren (vielleicht, weil die Plazenta nach der Ausstoßung nicht gründlich untersucht wurde). Anzeichen dafür sind tagelange Kontraktionen, die nicht schwächer werden, Uterusempfindlichkeit und ein fauliger Geruch des Wochenflusses. Diese Warnzeichen können übersehen werden, weil die Mutter vielleicht mehr mit der Neugeborenenpflege beschäftigt ist als mit ihrem eigenen Körper. Daher sind die Hausbesuche einer Nachsorge-Hebamme im Rahmen der Wochenbettbetreuung unerlässlich.

# Kapitel 10

## *Geburtsrisiken – womit Sie am wenigsten rechnen*

*»Frauen sterben nicht etwa, weil wir eine Krankheit nicht behandeln können, sondern weil unsere Gesellschaft erst noch beschließen muss, dass ihr Leben es wert ist, gerettet zu werden.«*

Mahmoud Fathallah

Vorausgesetzt, eine Frau befand sich während der Schwangerschaft in einer guten Vorsorge und wurde während und nach der Entbindung gut betreut, kommt es äußerst selten zu schweren Verletzungen bei der Geburt oder zu einem Todesfall – zumindest in den reichen Ländern. Hier sank die Sterblichkeitsrate von 1990 bis heute kontinuierlich – in Deutschland etwa sank die Müttersterblichkeit bei Lebendgeburten im Zeitraum von 1990 bis 2013 von 18 auf 6,5 Todesfälle pro 100 000 Frauen. Es wird viele überraschen, dass das für die USA nicht gilt. Hier ist die Müttersterblichkeit nicht nur viel höher, sondern steigt auch noch: zwischen 1990 und 2013 von 7,2 auf 15,9 Fälle pro 100 000 Frauen. Und selbst diese Zahlen sind nicht gesichert, da es hier kein bundesweites Registrierungssystem für diese Fälle gibt. Und so wissen wir auch nicht genau, warum die Rate in den USA sich so entwickelt. Das Fehlen dieser wesentlichen Informationen erklärt teilweise, warum wir seit einer Generation keine Fortschritte mehr darin machen, die Sterblichkeitsrate zu senken. Von 1982 bis 1996 lag die Sterblichkeitsrate bei 7,5 Todesfällen pro 100 000 Lebendgeburten ohne eine positive Veränderung. 1999 kamen auf 100 000 Geburten 9,9 Todesfälle. Die Müttersterblichkeitsrate ist bei afro-amerikanischen Frauen deutlich höher, nämlich viermal so hoch als in der übrigen Bevölkerung. Leider stieg diese Rate in den letzten Jahren noch an (von einem 3,4-mal so hohen Risiko gegenüber den weißen Amerikanerinnen auf ein 4,1-mal so hohes Risiko im Jahre 1990). Hispano-amerikanische Frauen haben ein siebzigmal höheres Sterblichkeitsrisiko als weiße Amerikanerinnen. Das Problem ist, dass diese Zahlen noch viel zu niedrig sein dürften.[1, 2]

## Die Risiken neuer Technologien und Geburtshilfe-Trends

Da ständig neue Technologien, Behandlungsmethoden und Medikamente entwickelt werden, verändert sich die Geburtshilfe fortwährend. Einige medizinische Neuerungen – wie zum Beispiel Antibiotika und die Technologie für ungefährliche Bluttransfusionen – haben viele Leben gerettet. Gleichzeitig richten andere neue Medikamente und Methoden unvorhersehbaren Schaden an. Noch vor einem halben Jahrhundert wurden in der Schwangerschaft Röntgenaufnahmen gemacht, bis man Mitte der 1950er-Jahre entdeckte, dass sich die Krebsrate bei Kindern danach drastisch erhöhte.[3]

In den 1940er- und 1950er-Jahren wurde bei den amerikanischen Ärzten ein neues, synthetisches Östrogen – Diethylstilböstrol (DES) – sehr beliebt, das Fehlgeburten verhindern sollte und in drei Jahrzehnten ungefähr zwei Millionen Frauen verordnet wurde. 1971 wurde es von der amerikanischen Gesundheitsbehörde FDA für Schwangere verboten, weil es bei jungen Frauen vermehrt zu Unterleibskrebs-Erkrankungen und bei jungen Frauen und Männern zu Missbildungen der Genitalien kam, wenn deren Mütter das Medikament eingenommen hatten.[4] Sogar bis in die dritte Generation wurden diese Familien durch die Einnahme des Mittels vor vielen Jahrzehnten geschädigt.

Das Medikament Thalidomid (Contergan) wurde in den 1950er-Jahren in Deutschland und Großbritannien Zehntausenden Schwangeren im ersten Schwangerschaftsdrittel als Schlafmittel verschrieben. Daraufhin wurden ungefähr 24 000 europäische Babys mit verkürzten oder missgebildeten Armen und Beinen und anderen Missbildungen geboren (Contergan-Syndrom, Dysmelie-Syndrom), von denen zwei Drittel bei der Geburt starben (siehe Anm. 5).

Die letzten beiden Tragödien hatten weltweit viele Reformen in den Arzneimittelverordnungen zur Folge, aber in den Vereinigten Staaten gibt es immer noch eine Grauzone, die ermöglicht, dass nicht erprobte Medikamente oder Behandlungen bei Schwangeren verordnet oder durchgeführt werden dürfen.

### Cytotec

In Kapitel 6 habe ich bereits das neue Medikament Cytotec (Misoprostol) zur Zervixreifung erwähnt, das in den USA inzwischen weite Verbreitung gefunden hat. Ich habe auch auf die Nebenwirkungen hingewiesen, die bei Frauen auftreten können, die dieses Mittel zur Wehenauslösung bekommen. Bisher wurden mindestens 7000 mütterliche Todesfälle im Zusammenhang mit Cytotec dokumentiert (entweder in medizinischen Fachzeitschriften oder durch die amerikanische Gesundheitsbehörde FDA [Food and Drug Administration ]). Nach diesen Veröffentlichungen haben mir Geburtsschwestern, Ärzte und Hebammen von weiteren mit Cytotec zusammenhängenden Todesfällen berichtet.

Fünf von sieben dieser Todesfälle wurden durch eine Fruchtwasserembolie verursacht, die vom Hersteller Searle als mögliche Nebenwirkung deklariert wird. Aber da in der Fachliteratur nur ein Fall erwähnt wurde, nahmen die meisten amerikanischen Geburtsmediziner die Warnung nicht ernst. Es war besser bekannt und erwiesen, dass Fruchtwasserembolien häufiger auftauchen, wenn die Gebärmutterkontraktionen durch Pitocin oder Prostaglandine künstlich stimuliert werden. Aber diese katastrophale Nebenwirkung trat in den Vereinigten Staaten viel seltener auf. Ich selbst weiß von fünf Todesfällen durch Fruchtwasserembolien, bei denen die Frauen Cytotec zur Weheneinleitung bekommen hatten.

Eine der gefährlichsten Nebenwirkungen von Cytotec trat bei Müttern auf, die das Mittel in der niedrigsten Dosierung erhalten hatten, die je verabreicht worden war (25 Mikrogramm, ein Viertel von einer winzig kleinen Tablette). Bei zwei dieser Frauen, die ein einziges Mal die Minimaldosis erhalten hatten, traten zwölf bzw. dreißig Stunden danach starke Blutungen auf und die Gebärmutter musste entfernt werden.[5]

Zwischen 1990 und 1999 nahmen die Geburtseinleitungen mit Cytotec rapide zu, auch bei Frauen, die bereits eine Kaiserschnittentbindung hatten. Ich habe viele Krankenakten aus diesem Zeitraum gesehen, in denen erwähnt wurde, dass Cytotec bei Frauen mit Gebärmutternarben riskant sein könnte. Zwei Studien aus dem Jahr 1999, die 250 Frauen mit einem früheren Kaiserschnitt (Sektio) untersuchten, ergaben einen 28fachen Uterusrupturanstieg nach der Verabreichung von Cytotec. In diesen Studien sind auch drei fetale Todesfälle dokumentiert.[6, 7]

Im November 1999 änderte das »American College of Obstetricians and Gynecologists« seine Empfehlungen zur Weheneinleitung mit Cytotec dahingehend, dass das Mittel nicht zur Zervixreifung bei Frauen mit vorangegangener Sektio oder anderer größerer Gebärmutteroperationen verwendet werden sollte.[8] Heute weiß man, dass Cytotec nach einer Sektio niemals für eine vaginale Entbindung verabreicht werden sollte – nachdem Frauen fast ein Jahrzehnt lang praktisch keine Ahnung von den Risiken des Medikaments hatten. Cytotec ist ein klassisches Beispiel dafür, warum Medikamente nicht verwendet werden sollten, bevor sie ausreichend lange getestet worden sind.

Trotz aller Warnungen zum Gebrauch von Cytotec wird es auch heute noch von vielen amerikanischen Ärzten und manchen Hebammen zur Wehenauslösung verwendet. (In Europa, z.B. in Deutschland, kommt es dagegen bisher nur zögerlich zum Einsatz, Anm. d. Vlg.) Man leugnet die Nebenwirkungen in Anbetracht der Vorzüge, die dieses Mittel bei der Wehenstimulation hat. Ich bin jedoch sicher, dass sich viele Frauen gegen dieses Mittel entschieden hätten, wenn sie über die möglichen Folgen ausreichend informiert gewesen wären. Bevor Frauen dieses oder ein anderes

Mittel, das fatale Nebenwirkungen haben kann, einnehmen, sollten sie gut darüber informiert sein. Ich gehöre einer E-Mail-Liste von ungefähr vierzig Amerikanerinnen an, die schreckliche Komplikationen nach der Weheneinleitung mit Cytotec erlebt haben. Einige Frauen hatten eine Notgebärmutterentnahme und wären fast verblutet. Am wütendsten sind diese Frauen darüber, dass sie vorher nicht über die gefährlichen Nebenwirkungen informiert worden waren, die das Medikament in ihrem Fall hatte.

**Fruchtwasserembolie (Amnioninfusionssyndrom)**

Die zuvor erwähnte Komplikation – Fruchtwasserembolie – ist ziemlich mysteriös. Obwohl sie bisher so selten vorkam, dass die Fachliteratur von einem Fall pro 50 000 bis 80 000 Geburten ausgeht, scheint sie in den letzten Jahren häufiger aufzutreten – zumindest in den Vereinigten Staaten. Die Autorin Deanna Isaacs aus Chicago, deren schwangere Tochter 1994 nach einer »Routineeinleitung« starb, fand zu ihrem großen Erstaunen heraus, dass an der Klinik in Phoenix, wo ihre Tochter verstarb, auf jede 6500. Geburt ein Todesfall durch Fruchtwasserembolie kommt – von der weder sie noch ihre Tochter jemals zuvor etwas gehört hatten.[9]

Deanna Isaacs weist in ihrem Artikel darauf hin, dass die offizielle amerikanische Sterblichkeitsrate ungefähr bei einem Todesfall pro 5000 Geburten liegt. Wenn dies auf jede amerikanische Klinik zutrifft, müssen wir von mehr als 300 Frauen ausgehen, die jährlich nur an dieser Komplikation sterben.

Die amerikanische Gesundheitsbehörde CDC und die Untersuchungskommission für Müttersterblichkeit und -erkrankungen in Massachusetts (»Massachusetts Department of Public Health's Maternal Mortality and Morbidity Review Committee«) zählen die Fruchtwasserembolie zu den häufigsten Todesursachen bei Frauen während der Schwangerschaft und der Geburt und sprechen von mehr als dreißig Todesfällen pro Jahr in den Vereinigten Staaten von Amerika.[10, 11] Unter den ersten vierzig Fällen, mit denen sich meine Initiative »Safe Motherhood Quilt« befasste, waren elf Todesfälle durch Fruchtwasserembolie, bei denen alle Geburten bis auf drei eingeleitet oder die Wehen medikamentös stimuliert worden waren. Im gleichen Zeitraum (1997 bis 1999) gab es in ganz Großbritannien (England, Wales, Schottland und Nordirland) nur zwei Todesfälle pro Jahr aufgrund von Fruchtwasserembolien (siehe Anm. 3).

Bei der Hälfte der betroffenen Frauen verläuft eine Fruchtwasserembolie tödlich. Sie tritt fast immer während oder unmittelbar nach den Wehen auf. Bei ungefähr der Hälfte der dokumentierten Fälle geht sie mit übermäßig starken, dicht aufeinanderfolgenden Gebärmutterkontraktionen einher, die bei stimulierten Wehen auftreten (mit Mitteln wie Pitocin oder Prostaglandinen wie Cytotec, Cervidil oder Prepidil). Pathologen gehen davon aus, dass bei der Fruchtwasserembolie Fruchtwasser (vermischt mit Hautzellen, Käseschmiere und Wollhaaren) in die Blutbahn der Mutter eindringt, wodurch es zu sofortigem Herzversagen kommt. Der amerikanische Geburtsmediziner Steven Clark – der inzwischen als führender Spezialist auf dem Gebiet der Fruchtwasserembolie gilt – hat jedoch Zweifel an dieser Theorie. Seit zwei Jahrzehnten vertritt er die Meinung, dass im Gegensatz zu anderen Frauen besonders sensible Mütter Fruchtwasser in ihrem Blutkreislauf nicht vertragen – so wie die meisten Menschen nicht allergisch auf einen Bienenstich reagieren, während ein kleiner Prozentsatz daran stirbt. Trotz der Unmenge von Veröffentlichungen über den Zusammenhang von Fruchtwasserembolien und medikamentös stimulierten Wehen spielt Clark diese Tatsache herunter. In der aktuellen Ausgabe eines der beiden einflussreichsten Fachbücher über Geburtshilfe – »Williams Obstetrics« – wird dieser Zusammenhang überhaupt nicht mehr erwähnt.[12]

In einem Interview mit Deanna Isaacs sagte Steven Clark: »Das Erschreckende an der Fruchtwasserembolie ist, wenn Sie (schwanger sind und) die genetische Veranlagung haben, sterben Sie daran. Und leider gibt es bis jetzt nicht die geringste Chance, dies vorherzusehen.« Isaacs, die nach dem Tod ihrer Tochter viele Geburtsmediziner in verschiedenen Ländern befragte, äußert sich in ihrem 1998 veröffentlichten umfassenden und fundierten Artikel skeptisch gegenüber der genetischen Theorie von Clark.

Sie schreibt: »Letztlich stellt sich vielleicht heraus, dass die Fruchtwasserembolie keine Folge einer seltenen Allergie ist. In der medizinischen Fachliteratur gibt es eine Fülle von Indizien, die darauf hindeuten, dass eine große Menge Fruchtwasser (besonders das Fruchtwasser einer Frau mit Wehen), das Mekonium, Fruchtschmiere, Wollhaare und andere Stoffe enthält, giftig ist, wenn es in die Blutbahn der Mutter gerät. Es scheint unnötig, eine seltene allergische Überempfindlichkeit oder genetische Veranlagung als Erklärung für die verheerende Wirkung heranzuziehen, die diese Flüssigkeit haben kann (...) Clark lieferte praktisch selbst den Gegenbeweis, als er berichtete, dass 50 % der Patientinnen, die er während seiner Studie im Jahr 1995 untersucht hatte, während der Wehen Oxytozin erhalten hatten« (siehe Anm. 10).

Könnte es sein, dass die Fälle von Fruchtwasserembolie im gleichen Maß zunehmen wie die Häufigkeit der Weheneinleitung? Ich meine ja. Solange auf diesem Gebiet keine besseren Forschungsergebnisse vorliegen, scheint es ratsam, die künstliche Weheneinleitung möglichst zu vermeiden. Bei Hausgeburten oder Entbindungen in Geburtshäusern ist das Risiko einer Einleitung geringer, aber wenn Sie eine solche Geburt planen, sollten Sie unbedingt vorher Ihre Hebamme ausdrücklich über ihre Methode der Wehenstimulation befragen. Ich rate Ihnen, keine Hebamme zu nehmen, die nach dem schulmedizinischen Modell verfährt und Oxytozin (Pitocin) oder Prostaglandinpräparate (Cytotec) zur Auslösung oder Verstärkung der Wehentätigkeit verwendet.

### Der sanfte Kaiserschnitt nach der Misgav-Ladach-Methode

Eine weitere Neuerscheinung der letzten Dekade ist kein pharmazeutisches Produkt, sondern eine neue Kaiserschnitt-Operation, der »sanfte Kaiserschnitt« oder »Kaiserschnitt nach der Misgav-Ladach-Methode«. Dabei wird die Gebärmutter mit einem einzigen Faden wieder zugenäht anstatt wie sonst mit zwei Nähten (»one-layer-closing«). Die meisten Statistiken über Gebärmutterrupturen und gewisse Plazentaanomalien basieren auf der traditionellen Methode, die Gebärmutter zu vernähen.

Bei der Jahreskonferenz der »National Association of Childbearing Centers« im Jahr 1999 warnte der renommierte Pathologe und Fachbuchautor Dr. Kurt Benirschke davor, dass die neue Methode, die Gebärmutter mit einer einzigen Naht zu vernähen (und möglicherweise die gleichzeitige Verwendung von neuem resorbierbarem Nahtmaterial – Catgut statt Seide), eine mögliche Ursache für den Anstieg lebensbedrohlicher Plazentastörungen wäre, den er in den letzten Jahren beobachtet hatte. Er erklärte, er habe über einen Zeitraum von drei Jahren am San Diego Metropolitan Hospital zehn Fälle von Plazenta percreta gehabt – was für diese bisher extrem seltene Komplikation (ein Fall pro 12 500 Geburten) eine sehr hohe Quote sei.[13]

Bevor er an das Krankenhaus in San Diego kam, wo die Methode mit einer Naht bevorzugt verwendet wurde, hatte er in seiner langen medizinischen Laufbahn noch nie zuvor mit dieser Komplikation zu tun gehabt. Frauen mit einer Plazenta percreta drohen zu verbluten, weil die Plazenta über die Gebärmutternarbe und das Bindegewebe der Gebärmutter gewachsen ist (ohne dass eine Regeneration der Muskelschicht in diesem Bereich erfolgt wäre), manchmal bis in andere Organe wie die Blase. (Im Normalfall haftet die Plazenta an der Gebärmutterwand an, aber nicht am Gebärmuttermuskel oder dem Bindegewebe.)

Dr. Bernischke ist nicht der einzige Geburtsmediziner, der eine Zunahme von Plazenta percreta in den Vereinigten Staaten erkannt hat. Dr. Rebecca Baergen, eine New Yorker Pathologin, erklärte mir, sie habe »eine Plazenta percreta pro Monat« an der Klinik, an der sie tätig ist. Bei dem Verschluss mit einer Naht scheinen auch noch andere Komplikationen aufzutreten.

Eine Studie aus Montreal an 2142 Frauen verglich die alte mit der neuen Nahtmethode und kam zu dem Ergebnis, dass das Risiko einer Uterusruptur beim Einmalverschluss viermal so hoch sei.[14] Die Autoren der Studie kamen zu folgendem Schluss: »Angesichts der weiten Verbreitung des Einmalverschlusses und dem offensichtlichen Zusammenhang mit Gebärmutterrupturen sollte dieses Problem dringend weiter erforscht werden. Angesichts der vergleichsweise kurzfristigen Erkrankungsziffern des Einmalverschlusses im Gegensatz zum zweifachen Verschluss sollten die Chirurgen bei Frauen, die eine zweite Schwangerschaft und Wehentätigkeit erleben wollen, lieber die zweifache Verschlusstechnik verwenden.«

Die Veröffentlichung der vorläufigen Ergebnisse dieser Studie genügten dem Vorsitzenden der geburtsmedizinischen Abteilung am Yale New Haven Hospital Center, den Einmalverschluss der Gebärmutter wieder aufzugeben, bis es überzeugendere Beweise für dessen Sicherheit gäbe. Geburtshelfer haben mir von vier Todesfällen berichtet, bei denen die Mütter mit der Einmalverschlussmethode genäht wurden. In drei Fällen verstarben die Mütter in der folgenden Schwangerschaft. In einem Fall kam es zu einer postoperativen Blutung des Schnitts.

In einem internationalen Internet-Chat, der kürzlich unter Geburtsmedizinern, Gynäkologen und Chirurgen, die gynäkologische Operationen durchführen, stattfand, erzählte ein amerikanischer Geburtsmediziner von einem kleineren Krankenhaus in einer ländlichen Gegend, das mit seiner Universitätsklinik korrespondierte. Plötzlich schickten die Ärzte dieses Krankenhauses Fallberichte über Blutungen und schlechte Wundheilung, die für seine Kollegen und ihn rätselhaft waren, bis die Kollegen der anderen Klinik sie darüber informierten, dass sie ihre Gebärmutterverschlussmethode geändert hatten und nur noch eine Naht machten. Als sie wieder in zwei Schichten vernähten, »gab es keine Probleme mehr«.

Es ist nur allzu offensichtlich, dass die Vorteile des Einmalverschlusses nicht wirklich erwiesen sind, da es fast keine Untersuchungen über die Sicherheit dieser Methode gibt. In der Cochrane-Datenbank systematischer Untersuchungen 2000 fanden sich nur zwei Studien, die den Bewertungskriterien chirurgischer Methoden und Medikamente entsprachen. Diese beiden Studien behandelten gerade einmal 382 Frauen mit einem Einmalverschluss. Beide Untersuchungen kamen zu dem Ergebnis, dass die neue Nahtmethode eine Zeitersparnis von ungefähr vier bis fünf Minuten pro Operation bringt, aber keine der beiden Studien war breit genug angelegt, um die Sicherheit der Methode nachzuweisen – besonders hinsichtlich einer so wichtigen Frage wie der Müttersterblichkeit.[15]

Zwei weitere eher marketing-orientierte Veröffentlichungen priesen die neue Methode an, wobei sich die eine nur auf die Methode beschränkte, während die andere behauptete, die Einmalnahtmethode verhindere Blutverlust, führe zu einer besseren Wundheilung und sei weniger schmerzhaft.[16, 17] In keiner der beiden Publikationen wurden die Auswirkungen auf eine Folgeschwangerschaft und die möglichen Schäden berücksichtigt, die die betroffenen Frauen davontragen könnten.

Ich kenne viele gute Ärzte, die den Uterus in einer Schicht vernäht haben. Die meisten davon sind viel beschäftigte Leute, die keine Zeit haben, sich in eine Bibliothek zu setzen und dort sorgfältig die neuesten Veröffentlichungen zu studieren. Die meisten von ihnen haben auch nicht unterscheiden gelernt, was wirklich wissenschaftlich fundiert und was nur eine clevere Marketingstrategie ist, denn Artikel kritisch zu lesen ist nicht unbedingt Bestandteil des Medizinstudiums. Deshalb ist es auch nicht sehr wahrscheinlich, dass kritisches Lesen an Universitäten gefördert wird, an denen die Studenten mit dem Vernähen der Gebärmutter experimentieren sollen, ohne dass die betreffenden Frauen darüber informiert werden oder vorher ihre Zustimmung dazu eingeholt wird.

Praktisch gesagt, ist es nicht schwer zu erraten, warum diese neue Kaiserschnitt-Methode in den Vereinigten Staaten in den 1990er-Jahren so schnell in Mode kam. Politische Entscheidungen hängen hier oft mehr von wirtschaftlichen Faktoren ab als davon, was für die Gesundheit der Menschen am besten ist. Die wenigen Studien über die Folgen des Einmalverschlusses stimmten überwiegend darin überein, dass man bei dieser Methode weniger Nahtmaterial benötigt, sich die Operationsdauer verkürzt und eine frühere Entlassung der Patientinnen möglich ist. Diese Faktoren bedeuten für die Krankenhäuser eine Kostenersparnis, aber keine größere Sicherheit für die Frauen mit einem Kaiserschnitt.

Ich rate schwangeren Frauen, im Vorfeld zu klären, ob ihre Gebärmutter in zwei Schichten genäht wird, falls sie einen Kaiserschnitt benötigen. Wenn Sie bereits eine Sektio hatten und erneut schwanger sind, lassen Sie feststellen, ob Ihre Plazenta nicht an der alten Gebärmutternarbe angewachsen ist, bevor Sie eine vaginale Geburt in Betracht ziehen.

Eine gute Nachricht ist, dass ein britisches Forscherteam in Oxford (»National Perinatal Epidemiology Unit«) eine breit angelegte Feldforschung über Kaiserschnittmethoden vorbereitet, die sich mit diesem relativ unerforschten Thema befassen wird.

### Medizinisch notwendiger oder geplanter Kaiserschnitt

Die Liste der unzweifelhaften Indikationen für einen medizinisch notwendigen Kaiserschnitt ist nicht so lang, wie Sie glauben: Uterusruptur in der Schwangerschaft oder in den Wehen, Plazenta praevia, accreta, increta oder percreta; Nabelschnurvorfall, Plazentalösung, akuter Stress der Mutter (Krämpfe, erhöhte Herzfrequenz, fehlender Urinabgang, Ketone im Urin), Herzstillstand der Mutter sowie Lageanomalien des Babys (zum Beispiel Querlage, Beckenendlage, wenn sich das Baby trotz Methoden wie der äußeren Wendung nicht dreht) und starker fetaler Stress des Babys (bei einer Herzfrequenz von 120 Schlägen pro Minute) mit Mekonium-Ausscheidung.

Bei folgenden Indikationen kann ein Kaiserschnitt möglicherweise ebenfalls notwendig werden: vorangegangene Unterleibsoperation oder vorangegangener Kaiserschnitt, Wehenstillstand, ein zu enges Becken (Schädel-Becken-Missverhältnis), Uterusmyome oder Eierstockzysten, vorangegangene Uterus- oder Afterruptur, Mehrlingsgeburt und starker fetaler Stress des Babys.

Dimitra Koutoumanos aus Hamburg ist seit 2016 Hebamme mit Bachelor-Abschluss und möchte »Frauen in ihrer Stärke begleiten«, wenn sie gebären. Wie Ina May Gaskin für die USA hält sie die aktuelle Kaiserschnittrate von 15 bis 45 % je nach Krankenhaus (Stand 2020) in Deutschland für nicht gerechtfertigt, zumal auch die WHO 15 % der Kaiserschnitte für nicht gerechtfertigt hält. Natürlich gebe es auch wirklich notwendige Kaiserschnittoperationen, bei der das Kind gerettet werde. Jedoch empfehle die neue »S3-Leitlinie zum Kaiserschnitt«, an der auch der Deutsche Hebammenverband und die Deutsche Gesellschaft für Hebammenwissenschaft beteiligt waren, u.a. »kein Angebot von routinemäßigem Kaiserschnitt zum Beispiel bei Zwillingen«. Auch sollte laut der S3-Leitlinie Frauen mit Kindern in Steißlage oder mit vorangegangenem Kaiserschnitt empfohlen werden, »für das zweite Kind eine vaginale Geburt anzustreben«. Der Dokumentarfilm »Die sichere Geburt« von Carola Hauck, in dem auch Ina May Gaskin vorkommt, sei »wie ein Geburtsvorbereitungskurs«, der Frauen informiere, »was eine Geburt fördert, um zu gelingen« (Einfüg. d. Übers.).[18]

### Kaiserschnittrisiken

Auf welche Art Dr. Brenda Sylvester (Name geändert) ihr zweites Kind zur Welt bringen wollte, wurde von ihren Erfahrungen während ihrer ersten Entbindung beeinflusst. Obwohl sie sich nach der Lamaze-Methode auf die Geburt vorbereitet hatte, drehte sich ihr erstes Baby im siebten Schwangerschaftsmonat in die Beckenendlage. Alle Versuche einer äußeren Wendung schlugen fehl. Natürlich gab es an einer großen Metropolitan-Klinik keinen Geburtshelfer, der irgendeine Mutter mit einer Beckenendlage vaginal entbinden würde, noch dazu eine Kollegin, die ihr erstes Kind bekam. Dr. Sylvester plante daher den unvermeidlichen Kaiserschnitt. Sie überstand die Sektio in dem guten Gefühl, die bestmögliche Entscheidung für ihr Baby getroffen zu haben. Die Operation war zwar keine Kleinigkeit, aber sie hatte auch nichts anderes erwartet.

Zweieinhalb Jahre später war ihr Schwangerschaftstest erneut positiv. Da wusste sie bereits, dass wieder ein Kaiserschnitt auf sie zukam. Sie fand zwar heraus, dass eine vaginale Geburt nach einem Kaiserschnitt bei bestimmten Hebammen möglich war, aber sie war nicht sicher, ob sie diesen Versuch wagen sollte. Sie glaubte, ein Kaiserschnitt sei sicherer als die normale Wehentätigkeit. Sie war Anfang dreißig, kerngésund und es gab keinerlei Komplikationen in ihrer Schwangerschaft. Die Sektio wurde von einem renommierten Geburtsmediziner durchgeführt. Nach der Entbindung von einem gesunden, voll ausgetragenen Jungen wurde sie von Assistenzärzten postoperativ betreut. Falls irgendwelche Komplikationen auftreten würden, sollten sie den zuständigen Arzt hinzuziehen.

Am Tag nach der Sektio waren die Schwestern auf der Entbindungsstation, die Dr. Sylvester pflegten, besorgt, weil sie keine Bauchgeräusche hören konnten. Außerdem klagte Dr. Sylvester über stärkere Unterleibsschmerzen als üblich. Ihre Temperatur war leicht erhöht. Sie machten die Assistenzärzte einige Male auf diese Beschwerden aufmerksam, aber die Ärzte beruhigten sie, sie hätten Bauchgeräusche gehört und den Stationsarzt verständigt. Drei Tage nach der Operation waren die weißen Blutkörperchen bei Dr. Sylvester etwas erhöht, weshalb weitere Blutuntersuchungen gemacht wurden. Innerhalb weiterer 24 Stunden erlitt sie einen septischen Schock und musste auf die Intensivstation verlegt werden. Drei Tage später starb sie an einer Infektion, die sie sich durch eine Darmverletzung bei der OP zugezogen hatte, auf die die Ärzte nicht geachtet hatten.

Die Krankenschwestern auf der Station waren außer sich vor Wut, weil die Patientin hätte gerettet werden können, wenn man ihre Warnungen ernst genommen hätte. Was sie noch trauriger machte, war die Tatsache, dass die Familie von Dr. Sylvester nicht wusste, dass die Krankenschwestern sich erfolglos darum bemüht hatten, den verantwortlichen Arzt zu einem Zeitpunkt auf ihren Zustand aufmerksam zu machen, als ihr Leben noch zu retten gewesen wäre. Aus Angst um ihre Stelle wollte keine der Schwestern Staub aufrühren. Deshalb schwiegen alle über den Vorfall. Nur eine von ihnen erzählte mir davon.

Die meisten Amerikaner sind sich gar nicht bewusst, dass Frauen an einer Kaiserschnittentbindung sterben können, besonders wenn eine Sektio geplant und kein Notfall ist. Auch die Medien berichten nur selten über eine Tragödie wie die von Dr. Sylvester. Die meisten Todesfälle von Müttern werden vertuscht. Nur wenige wissen, dass die meisten Mütter in Krankenhäusern sterben oder dass eine überflüssige Operation tatsächlich zu ihrem Tod führen kann. Das 21. Jahrhundert begann mit der Enthüllung des Medizinischen Instituts der Nationalen Akademie der Wissenschaften, dass in den Vereinigten Staaten jährlich ungefähr 100 000 Menschen an ärztlichen Kunstfehlern versterben. Einige davon – und zwar viel zu viele – sind schwangere Frauen.

- Frauen können keine wirklich informierten Entscheidungen treffen, wenn ihnen die wichtigsten Informationen vorenthalten werden. Wie viele Frauen wissen beispielsweise, dass ein Kaiserschnitt (auch ein geplanter) für die Frauen folgende Risiken birgt?
- Verstärktes Blutungsrisiko mit der Notwendigkeit einer Bluttransfusion,
- Gebärmutterentfernung wegen unkontrollierbarer Blutung,
- versehentliche Darmverletzung, die zu einer Peritonitis (Bauchfellentzündung) führen und eine Kolostomie (künstlicher Ausgang) erforderlich machen kann,
- versehentliche Verletzung der Gebärmutterarterie,
- chirurgische Traumata der Blase und Harnleiter,
- erhöhtes Risiko einer postnatalen Infektion, Narbenbruch,
- Narbenschmerzen, Taubheitsgefühle,
- langfristige starke Rückenschmerzen nach der Periduralanästhesie,
- erhöhtes Risiko einer Lungenembolie,
- Narkoseschäden, einschließlich Lähmungen und Todesfolge.

Wenn kein Notfall vorliegt und der Kaiserschnitt auf Wunsch der Frau durchgeführt wird, ist ihr Sterblichkeitsrisiko fast dreimal so hoch wie bei einer normalen Geburt.[19]

Eine Kaiserschnittentbindung ist auch für das Baby riskant. Wenn es sich um eine Notsektio handelt, gleichen sich die Risiken für das Baby wahrscheinlich aus. Aber wenn der Kaiserschnitt medizinisch nicht notwendig und das Baby in Ordnung ist, bedeuten die Risiken einer Sektio, dass es unnötig gefährdet wird. Bei einem Kaiserschnitt kann es zu folgenden Gefährdungen des Babys kommen:

- Versehentliche Verletzung des Fötus, was bei fast 2 % aller Kaiserschnittentbindungen passiert, bei Beckenendlagen sogar in 6 % der Fälle.[20]
- Atembeschwerden, eine Hauptursache der Neugeborenensterblichkeit. Das Risiko verringert sich, wenn die Frau vor der Sektio Wehen haben darf. Die meisten Frauen jedoch, die sich für einen Kaiserschnitt entschieden haben, erleben überhaupt keine Wehen, da es für sie und ihre Geburtshelfer oft vorrangig ist, einen Termin für die Operation festzusetzen.[21]
- Versehentliche Frühgeburt, da der Kaiserschnitt zu früh gemacht wurde. Selbst durch wiederholte Ultraschalluntersuchungen kann dieses Risiko nicht ausgeschlossen werden.

Die Gefahren, die ein Kaiserschnitt für Frauen birgt, beschränken sich nicht nur auf die aktuelle Schwangerschaft, sondern auch auf alle zukünftigen Schwangerschaften, weil die Gebärmutter vernarbt. Zu diesen Risiken gehören:

- Verminderung der Fruchtbarkeit.
- Abdominaladhäsionen, die zu Adhäsionsileus (Darmverschluss) führen können. Dieser Folgeschaden kann auch ohne zukünftige Schwangerschaft auftreten und tödlich verlaufen. Ich kenne zwei Frauen, die 25 Jahre nach ihrem Kaiserschnitt diesen lebensgefährlichen Darmverschluss erlitten. Eine davon war eine gute Freundin von mir. Sie starb daran.
- Erhöhtes Risiko einer Eileiterschwangerschaft.
- Erhöhtes Risiko einer Plazenta praevia (die Plazenta liegt über der Zervix).

- Erhöhtes Risiko eines Couvelaire-Syndroms. (Plazenta accreta; die Plazenta ist zu tief in die Gebärmutterwand eingewachsen, um sich normal ablösen zu können; in der Folge kommt es zu schweren und oft lebensgefährlichen Blutungen.)
- Erhöhtes Risiko einer vorzeitigen Plazentalösung (die Plazenta löst sich vorzeitig von der Gebärmutter ab, wodurch das Baby von seiner einzigen Sauerstoffquelle abgeschnitten wird).
- Erhöhtes Risiko einer Gebärmutterruptur.

Der bekannte holländische Geburtsmediziner Prof. G. J. Kloosterman machte im Jahr 1984 folgende Beobachtung: »Bei einer gesunden Frau können wir eine normale Schwangerschaft und Wehentätigkeit durch nichts verbessern. Wir können nur eingreifen, aber damit machen wir nichts besser.«[22] Diese Aussage trifft immer noch voll und ganz zu, trotz der nach wie vor ständig steigenden Rate geburtsmedizinischer Eingriffe.

In manchen Fällen ist ein Kaiserschnitt oder eine Weheneinleitung für die Sicherheit von Mutter und Kind erforderlich. Gleichzeitig müssen wir jedoch immer bedenken, dass das Sterblichkeitsrisiko der Frau bei einer Sektio steigt. Um so gefährlicher ist es, wenn sich neue Operationsmethoden verbreiten, bevor sie ausreichend auf ihre relative Sicherheit hin überprüft worden sind.

Ich hoffe, Sie verstehen, dass ich Ihnen keine Angst machen, sondern Sie informieren möchte. In diesem Kapitel musste ich oft an die Worte viel zu vieler Frauen denken, die zu mir sagten: »Hätte ich das doch gewusst, als ich noch schwanger war.«

In den letzten Jahrzehnten kamen immer wieder neue Geburtshilfe-Trends in Mode und verschwanden wieder. Leider hat sich eine Sache nicht verändert: Der Wunsch vieler Ärzte und Hebammen, ein Allheilmittel gegen Geburtsschmerzen zu finden, treibt sie dazu, herumzuexperimentieren oder die Frauen wenigstens davon überzeugen zu wollen, dass es jetzt ein solches Wundermittel gäbe – und die Frauen sind gewöhnlich die Letzten, die darüber Bescheid wissen.

# Kapitel 11
## *Vaginale Geburt nach einem Kaiserschnitt*

*»Aktionen und Strategien, die Patientinnen zwingen, entweder Wehen zu erleiden oder sich wiederholt einer Kaiserschnittentbindung zu unterziehen, laufen der Autonomie der Patientinnen und dem Prozess der informierten Einwilligung entgegen.«*

ACOG (»American College of Obstetricians and Gynecologists«) Verhaltensregeln, August 1985

Seit mehr als einer Generation wurden die Babys von über einem Fünftel der amerikanischen Frauen per Kaiserschnitt entbunden. Angesichts dieser hohen Zahl operativer Geburten stellt sich jedes Jahr Zehntausenden von Frauen die Frage, wie sie beim nächsten Kind entbinden sollen. Wenn Sie zu diesen Frauen gehören, ist Ihnen vielleicht schon aufgefallen, dass über eine vaginale Geburt nach einem Kaiserschnitt sehr verwirrende, ja sogar widersprüchliche Informationen kursieren.

Der medizinische Grund, der für eine Spontangeburt nach vorangegangener Sektio spricht, liegt tatsächlich eindeutiger auf der Hand, als man aufgrund früherer medizinischer oder von den Medien veröffentlichter Meinungen vermuten würde. Eine Kaiserschnittoperation ist für eine Mutter genauso riskant wie jede andere größere Unterleibsoperation – ein beträchtlich höheres Risiko als eine vaginale Geburt. Bei wiederholten Kaiserschnittentbindungen verdreifacht sich das mütterliche Sterblichkeitsrisiko und die Gefahr, dass andere Komplikationen wie eine Infektion, lebensgefährlicher Blutverlust, Bluttransfusion, Narkoseschäden, Verletzungen der

Blase, des Darms oder der Harnleiter, zukünftiger Darmverschluss, Hysterektomie (Gebärmutterentnahme), Extrauteringravidität (Schwangerschaft außerhalb der Gebärmutter), Unfruchtbarkeit und gefährliche Plazentastörungen auftreten, ist ungefähr fünf- bis zehnmal so hoch.

Je mehr Kaiserschnittentbindungen eine Frau hatte, desto höher das Risiko. Die meisten der zuvor erwähnten Komplikationen haben auf jeden Fall wochenlange Rekonvaleszenz, Beschwerden, emotionale Traumata und Kosten zur Folge. Laut dem Neonatologen und Perinatalmediziner Marsden Wagner, der fünfzehn Jahre lang für die Weltgesundheitsbehörde WHO tätig war, muss man mit mindestens zwölf Todesfällen pro Jahr in den Vereinigten Staaten rechnen, wenn unnötigerweise ein weiterer Kaiserschnitt durchgeführt wird und man der Frau die Chance einer vaginalen Entbindung nimmt – abgesehen von den Tausenden von Fällen, wo eine Sektio zu einer Folgeerkrankung oder Verletzung führt.

Eine vaginale Entbindung hingegen ist sicher, wenn andere Risikofaktoren wie die Gabe von Cytotec oder eine Weheneinleitung mit anderen Prostaglandinen ausgeschlossen werden. Das Risiko einer Gebärmutterruptur liegt bei Frauen mit einer quer verlaufenden Narbe im unteren Bereich der Gebärmutter (dem sichersten Bereich für einen Gebärmutterschnitt) konstant bei 0,5 %.

## Veränderungen im Umgang mit vaginalen Geburten nach einem Kaiserschnitt

Im 20. Jahrhundert setzten die Ärzte meist eine Kaiserschnittentbindung fest, wenn Frauen bereits einmal per Kaiserschnitt entbunden hatten, da sie befürchteten, die Gebärmutternarbe könnte während der Wehen aufbrechen. (Die meisten europäischen Ärzte haben jedoch seit langem erkannt, dass eine vaginale Geburt nach einer Sektio für die meisten Frauen ungefährlich ist.) Viele Ärzte vermuteten hinter der Notwendigkeit eines Kaiserschnitts einen körperlichen Schaden, der bei einer Folgeschwangerschaft immer noch vorhanden sein würde. Keine dieser Vermutungen bestätigte sich jemals.

In den 1970er-Jahren, als die Hausgeburtsbewegung ihren Höhepunkt erreicht hatte, kam in Amerika ein neuer Trend auf, der sich schnell verbreitete. Obwohl die meisten Frauen dem Rat ihres Arztes folgten, erneut per Kaiserschnitt zu entbinden, widersetzten sich ein paar skeptische und mutige Frauen und schafften es, ihre Ärzte von einer vaginalen Geburt zu überzeugen. Nachdem diese Entbindungen gut verlaufen waren, veröffentlichten die Frauen ihre Erfahrungen und riefen Organisationen ins Leben, um die Vorurteile über Spontangeburten nach Kaiserschnittentbindungen, über Gebärmutterrupturen und die Unfähigkeiten der Frauen zu entkräften. Anfang der 1980er-Jahre kam das Buch *Silent Knife* von Nancy Wainer Cohen auf die Titelseite des *Wall Street Journal*. In der Schlagzeile wurde es als »Die Bibel (zur Verhinderung eines Kaiserschnitts)« bezeichnet. Viele andere Frauen schlossen sich dieser Bewegung an. Eine Hand voll Ärzte wurden eifrige Fürsprecher dieser Einstellung, und zum ersten Mal wurden nordamerikanische Statistiken über vaginale Geburten nach einem Kaiserschnitt veröffentlicht. Das ermutigende Ergebnis bestätigte den Bewusstseinswandel. Die Forschung kam durchwegs zu dem Ergebnis, dass eine vaginale Entbindung nach einem Kaiserschnitt im Vergleich zu einem wiederholten Kaiserschnitt

- mehr Sicherheit für die Mutter (mit quer verlaufenden Narben in der unteren Gebärmutter) bietet und genauso viel Sicherheit für die Babys wie ein erneuter Kaiserschnitt;
- fast 80 % der Frauen nach einem Kaiserschnitt vaginal entbinden können.

Die neuesten Veröffentlichungen der ACOG behaupten, es sei umstritten, ob bei Beckenendlagen, Zwillings- oder Mehrlingsschwangerschaften, Übertragungen (die bei manchen Ärzten offenbar mit dem Tag nach dem errechneten Geburtstermin beginnen, statt wie früher von 42 Schwangerschaftswochen auszugehen) und ungewöhnlich großen Babys eine vaginale Geburt möglich sei. All die zuvor erwähnten Argumente, die Frauen eine vaginale Entbindung nicht »erlauben« wollen, sind absolut nicht fundiert.

Ebenso wenig haltbar ist die ACOG-Empfehlung aus dem Jahr 1999, vaginale Geburten nach einem Kaiserschnitt sollten nur in Kliniken durchgeführt werden, die für Notfälle ausgerüstet sind und in denen Ärzte sofort zu Hilfe kommen können. Es gibt keine Studien, die belegen würden, dass sich die Notfallausstattung in Krankenhäusern oder die sofortige Verfügbarkeit der Ärzte auf die Sterblichkeitsrate von Müttern und Säuglingen positiv auswirkt. Dies ist wahrscheinlich auch der Grund, weshalb in der ACOG-Veröffentlichung keine Studie darüber als Quelle zitiert wird.

Jede Frau, die nach 1990 einmal in einer Klinik entbunden hat, weiß, dass Ärzte nur sehr selten »während der Wehen sofort zur Verfügung stehen«. Falls es sich um einen Belegarzt handelt, hält er sich womöglich gerade in seiner Praxis auf. Eine bewiesene Tatsache ist jedoch, dass eine Hebamme für die Entbindung zuständig sein sollte. In den Ländern mit der niedrigsten Sterblichkeitsrate von Müttern und Säuglingen begleiten Hebammen die Geburten und betreuen 80 % der werdenden Mütter in der Schwangerschaftsvorsorge und Geburtsvorbereitung.

Leider wirken die jüngsten Empfehlungen der ACOG abschreckend auf die meisten Frauen, die eine vaginale Geburt nach einem Kaiserschnitt versuchen möchten. Anstatt die aktuellsten medizinischen Studien richtig zu interpretieren, macht die ACOG die vaginale Geburt nach einem Kaiserschnitt zum Sündenbock für die zunehmenden Gebärmutterrupturen. Indem sie die Schuld auf die vaginale Entbindung schiebt, lenkt die ACOG von der Tatsache ab, dass die gehäuften Uterusrupturen in Wahrheit fast immer auf die aggressiven Methoden der Weheneinleitung zurückzuführen sind, deren Zahl sich in nur einem Jahrzehnt verdoppelt hat – nicht jedoch die vergleichsweise niedrige Rate vaginaler Geburten nach vorangegangener Sektio. Inzwischen geht der amerikanische Trend wieder dahin, Frauen zu einem wiederholten Kaiserschnitt zu drängen.

Es ist nicht verwunderlich, dass bei den Frauen große Verwirrung bezüglich der vermeintlichen Risiken einer vaginalen Geburt nach einem Kaiserschnitt herrscht. Im November 1999 riet die ACOG zu Recht, aber leider mit großer Verspätung – davon ab, Cytotec bei Frauen mit vorangegangenen Gebärmutteroperationen, darunter auch Kaiserschnittoperationen, zu verwenden.[1] Die ACOG versäumte es jedoch, auch vor der Verwendung anderer Prostaglandine und Oxytozin bei der Einleitung von vaginalen Geburten nach einer Kaiserschnittentbindung zu warnen. Stattdessen hielt sie die »strenge Überwachung« bei Weheneinleitungen mit diesen Medikamenten für ausreichend.

Das Problem dabei ist, dass es zwar nicht schlüssig bewiesen ist, aber dass es deutliche Hinweise gibt, dass die Verabreichung von Oxytozin bei einer vaginalen Geburt nach einer Sektio das Risiko einer Gebärmutterruptur erhöht.[2] Wie wir bereits wissen, können Prostaglandingels und Tampons schwere Gebärmutterrupturen verursachen. Eigentlich müsste sich die orthodoxe Schulmedizin in diesem Fall an die Prinzipien halten, die im hippokratischen Eid festgelegt sind – nämlich, die Patienten »vor Schaden zu bewahren«.

## Vorbereitung auf eine vaginale Geburt nach einem Kaiserschnitt

Die meisten Frauen, die nach einem vorangegangenen Kaiserschnitt eine vaginale Geburt planen, haben gute Gründe, sich bei ihrem Vorhaben sicher zu fühlen. Es gibt allerdings einen Befund, der während der Schwangerschaft diagnostiziert werden kann und der eine vaginale Geburt ausschließen würde. Wie bereits erwähnt, kommt es in seltenen Fällen dazu, dass die Plazenta über eine bestehende Gebärmutternarbe wächst, bei der noch nicht alle Schichten verheilt sind (Plazenta accreta, increta oder percreta). Das Problem besteht darin, dass sich die Plazenta dann nicht wie üblich von der Gebärmutterwand lösen kann, was heftige Blutungen verursachen kann. Dieser Befund muss also im Vorfeld ausgeschlossen werden, etwa durch eine Ultraschalluntersuchung gegen Ende der Schwangerschaft.

Wenn Sie nach einem Kaiserschnitt eine vaginale Geburt planen, sollten Sie mindestens 18 Monate zwischen den Schwangerschaften verstreichen lassen. Ansonsten ist das Beste, was Sie tun können, um Ihre Chance auf eine vaginale Geburt nach einem Kaiserschnitt zu erhöhen, eine Hebamme zu suchen, die eine Erfolgsquote von 70 % und mehr bei solchen Entbindungen aufweisen kann. Manche Geburtshelfer und Hebammen sind durch die letzten ACOG-Warnungen etwas beunruhigt, aber viele von ihnen haben inzwischen erkannt, dass sich an den Tatsachen, die diese Warnungen entkräften, nichts geändert hat. Sie fühlen sich verpflichtet, den Wünschen der Frauen zu entsprechen. Kurz: Holen Sie sich eine Hebamme, die an die Möglichkeit einer vaginalen Entbindung nach einem Kaiserschnitt glaubt.

Vermeiden Sie, dass die Wehen eingeleitet und stimuliert werden. Wenn Sie unter Druck stehen, weil sich Ihre Zervix schneller öffnen soll, versuchen Sie es mit einem Bad, laufen Sie auf und ab und sorgen Sie für Ihre geschützte Privatsphäre. Verweigern Sie Tropfinfusionen und sorgen Sie dafür, dass Sie noch etwas zu sich nehmen, bevor Sie ins Krankenhaus fahren (falls Sie dort entbinden wollen). Suchen Sie sich möglichst eine Klinik, in der es den Gebärenden erlaubt ist, während der Wehen zu essen und zu trinken. Schließlich sollten Sie darauf achten, dass möglichst wenige vaginale Untersuchungen durchgeführt werden. Erfahrene Geburtshelfer können die Zervixdilatation gewöhnlich an Ihrer Atmung und Ihrer Körpersprache abschätzen. Wenn man Sie zu einer Periduralanästhesie drängt, sollten Sie diesen Vorschlag möglichst ablehnen. (Es gibt Fälle, bei denen eine Periduralanästhesie in einem späteren Wehenstadium hilfreich sein kann, aber in der ersten Wehenphase sollte meiner Meinung nach keine Periduralanästhesie gemacht werden.)

Wenn doch ein weiterer Kaiserschnitt nötig werden sollte, werden Sie und Ihr Baby davon profitieren, dass Sie ein paar Stunden Wehenarbeit geleistet haben (wegen der segensreichen Hormone, die Ihr Körper während der Wehen ausschüttet). Seien Sie sich bewusst: Sie waren mutig und haben es versucht. Schenken Sie sich selbst Wertschätzung für die Arbeit, die Sie geleistet haben.

# Kapitel 12

## *Wie Sie die richtigen Geburtsbegleiter*innen finden*

Der Geburtshelfer hat einen besonders großen Einfluss auf den Geburtsverlauf (vor allem hinsichtlich der medizinischen Eingriffe, Methoden und Medikamente). Es gibt zwei unterschiedliche Berufe, die Geburtshilfe leisten: Hebammen und Geburtsmediziner.

Hebammen sind auf normale Schwangerschaften und Geburten spezialisiert. Sie arbeiten individuell und konzentrieren sich darauf, so wenig wie möglich in den natürlichen Geburtsverlauf einzugreifen. Sie bieten die Geburtsvorbereitung an, die gesunde Frauen brauchen. Ihr Ziel ist es, mit jeder Frau und ihrer Familie im Vorfeld zu klären, welche speziellen körperlichen, sozialen und emotionalen Bedürfnisse sie hat. Eine natürliche Geburt mit einer Hebamme reduziert das Risiko eines Dammschnitts, einer Forzeps- oder Vakuumextraktion (Zange oder Saugglocke), einer Periduralanästhesie und eines Kaiserschnitts. Hebammen sind so ausgebildet, dass sie die wenigen Geburten erkennen können, bei denen Komplikationen auftreten und bei denen die Hilfe eines Geburtsmediziners erforderlich ist.

Die Ausbildung zur Hebamme erfordert in Deutschland drei Jahre. Männliche Geburtshelfer heißen »Entbindungspfleger«. Hebammen/Entbindungspfleger sind freiberuflich, angestellt oder als Beleghebammen/-entbindungspfleger tätig. Nach dem Hebammengesetz (HebG) sind sowohl Schwangere als auch der Arzt zur Hinzuziehung einer Hebamme/eines Entbindungspflegers bei der Geburt verpflichtet (§ 3 HebG).

## Wie Sie potenzielle Geburtsbegleiter*innen interviewen

Wie ich bereits in einem früheren Kapitel erwähnt habe, lässt sich die Ideologie, die hinter der Methode eines Geburtshelfers steht, nicht nur anhand seiner Ausbildung, seines Abschlusses, Geschlechts, Berufs oder seiner äußeren Erscheinung erkennen. Nicht alle Hebammen leisten Hebammenhilfe nach den Prinzipien der natürlichen Geburt. Und nicht alle Geburtsmediziner bewegen sich nur im Rahmen der schulmedizinischen Geburtshilfe. Frauen sind in der Schwangerenvorsorge und Geburtsvorbereitung nicht unbedingt einfühlsamer als Männer.

Damit möchte ich sagen, dass Sie klug und umsichtig vorgehen sollten. Eine der besten Möglichkeiten, sich über die Vorsorge- und Geburtsbegleitungsmöglichkeiten in Ihrer Gegend zu informieren, besteht darin, verschiedene Geburtshelfer kennenzulernen. Achten Sie darauf, wie Sie sich während eines Beratungsgesprächs und danach fühlen. Denken Sie daran, dass manche Geburtshelfer Ihnen die Antworten geben werden, die Sie ihrer Meinung nach hören wollen. Formulieren Sie Ihre Fragen beispielsweise folgendermaßen: »Wie stehen Sie zu einem Dammschnitt bei einer Erstgebärenden? Wie oft kommt das bei Ihnen vor?«

Achten Sie auf Ihre Intuition. Wenn Sie zufriedenstellende Antworten bekommen haben, sich aber dennoch bei dieser Person nicht wohlfühlen, tun Sie gut daran, sich einen für Sie besser geeigneten Geburtshelfer zu suchen. Nachfolgend finden Sie eine Liste mit speziellen Fragen, die Sie beim Erstkontakt mit einem potenziellen Geburtshelfer stellen können.

### Fragen an die Hebamme im Falle einer geplanten Hausgeburt

- Mit welchen Ärzten arbeiten Sie zusammen, oder welchen Arzt rufen Sie im Notfall herbei?
- Führen Sie eine Statistik über die von Ihnen begleiteten Geburten? Dürfte ich diese einsehen?

- Wie viele Frauen, die Sie betreuen, haben ihren Geburtstermin nahe dem meinen?
- Arbeiten Sie mit einer Kollegin zusammen? Wenn ja, welche Qualifikationen hat sie?
- Wie verhalten Sie sich, wenn eine weitere Frau in Ihrer Betreuung gleichzeitig mit mir Wehen bekommt?
- Verwenden Sie pharmazeutische Produkte zur Weheneinleitung?
- Welche pränatalen Untersuchungen benötigen Sie?
- Welche Methoden der Schmerzlinderung schlagen Sie für die Wehen vor?
- Ist Ihre Erste-Hilfe-Ausbildung für den Fall einer Wiederbelebung ausreichend und sind Sie aktuell darin trainiert?
- Falls nötig, in welche Klinik lassen Sie mich einliefern? Wer wird mich dorthin begleiten?
- Wie viele Nachsorgetermine machen Sie?
- Nehmen Sie an regelmäßigen Supervisionsgruppen teil?

**Fragen an die Hebamme im Falle einer geplanten Krankenhausgeburt**

- Wie viele Frauen betreuen Sie gleichzeitig?
- Wer kümmert sich um mich, wenn Sie gerade frei haben und ich Wehen bekomme?
- Welche pränatalen Untersuchungen führen Sie routinemäßig durch?
- Welche Routinemaßnahmen machen Sie während der Wehen?
- Haben Sie etwas dagegen, wenn mich (außer meinem Mann/Partner) eine Doula betreut?
- Darf ich während der Wehen essen und trinken?
- Können Sie nur in bestimmten Abständen die Herztöne messen, statt mich durchgängig an das CTG zu hängen?
- Welche Methoden zur Schmerzlinderung der Wehen schlagen Sie vor?
- Gibt es in der Klinik Badewannen oder Duschen? Darf ich sie benutzen?
- Ist die Wehendauer zeitlich begrenzt?

- Legen Sie mir mein Baby nach der Geburt auf den Bauch (Körperkontakt)?
- Warten Sie mit dem Abklemmen der Nabelschnur, bis sie aufhört zu pulsieren?
- Welche Nachsorge machen Sie?

**Fragen an den Geburtsmediziner**

- Sind Sie bei meiner Entbindung anwesend?
- Wenn nicht, wer ist dann da?
- Kann ich Ihre Kollegen kennenlernen?
- Welche Einstellung haben Sie zu Ultraschalluntersuchungen?
- Welche Schmerzmittel empfehlen Sie?
- Wie viele Frauen entbinden bei Ihnen ohne schmerzstillende Mittel?
- Was halten Sie von Doulas?
- Wie oft schauen Sie während der Entbindung nach mir?
- Welche pränatalen Untersuchungen führen Sie routinemäßig durch?
- Welche Methoden zur Linderung der Wehenschmerzen empfehlen Sie mir?
- Können die Herztöne meines Babys in bestimmten Abständen von der Hebamme abgehört werden?
- Machen Sie routinemäßig einen Dammschnitt? Wie viele Frauen entbinden bei Ihnen ohne Dammschnitt?
- Kann ich während der Wehen essen und trinken?
- Kann ich wieder nach Hause gehen, wenn meine Wehen wieder nachlassen, nachdem ich auf die Entbindungsstation gekommen bin?
- Wie hoch ist bei Ihnen die Rate der eingeleiteten Geburten? Welche Methoden verwenden Sie dazu?
- Kann ich während der Wehen herumlaufen?
- Sind die Wehendauer und die Austreibungsphase zeitlich begrenzt?
- Darf ich die Gebärhaltung frei wählen? Darf ich auf allen vieren gebären, wenn ich mich in dieser Position wohlfühle?

- Wie hoch ist Ihre Kaiserschnittrate?
- Vielleicht ist diese Frage ziemlich persönlich, aber (bei einer Ärztin) haben Sie selbst schon einmal vaginal entbunden?
- Vielleicht ist diese Frage ziemlich persönlich, aber (bei einer Ärztin oder einem Arzt) haben Sie Kinder, die vaginal entbunden worden sind?
- Wie hoch ist Ihre Forzeps- oder Vakuumextraktionsrate (Geburtszange oder Saugglocke)?
- Durchtrennen Sie die Nabelschnur erst, wenn Sie nicht mehr pulsiert?
- Können Sie mir mein Baby nach der Geburt auf den Bauch legen? (Körperkontakt)

**Fragen an eine Doula**

- Welche Ausbildung haben Sie?
- Haben Sie irgendwelche Verpflichtungen, die Sie daran hindern könnten zu mir zu kommen, wenn meine Wehen einsetzen?
- Haben Sie Referenzen?
- Wie viele Geburten haben Sie bereits begleitet?
- Welche Erfahrungen mit unterschiedlichen Geburtssituationen haben Sie?

Wenn Sie bei den Erstgesprächen mit den zuvor erwähnten Fragen auf Ablehnung, Sarkasmus, Widerstand, Einschüchterungstaktiken oder unklare oder überhebliche Antworten stoßen, suchen Sie weiter nach geeigneten Geburtsbegleitern.

# Kapitel 13

## *Eine Vision für Hebammenhilfe und Mütter im 21. Jahrhundert*

Als ich daran ging, das letzte Kapitel dieses Buches zu schreiben, läutete das Telefon. Am anderen Ende war eine Frau, die für ihre Nachbarn anrief, die den Amish angehörten. Wenn eine Amish-Familie oder -Hebamme beschließt, die Hilfe unserer Farm-Hebammen in Anspruch zu nehmen, gehört es zum typischen Prozedere, dass der Ehemann den nächsten »englischen« Nachbarn aufsucht, der für ihn anrufen soll. (Im Amish-Sprachgebrauch sind mit »englisch« alle Leute gemeint, die nicht ihrer Glaubensgemeinschaft angehören.) Er bittet den Nachbarn, uns anzurufen und seine Nachricht zu übermitteln, während er zurück zu seiner Frau eilt. Wie Sie sich vorstellen können, ist diese Methode nicht besonders geeignet, um detaillierte Informationen zu erhalten – wenn man bedenkt, wie eingeschränkt Amish-Männer mit normalen Nachbarn, die keine Hebammen sind, reden dürfen. In diesem Fall wurden wir davon unterrichtet, dass bei einer Frau die Wehen eingesetzt hätten, die nicht bei uns vorgemerkt war.

Der Nachbar erklärte mir: »Ich habe es schon überall probiert, aber Sie sind die einzige Hebamme, die ich erreichen konnte.« »Die Frau von Amos Y. hat seit letzter Nacht um Mitternacht Wehen«, fuhr er fort. »Es geht ihr nicht gut. Ihre Schwiegermutter möchte, dass Sie kommen.«

»Ich kenne die Frau nicht«, sagte ich. »Das wievielte Baby ist es?«

»Das siebte«, sagte er.

Nun stand ich vor einem Dilemma. Ich musste den Abgabetermin meines Manuskripts einhalten, aber in erster Linie war ich Hebamme. Ich packte meine Hebammentasche und sagte dem Nachbarn am Telefon, er solle der Familie Bescheid sagen, ich käme so schnell wie möglich. Die Sonne stand schon tief, als ich mich auf den Weg zu der Familie machte, die ungefähr vierzig Kilometer entfernt wohnte. Wenn möglich, wollte ich vor Einbruch der Dunkelheit dort eintreffen.

Die Häuser von fremden Amish-Familien zu finden ist nicht einfach, besonders, wenn es drei Tage lang heftig geregnet hat und die ganze Gegend unter Wasser steht. Man ist auf matschige Wege vorbereitet, weil fast alle Amish-Familien sogar abgelegen von Landstraßen wohnen und man sie nur über kleine, unbeleuchtete Feldwege erreicht. Während ich fuhr, ging mir alles Mögliche durch den Kopf, was passieren könnte. Ich musste an das Gebet denken, das der Kanonier auf Horatio Hornblowers Schiff vor jeder Schlacht sprach: »Herr, lass uns dankbar annehmen, was uns widerfahren wird.«

Als das letzte Sonnenlicht am westlichen Himmel verschwand, stand ich vor der beleuchteten Eingangstür des zweistöckigen Holzbauernhauses der Familie und putzte meine schmutzigen Schuhe auf der blauen Fußmatte ab. Amos begrüßte mich und bat mich in die Küche. Das einzige Licht spendete eine Kerosinlampe, die er bei sich trug. Er brachte mich zu seiner Frau Emma, die in eine braune Kunstfaserdecke gewickelt in einem Schaukelstuhl aus Nussbaum saß. Ich war froh, dass sie auf den Beinen und die Wehenkraft gut war. Zwar kannte ich weder sie noch ihren Mann, aber ihre Schwiegermutter, eine Amish-Hebamme, war eine gute Bekannte von mir. Sie betreute Emma seit den frühen Morgenstunden und wusste nicht genau, warum die Geburt nicht voranging. Ich wusste, sie hätte jede riskante Kindslage (wie *z.B.* eine Schulterdystokie oder Querlage) erkannt. Nachdem ich Emma während einiger sehr starker Wehen beobachtet hatte, war ich sicher, dass ihr Uterus noch viel Kraft hatte.

Eine vaginale Untersuchung ergab, dass Emmas Zervix schon sehr dünn und weit geöffnet war (deshalb ließ sie sich kaum noch tasten) und der Kopf des Babys für die Wehenphase noch recht hoch lag. Ich besprach mit ihr die Möglichkeit einer vorsichtigen Öffnung der Fruchtblase. Sie stimmte zu und ich öffnete die Fruchtblase behutsam. Als das klare Fruchtwasser ausströmte, senkte sich der Kopf des Babys direkt auf die Zervix, was dazu beitrug, dass sich der Muttermund innerhalb der nächsten paar Wehen ganz öffnete. Innerhalb von wenigen Minuten war der Kopf des Kindes geboren, dann kamen langsam die Stirn, die Augen, die Nase, seine Pausbäckchen und sein Kinn zum Vorschein, aber nicht sein Hals. Emmas Versuche, den Körper des Babys herauszupressen, waren erfolglos, weil seine Schultern festhingen.

»Sie müssen auf die Hände und Knie gehen«, sagte ich zu ihr.

»Das geht nicht«, erwiderte sie. Ich wusste, dass ihr langes Kleid sie behinderte (üblicherweise tragen Amish-Frauen bei der Geburt ihre normale Alltagskleidung).

»Ich bin sicher, Sie schaffen es«, sagte ich, und mit großer Willensanstrengung und der Unterstützung von Amos drehte sie sich um und ging auf alle viere. Mit einer starken Presswehe wurde zuerst die eine Schulter, dann die andere geboren. Ich legte behutsam meine Finger unter die Ärmchen des Mädchens und zog seinen kräftigen kleinen Körper heraus. Mit über vier Kilo war es schwerer, als das größte seiner Geschwister gewesen war. Es hatte keinen Riss gegeben und kein Dammschnitt war erforderlich gewesen. Weder Mutter noch Kind hatten eine Verletzung davongetragen. Zwei Stunden später fuhr ich in einer sternenklaren Winternacht nach Hause. Der Mond war fast voll und ich war dankbar für diese Erfahrung.

Wieder zurück im 21. Jahrhundert mit meinem Laptop, Strom und Telefon zu Hause, möchte ich ein wenig mehr zu der Art von Mutterschaftshilfe sagen, die ich mir für meine und Ihre Enkeltöchter wünsche. Wenn ich mir vorstelle, dass ich an einem Büffet der weltbesten Ideen stehe (einige großartige könnten mir allerdings entgangen sein, da ich noch nicht überall gewesen bin) und kann aus ihnen jene auswählen, die wir heutzutage für die Geburtshilfe am dringendsten brauchen, dann sind das:

- Die Erkenntnis, dass Frauen die größte Macht haben, die von ihnen gewünschte Schwangerenvorsorge und Geburtshilfe zu verlangen.
- Mehr Hebammen als Geburtsmediziner.
- Eine Revolution in der geburtsmedizinischen Ausbildung, sodass die Medizinstudenten von Hebammen in normalen Geburten unterrichtet werden, bevor sie sich mit Geburtspathologie beschäftigen müssen.
- Verlässliche Datenerhebungen über Todesfälle und Verletzungen während der Geburt.
- Die Kunst der vaginalen Beckenendlagengeburten wird an die nächste Hebammen- und Geburtshelfergeneration weitergegeben.
- Apparate werden nur selten für Aufgaben eingesetzt, die Menschen viel besser erfüllen können.
- Jede Mutter hat die freie Wahl, wo und mit wem sie entbinden möchte.
- Alle Frauen können nach einem Kaiserschnitt vaginal entbinden.
- Jedes Krankenhaus hat eine mütterfreundliche Entbindungsstation, die den Forderungen der »Coalition for Improving Maternity Services« (CIMS) entspricht.

Das holländische Gesundheitssystem, in dem eine Hausgeburt als normales, gesellschaftlich anerkanntes Ereignis betrachtet wird, stellt die übrigen Länder immer noch in den Schatten. In Holland ist es möglich, dass – wie ich es auf einem Foto sah – der Bürgermeister einer Stadt dabei fotografiert wird, wie er den frisch gebackenen Eltern zu Hause in ihrem Schlafzimmer zu ihrem Baby gratuliert, das einen besonderen Geburtstag hat.

Meine Freundin Marie Striekwold-Ebben, die Großmutter der holländischen Hebamme Mary Zwart, merkte einmal sehr weise an: »Selbst wenn du nicht viel Geld hast, solltest du immer daran denken, dass das Schlafzimmer der wichtigste Raum im Haus ist. Im Bett teilen wir unsere Gefühle der Liebe und Traurigkeit miteinander. Wir hoffen, dass wir unsere Kinder darin zur Welt bringen, und wir wollen die Welt am liebsten wieder verlassen, während wir in unserem Bett schlafen.« Selbstverständlich ist Mary in dem Bewusstsein aufgewachsen, dass unsere Kinder im Schlafzimmer das Licht der Welt erblicken dürfen. Sie erzählte mir noch von einer anderen Lebensweisheit, die ihre Großmutter ihr mit auf den Weg gab: »Streit lässt sich am besten im Bett beilegen.«

Vielleicht wird auch in anderen Ländern eines Tages die Geburt eines Babys »offiziell« im Schlafzimmer seiner Eltern gefeiert. Behalten wir einfach diese Möglichkeit im Auge und arbeiten wir daran.

Eines ist jedoch sicher: Dieses Ziel erreichen wir nicht, wenn nach wie vor manche Frauen weiterhin davon überzeugt sind, ihr Körper könne nicht richtig gebären. Wenn Sie nach der Lektüre dieses Buches immer noch nicht vom Gegenteil überzeugt sind, hoffe ich, dass Ihnen ein Satz in Erinnerung bleibt: Ihr Körper ist ein großartig auf eine Geburt vorbereitetes Wunderwerk!

# Anhang

# Die Farm:

## *Ergebnisse bei 2844 Schwangerschaften 1970 bis 2010*

Hausgeburten 94,7 %
Kliniktransporte 5,2 %
Kaiserschnitt 1,7 %
Erstgebärende 36,8 %
Mehrgebärende 63,2 %
  Multipara 8,5 %
Forzepsgeburten 0,37 %
Vakuumextraktionen 0,04 %
Vaginale Geburt nach Sektio
  127 Versuche, 123 vaginale Geburten, Erfolgsrate 96,8 %
Nachblutungen 1,7 %
Mekoniumbeimengungen 11,5 %
Intaktes Perineum 68,7 %
  1. Grad 19,4 %
  2. Grad 3,2 %
  3. Grad 0,3 %
  4. Grad 0,04 %
Präeklampsie 0,4 %

Steißlage gesamt 3,5 %, davon
  Steißfußlage 76 %
  Fuß- oder Knielage 24 %
  Sektio nach Steißlage 24 %
  Vollkommene Fußlage 0,1 %
  Gesichtslage 13 % (alle, bis auf eine, vaginal entbunden)
  Stirnlage 10 % (5 vaginale Geburten)
Zwillingsgeburten
17 Zwillingspärchen, alle vaginal geboren, 2 davon nach Klinikverlegung
Müttersterblichkeit 0
Neugeborenensterblickeit
  2000–2010: 0 von 631 Geburten
  1990–1999: 1 von 372 Geburten
  1980–1989: 1 von 758 Geburten
  1970–1979: 2 von 1083 Geburten

# Eine mütterfreundliche Geburtsinitiative

Im Jahr 1996 schlossen sich in Amerika eine Vielzahl von Dienstleistern im Bereich der Mutterschaftshilfe, darunter Hebammen, Ärzte, Krankenschwestern, geburtshilfliche Ausbilder, Doulas und Mutterassistentinnen (»MA«) sowie Stillberaterinnen zur »Coalition for Improving Maternity Services« (CIMS; sprich: »Kims«) zusammen, um gemeinsam für Verbesserungen in der Mutterschaftshilfe einzutreten.

In den ersten fünf Jahren konzentrierte sich die Arbeit der Koalition auf die Initiative für eine mütterfreundliche Geburtshilfe-Praxis (»Mother Friendly Childbirth Initiative«, MFCI), die Richtlinien erstellte, welche Kriterien »mütterfreundliche« Geburtshilfeeinrichtungen wie Krankenhäuser, Geburtszentren und Hausgeburtsdienste erfüllen müssen. Die Initiative erarbeitete zehn Schritte zur mütterfreundlichen Schwangerenvorsorge und Geburtshilfe. Darüber hinaus wurde definiert, welche Bedingungen Geburtseinrichtungen erfüllen müssen, um sich gemäß den Standards der Weltgesundheitsorganisation WHO als »babyfreundlich« zu qualifizieren. Inzwischen gehören über 90 000 professionelle Mitglieder aus dem Bereich der Geburtshilfe der Koalition an.

## Zehn Schritte zur mütterfreundlichen Schwangerenvorsorge und Geburtshilfe

Um von der CIMS als »mütterfreundlich« anerkannt zu werden, müssen Krankenhäuser, Geburtshäuser oder Hausgeburtsdienste unseren Prinzipien folgen und zehn Kriterien für eine mütterfreundliche Schwangerenvorsorge und Geburtshilfe erfüllen.

*Ein mütterfreundliches Krankenhaus, Geburtshaus oder ein mütterfreundlicher Hausgeburtshebammenservice:*

1. Bietet allen Gebärenden:
   - Freie Wahl eines Geburtsbegleiters, einschließlich Ehemann, Partner, Kinder, Familienangehörige und Freunde, sowie die Möglichkeit, dass diese Person ständig anwesend ist.
   - Die Möglichkeit einer kontinuierlichen emotionalen und körperlichen Unterstützung durch eine kompetente Geburtsbegleiterin, wie zum Beispiel eine Doula oder MA.
   - Professionelle Hebammenhilfe.

2. Liefert genaue Informationen und Statistiken über seine Geburtshilfemethoden einschließlich der Rate der durchgeführten Eingriffe und der Erfolgsquote.
3. Leistet kulturell kompetente Mutterschaftshilfe, das heißt, die Betreuung berücksichtigt den religiösen und ethnischen Hintergrund und die Werte und Sitten der Mutter.
4. Gibt der Gebärenden die Möglichkeit, herumzulaufen, sich zu bewegen und die Gebärhaltung ihrer Wahl während der Wehen und der Geburt einzunehmen (nur im Fall einer Komplikation wäre diese Haltung kontraindiziert), und lehnt die herkömmliche Rückenlage (mit hochgelegten Beinen) während der Entbindung ab.
5. Verfügt über klar definierte Standards und Verfahrensweisen hinsichtlich:

Der Zusammenarbeit und Kommunikation in der Zeit vor der Geburt mit anderen Schwangerenbetreuern, einschließlich der Kommunikation mit der ursprünglichen Hebamme, wenn ein Transport in eine andere Entbindungseinrichtung erforderlich sein sollte.

Der Überweisung der Mutter und des Babys an geeignete Beratungsangebote zu Geburtsvorbereitung, Nachsorge und Stillberatungsstellen.

6. Verwendet keine Routinemaßnahmen und Methoden, die nicht wissenschaftlich fundiert sind, wie:
   - Schamrasur
   - Einlauf
   - Tropfinfusion
   - Ess- und Trinkverbot
   - Frühzeitige Eipolablösung
   - CTG

*Weitere Eingriffe werden nur eingeschränkt durchgeführt, wie folgt:*

- Geburtseinleitungen bei 10 % und darunter;
- Dammschnittrate bei 20 % und darunter mit dem Ziel einer Rate von 5 % und darunter;
- Kaiserschnittrate von 10 % und darunter in Krankenhäusern und 15 % oder weniger in Kliniken, die für Hochrisikoentbindungen ausgerüstet sind;
- Rate der vaginalen Entbindungen nach Kaiserschnitt von 60 % und darüber mit dem Ziel einer Rate von 75 % und darüber.

7. Die Geburtshelfer werden in natürlichen Schmerzlinderungsmethoden geschult; der Einsatz von Analgetika und Anästhetika wird vermieden, wenn keine besondere Komplikation vorliegt.
8. Unterstützt alle Mütter und Familien, auch diejenigen mit kranken Babys oder Frühgeborenen oder Babys mit Geburtsschäden, in einem für sie realistischen Maß zu pflegen, zu stillen, zu tragen und Körperkontakt mit ihrem Baby zu haben.

9. Lehnt die nicht religiös begründete Beschneidung eines Neugeborenen ab.
10. Strebt danach, die Standards der WHO – UNICEF zur Förderung des erfolgreichen Stillens zu erfüllen (»Ten Steps of the Baby-Friendly Hospital Initiative«):
    - Alle im Gesundheitswesen Tätigen erhalten ein Informationsblatt über das Stillen.
    - Alle in diesem Bereich Tätigen werden so geschult, dass sie diese Richtlinien umsetzen können.
    - Alle Schwangeren werden über die Vorteile und das Prozedere des Stillens informiert.
    - Innerhalb einer Stunde nach der Geburt wird den Müttern gezeigt, wie man stillt.
    - Mütter erfahren, wie sie stillen und die Milchproduktion aufrechterhalten, wenn sie von ihrem Baby getrennt sind.
    - Neugeborene erhalten keine andere Nahrung oder Flüssigkeit als Muttermilch, außer es ist medizinisch indiziert.
    - Rooming-in: Mutter und Kind bleiben 24 Stunden am Tag zusammen.
    - »Stillen nach Verlangen (des Babys)« wird unterstützt.
    - Stillbabys bekommen keinen Brustersatz (Schnuller, Nuckelflasche).
    - Stillgruppen werden unterstützt, und Mütter werden über Stillgruppen informiert, die sie nach ihrer Entlassung besuchen können.



Sie finden die einzelnen CIMS-Dokumente sowie weitere Informationen im Internet unter: www.motherfriendly.org und auf Facebook.

# Glossar

Abdominaladhäsionen ➢ Verwachsungen von Narbengewebe mit den Eingeweiden.

Adrenalin ➢ Hormon, das die Pulsfrequenz steigert, den Blutdruck und Blutzuckerspiegel erhöht, die Gefäße verengt und die Muskeldurchblutung verbessert.

Amnioninfusionssyndrom (Fruchtwasserembolie) ➢ Gefährliche, oftmals tödlich verlaufende Komplikation während der Wehen, bei der Fruchtwasser in die mütterliche Blutbahn eindringt.

Azidose ➢ Dabei handelt es sich um vermehrtes Auftreten von sauren Stoffwechselprodukten im Zusammenhang mit Stressatmung (Hyperventilation).

Bradykardie, fetale ➢ Langsamer Pulsschlag des Fötus.

Braxton-Hicks-Kontraktionen ➢ Schmerzlose Wehen während der Schwangerschaft.

Chung ➢ Chinesischer Begriff für das Ausschütteln einer Gebärenden während der Wehen zur Entspannung (auch »Äpfelschütteln« genannt).

Diuretika ➢ Harntreibende Mittel.

Doula ➢ Erfahrene Frau, die eine Gebärende vor, während und nach der Geburt unterstützt. Im Griechischen bedeutet das Wort »Sklavin« oder »Dienerin«.

Eklampsie ➢ Schwere, oft tödliche Stoffwechselerkrankung in der Schwangerschaft, verursacht durch Mangelernährung und zu raschen Blutdruckanstieg.

Endorphine ➢ Körpereigene Hormone zur Schmerzbetäubung mit euphorischer Wirkung.

Episiotomie ➢ (Dammschnitt) Chirurgischer Schnitt in die Dammmuskeln, um die Öffnung der Vagina zu vergrößern.

Forzeps (Geburtszange) ➢ Lange, löffelartige Metallzange, die in die Vagina eingeführt und um den Kopf des Föten gelegt wird, der dann herausgezogen wird.

Hysterektomie ➢ Operative Entfernung der Gebärmutter.

Iatrogene Frühgeburt ➢ Frühgeburt aufgrund von Weheneinleitung und programmiertem Kaiserschnitt, bevor das Baby die nötige Reife zur Geburt hat.

Intubation ➢ Einführen eines Rohrs oder Schlauchs in die Luftröhre zur Wiederbelebung.

Kolostomie ➢ Operation, bei der eine Öffnung der Bauchdecke zum Darm geschaffen wird.

Kopflage (Schädellage) ➢ Das Baby wird mit dem Kopf zuerst geboren.

Kraamverzorgende ➢ Holländischer Begriff für eine Frau, die einer Mutter zu Hause Mutterschaftshilfe leistet.

Kreuzbein (os sacrum) ➢ Keilförmiger Beckenknochen, Teil der unteren Wirbelsäule.

Lage des Kindes ➢ Verhältnis des Kindes zur Längsachse der Gebärmutter; normal ist die Längslage, problematisch die Quer- oder Schräglage.

Lageanomalien ➢ Alle anderen Kindslagen als Längslagen.

Lungenembolie ➢ Embolischer Verschluss eines Lungenarterienasts.

Morbidität ➢ Krankheitsstand innerhalb der Bevölkerung.

Multipara ➢ Mehrgebärende mit mehr als fünf Geburten.

Nabelumschlingung ➢ Umschlingung des Babys durch die Nabelschnur.

Nachwehen ➢ Schmerzhafte Zusammenziehungen der Gebärmutter nach der Geburt.

Neokortex ➢ Gehirnregion, die für das Denken zuständig ist.

Oxytozin ➢ Körpereigenes Hormon, das während der Wehen ausgeschüttet wird und Gebärmutterkontraktionen bewirkt. Synthetisch hergestelltes Oxytozin wird in Krankenhäusern intravenös zur Wehenstimulation verabreicht und manchmal injiziert, um eine Nachblutung zum Stillstand zu bringen.

Pelvimetrie ➢ Vermessung des Beckens.

Periduralanästhesie ➢ Lokalanästhesie in die Nervenbahnen im Spinalkanal neben der Wirbelsäule im unteren Rücken, um die Wehenschmerzen zu betäuben.

Peritonitis ➢ Bauchfellentzündung.

Pitocin ➢ Synthetisches Oxytozin.

Plazentaablösung ➢ Vorzeitige Ablösung der Plazenta von der Gebärmutterwand.

Plazenta accreta ➢ Plazentaeinwachsung in die Gebärmutterwand.

Plazenta increta ➢ Noch tiefere Plazentaeinwachsung in die Gebärmutterwand.

Plazenta percreta ➢ Plazentaverwachsung mit anderen Organen. Komplikation, die durch eine frühere Verletzung der Gebärmutter verursacht wird.

Plazenta previa ➢ Die Plazenta wächst über die Öffnung der Zervix. Wenn sich der Muttermund zu öffnen beginnt, besteht große Gefahr für Mutter und Kind.

Pneumonie (Entzündung des Lungenparenchyms durch Aspiration von erbrochenem Mageninhalt) ➢ Lungenentzündung.

Präeklampsie ➢ Schwächere Form der Eklampsie, eine Stoffwechselerkrankung in der Schwangerschaft (siehe Eklampsie).

Prostaglandine ➢ Substanzen zur Erweichung der Muskeln, u. a. der Zervixmuskulatur.

Relaxin ➢ Schwangerschaftshormon zur Entspannung der Ligamente (Antispasmodikum).

Rooming-in ➢ Im Krankenhaus bleiben Mutter und Kind im gleichen Zimmer zusammen.

Schädellage ➢ Das Kind wird mit dem Kopf zuerst geboren.

Schambein (os pubis) ➢ Knochen am Vorderteil des Beckens.

Schulterdystokie ➢ Nach der Geburt des kindlichen Kopfes bleibt die Schulter hängen.

Spättoxikose (Spätgestose) ➢ Eklampsie und Präeklampsie (siehe dort).

Stadol (Butorphanol) ➢ Analgetikum zur Betäubung der Wehenschmerzen.

Stellung ➢ Die Stellung drückt aus, ob sich der Rücken des Kindes auf der linken oder rechten Seite der Mutter befindet. Zudem wird beachtet, ob er sich eher nach vorne (anterior) oder hinten (posterior) richtet.

Urethra (Harnröhre) ➢ Ausführungsgang der Harnblase.

Vakuumextraktor (Saugglocke) ➢ Geburthilfliches Gerät zur Entwicklung (Herausziehen) des kindlichen Kopfes.

# Anmerkungen

### Kapitel 1

### Die mächtige Verbindung von Körper und Psyche


1 Betschler, 1880: Zitiert in Engelmann, G.: *Labor among Primitive Peoples.* St. Louis: J. H. Chambers, 1882, Neuauflage, New York: AMS-Press

2 Cazeaux, P.: Obstetrics: *The Theory and Practice*, 7. Aufl., Philadelphia: P. Blakiston, Son & Co., 1884

3 Dewees, W. P.: *Compendious System of Midwifery*, 4. Aufl., Philadelphia: Carey & Lea, 1830

4 Curtis, A.: *Lectures on Midwifery*. Philadelphia, 1846

5 Ramsbotham, F. H.: *The Principles and Practice of Obstetric Medicine and Surgery*. New York, 1861

6 Dorland, W. A. Newman: *Modern Obstetrics*. New York, 1901


### Kapitel 2

### Was passiert während der Wehentätigkeit?


1 Uvnäs Moberg, K.: *Oxytocin, das Hormon der Nähe: Gesundheit – Wohlbefinden – Beziehung*, Heidelberg: Springer Spektrum, 2016


### Kapitel 3

### Der Zusammenhang von Schmerz und Lust


1 Senden, I. P. M. et al.: *Labor Pain: A comparison of parturients in a Dutch and an American teaching hospital*. Obstetrics & Gynecology, 1988; 71 (4)

2 Jordan, B.: *Birth in Four Cultures: A Cross-Cultural Investition of Childbirth in Yucatan, Holland, Sweden and the United States*. Montreal: Eden Press, 1983

3 Morse, J. M., Park, C.: *Home birth and hospital deliveries: A comparison of the perceived painfulness of parturition. Research in Nursing Health*, 1988; 11: 175-81

4 Stockham, A., Dr.: *Tokology*. 1882

5 Thomas, A. N.: *Doctor Courageous*. London: William Heinemann Ltd., 1957

6 Dye, J. N.: *Painless Childbirth*. Buffalo, NY: Baker, Jones & Co., 1888

**Kapitel 4**

**Das Gesetz der Schließmuskeln**

1 Johnson, J./Odent, M.: *Wir sind alle Kinder des Wassers*. München: Kösel, 1995

2 *Brain*. November 1998

3 Ebenda

4 Northrup, C.: *Frauenkörper, Frauenweisheit*. München: Zabert Sandmann, 2000

5 Bender, R.: *Yoga Exercises for More Flexible Bodies*. Avon, CT: Ruben Publishing, 1978

**Kapitel 5**

**Was Sie über Schwangerschaftsvorsorge wissen sollten**

1 Katz Rothman, B.: *In Labor: Women and Power in the Birthplace*. New York: W. W. Norton, 1972

2 Davis-Floyd, R. E.: *Birth as an American Rite of Passage*. Berkeley: University of California Press, 1992

3 Davis-Floyd, R. E. und St. John, G.: *From Doctor to Healer: The Transformative Journey*. New Brunswick, N. J.: Rutgers U. Press, 1998

4 Carter, J. P. et al.: *Preeclampsia and reproductive performance in a community of vegans*. Southern Medical Journal, 1980; 80(6): 692-97

5 Primrose, T. und Higgins, A.: *A study in human antepartum nutrition*. Journal of Reproductive Medicine, 1971; 7: 257-64

6 Hamlin, R. H. J.: *The prevention of eclampsia and pre-eclampsia*. Lancet, 1952; 1: 64

7 Higgins, A. C.: *Nutritional status and the outcome of pregnancy*. Journal of the Canadian Dietetic Association, 1976; 37: 17

8 Burke, B., et al.: *Nutrition studies during pregnancy*. American Journal of Obstetrics & Gynecology, 1943; 46: 38

9 Brewer, T. H.: *Human maternal-fetal nutrition*. Obstetrics & Gynecology, 1972; 40: 868

10 Speert, H.: *Obstetrics and Gynecology in America: A History*. Chicago: The American College of Obstetricians and Gynecologists, 1980

11 Brewer, G. S., mit Brewer, T. H.: *What Every Pregnant Woman Should Know: The Truth about Diets and Drugs in Pregnancy*. New York: Random House, 1977

12 Brewer, T. H.: *Metabolic toxemia of late pregnancy in a country prenatal nutrition education project: A preliminary report*. Journal of Reproductive Medicine, 1974; 13 : 175

13 Stewart, A., Webb, J., Giles, D. und Hewitt, D.: *Malignant disease in childhood and diagnostic irridiation in utero*. Lancet, 1956; 2: 447

14 Haire, D. B. in: *Encyclopedia of Childbearing*: »Critical Perspectives, Ultrasound in obstetrics: A question of safety«. Phoenix, AZ: Oryx Press, 1993

15 Robertson, A.: *Empowering Motherhood*. Camperdown, NSW, Australien, ACE Graphics, 1994

16 Katz Rothman, B.: *The Tentative Pregnancy: Prenatal Diagnosis and the Future Motherhood*. New York: Viking, 1986

17 Wickham, S.: *Anti-D in Midwifery: Panacea or Paradox?* Oxford: Butterworth-Heinemann, 2001

18 Maybe, S. et al.: *Rate of RhD sensitisation before and after implementation of a community based antenatal prophylaxis programme*. British Medical Journal, 1997; 315: 1588

19 Urbaniak, S.: *Proceedings of the Consensus Conference on Anti-D-Prophylaxis*. British Journal of Obstetrics and Gynaecology, 1998; 105: 18, 24

## Kapitel 6

### Beginn der Wehentätigkeit


1 Wagner, M.: *Pursuing the Birth Machine: The Search for Appropriate Birth Technology.* Camperdown, NSW, Australien, ACE Graphics; 1994

2 Wing, D. A.: *Labor induction with misoprostol.* American Journal of Obstetrics and Gynecology, 1999; 181: 339-345

3 Ventura, S. J., Martin, J. A., Taffel, S. M., Mathews, T. J. und Clarke, S. C.: *Advance Report of final natality statistics, 1993. Monthly vital statistics report vol. 44*; Hyattesville, MD: Public Health Service, 1995; 1-88

4 ACOG Practice Bulletin No. 10, November 1999: *Induction of Labor*

5 Wing, D. A. et al.: *Misoprostol: An effective agent for cervical ripening and labor induction.* American Journal of Obstetrics and Gynecology, 1995; 172: 1811-6

6 Fletcher, H. M. et al.: *Intravaginal misoprostol as a cervical ripening agent.* British Journal of Obstetrics and Gynaecology, 1993; 100: 641 -4

7 Wing, D. A. et al.: *A comparison of misoprostol and prostaglandin E2 gel for preinduction cervical ripening and labor induction.* American Journal of Obstetrics and Gynecology, 1995; 172: 1804-10

8 Mundle, W. R. und Young, D. C.: *Vaginal misoprostol for induction of labor: A randomized controlled trial.* Obstetrics and Gynecology, 1996; 88: 521-5

9 Wing, D. A. und Paul, R. H.: *A comparison of differing dosing regimens of vaginally administered misoprostol for preinduction cervical ripening and labor induction.* American Journal of Obstetrics and Gynecology, 1996; 175: 158-64

10 Surbek, D. V. et al.: *A double-blind comparison of the safety and efficacy of intravaginal misoprostol and prostaglandin E2 to induce labor.* American Journal of Obstetrics and Gynecology, 1997; 177: 1018-23

11 Chard, T.: »The physiology of labour and its initiation.« Aus T. Chard und M. Richards (Hg.): *Benefits and Hazards oft the New Obstetrics.* London: Heinemann, 1997, 81

12 Pritchard, J. A. und MacDonald, P. C.: *Williams Obstetrics.* 16. Aufl., New York: Appleton-Century Crofts, 1980

13 Plaut, M. M., Schwartz, M. L. und Lubarsky, S. L.: *Uterine rupture associated with the use of misoprostol in the gravid patient with a previous cesar-*

*ean section*. American Journal of Obstetrics and Gynecology, 1999; 180: 1535-42

14 Wing, D. A., Lovett, K. und Paul, R. H.: *Disruption of prior uterine incision following misoprostol for labor induction in women with previous cesarean delivery*. Ostretics & Gynecology, 1998; 91: 828-30

15 www.cdc.gov/nchs/birth. Eintrag vom 1. Mai 2001

16 Toth, M., Rehnstrom, J. und Fuch, A.: *Prostaglandins E and F in cervical mucus of pregnant women*. American Journal of Perinatology, 1989; 6: 142-4

17 Rooks, J. P., Weatherby, N. L. und Ernst, E. K. M.: *The national birth center study. II: Intrapartum and immediate postpartum and neonatal care*. Journal of Nurse-Midwifery, 1992; 7: 301-30

18 Berghella, V., Rogers, R. A. und Lescale, K.: *Stripping of membranes as a safe method to reduce prolonged pregnancies*. Obstetrics & Gynecology, 1996; 87: 927-31

19 El-Torkey, M. und Grant, J. M.: *Sweeping of the membranes is an effective method of induction of labour in prolonged pregnancy: A report of a randomized trial*. British Journal of Obstetrics and Gynaecology, 1992; 99: 687-95

20 Luthy, D. A., Shy, K. K., van Belle, G. et al.: *A randomized trial of electronic fetal monitoring in preterm labor*. Obstetrics & Gynecology, 1987; 69: 687-95

21 MacDonald, D., Grant, A., Sheridan-Pereira, M. et al.: *The Dublin randomized controlled trial of intrapartum fetal heart-rate monitoring*. American Journal of Obstetrics and Gynecology, 1985; 152: 524-39

22 Hazle, N.: *Hydration in labor: Is routine intravenous hydration necessary?* Journal of Nurse-Midwifery, 1986; 31: 171-6

23 Lind, T.: *Fluid balance during labor: A review*. Journal of Reproductive and Social Medicine, 1983; 76: 870-5

24 Morton, K. et al.: *A comparison of the effects of four solutions for the treatment of ketonuria in labor*. British Journal of Obstetrics and Gynaecology, 1984; 92: 473-9

25 Scheepers, H. C., Essed, G. M. und Brouns, F.: *Aspects of food and fluid intake during labour: Policies of midwives and obstetricians in the Netherlands*. European Journal of Obstetrics, Gynecology & Reproductive Biology, 1998; 78: 37-40

26 Goldsmith, J.: *Childbirth Wisdom from the World's Oldest Societies*. Brookline, MA: East-West Health Books, 1990

## Kapitel 7

### Gebärhaltungen


1 Graham, H.: *Eternal Eve*. London, William Heinemann, Ltd., 1950
2 Engelmann, G.: *Die Geburt bei den Urvölkern*. Wien 1884
3 Ebenda
4 Brackbill, Y. et al.: *Obstetric premedication and infant outcome*. American Journal of Obstetrics & Gynecology, 1974; 188: 347-84
5 Rosen, M.: *Benefits and Hazards of the New Obstetrics*. Chard, T. und Richards, M. (Hg.), London, Heinemann, 1977
6 Inch, S.: *Birthrights*. New York, Random House, Inc., 1982
7 Kennel, J. H., Klaus, P. H. und Klaus, M. H.: *Doula. Der neue Weg der Geburtsbegleitung*. München: Mosaik, 1995
8 Curtis, P.: *Birth*, Juni 1999; 26: 123-6


## Kapitel 8

### Die vergessenen Kräfte der Vagina


1 Prendergast, E.: *A fertility figure from Tullaroan*. Old KilKenny Review, 1992
2 Graham, I. D.: *Episiotomy: Challenging Obstetric Interventions*. Oxford, England: Blackwell Science, Ltd., 1997


## Kapitel 10

### Geburtsrisiken – womit Sie am wenigsten rechnen


1 Müttersterblichkeit – Vereinigte Staaten, 1982-1996: *The Morbidity and Mortality Weekly Report*, 1998; 47:34, 705-7
2 Müttersterblichkeitsrate weit unterschätzt: *Ob/Gyn News*, 11. Januar 2000
3 Stewart, A., Webb, J., Giles, D. und Hewitt, D.: *Malignant desease in childhood and diagnostic irridiation in utero*. Lancet, 1956; 2:447-9
4 Katz Rothman, B.: *Encyclopedia of Childbearing: Critical Perspectives*. Phoenix, AZ, The Oryx Press, 1993
5 Wing, D. und Paul, R. H.: *A comparison of differing dosing regimens of vaginally administered misoprostol for preinduction cervical ripening and labor induction*. American Journal of Obstetrics and Gynecology, 1996; 175: 158-64

6 Plaut, M. M., Schwartz, M. L. und Lubarsky, S. L.: *Uterine rupture associated with the use of misoprostol in the gravid patient with a previous cesarean section.* American Journal of Obstetrics and Gynecology, 1999; 180: 1535-42

7 Blanchette, H. A., Nayak, S. und Erasmus, S.: *Comparisons of the safety and efficacy of intravaginal misoprostol (prostaglandin E1) with those of dinoprostone (prostaglandin E2) for cervical ripening and induction of labor in a community hospital.* American Journal of Obstetrics and Gynecology, 1999; 180: 1551

8 *Induction of labor with misoprostol.* ACOG Committee Opinion, November 1999

9 Isaacs, D.: *Code Blue Birth.* The Chicago Reader, 15. Mai 1998

10 *Maternal Mortality and Morbidity Review in Massachusetts.* A Bulletin for Health Care Professionals, Nr. 1, Mai 2000

11 Berg, C. J., Atrash, H. K., Koonin, L. M. und Tucker, L.:*Pregnancy-related mortality in the United States*, 1987-1990. Obstetrics &Gynecology, 1996; 88: 161-7

12 Cunningham, F. G., Grant, N. F. et al.: *Williams Obstetrics*, 21. Aufl., New York, McGraw-Hill Medical Publishing Division, 2001

13 Gabb, S. G., Niebyl, J. R. und Simpson, J. L.: *Obstetrics: Normal & Problem Pregnancies*, 2. Aufl., New York, Churchill Livingstone, 1991

14 Bujold, E., Bujold, C., Hamilton, E. F. und Gauthier, R .J.: *The impact of single-layer or double-layer closure on uterine rupture.* American Journal of Obstetrics and Gynecology, 2002; 186: 1326-30

15 *The Cochrane Database of Systematic Reviews.* The Cochrane Library, 2000

16 Bivins, J. A. Jr. und Gallup, D. G.: *C/S closure techniques: Which works best?* OBG Management, April 2000, 98-108

17 Chez, R. A. und Stark, M.: *The Misgav Ladach method of cesarean section.* Contemporary Ob/Gyn, Juni 1998, 81-88

18 Interview »Frauen in ihre eigene Stärke begleiten« mit der Hebamme Dimitra Koutoumanos; Mutterlandbriefe, Ausgabe 20, August 2020; erhältlich bei www.matriacon.net; Dimitra Koutoumanos, freiberufliche Hebamme B. Sc.: www.dimitra.life

19 Hall, M. und Bewley, S.: *Maternal mortality and mode of delivery.* Lancet, 1999; 354:776

20 Smith, J., Hernandez, C. und Wax, J.: *Fetal laceration injury at cesarean delivery*. Obstetrics & Gynecology, 1997; 90: 344-6

21 Lomas, J. und Enkin, M.: »Variations in operative delivery rates.« In: *Effective Care in Pregnancy and Childbirth*. Chalmers, I., Enkin, M. und Keirse, M. (Hrsg.), Oxford University Press, 1989

22 Kloosterman, G. J.: *Lecture to the Second Annual Conference of the Midwives' Alliance of North America*, Toronto, Ontario, Kanada. Mai 1984

**Kapitel 11**

**Vaginale Geburt nach einem Kaiserschnitt**

1 ACOG Committee Opinion No. 228, November 1999: *Induction of Labor with Misoprostol.*

2 Chauhan, S. P. et al.: *Cesarean section for suspected fetal distress: Does the decision-incision time make a difference?* Journal of Reproductive Medicine, 1997; 14: 347-52

# Literatur

Adamaszek u. a.: *Naturheilverfahren in der Hebammenarbeit.* Hippokrates, Stuttgart 2002

Ingrid Bauer: *Es geht auch ohne Windeln! Der sanfte Weg zur natürlichen Babypflege*, Kösel, München, 10. Aufl. 2019

Annette Bopp/Birgit Krohmer (Hrsg.): *Der Baby-Guide fürs erste Jahr. Pflege – Entwicklung –Gesundheit – Alltag.* Kösel, München 2010

*Broschüre über Schwangerenvorsorge*, zu beziehen über: hebammenverband.hamburg@t-online.de

Kathrin Burri: *Langes Stillen. Natürlich, gesund, bedürfnisorientiert.* Kösel, München 2020

Kareen Dannhauer: *Guter Hoffnung – Hebammenwissen für Mama und Baby. Naturheilkunde und ganzheitliche Begleitung.* Kösel, München, 5. Aufl. 2020

Silvia Dürnberger: *Deine selbstbestimmte Geburt im Krankenhaus. Wie du für ein gutes Geburtserlebnis sorgen kannst.* Kösel, München 2019

Georg Engelmann: *Die Geburt bei den Urvölkern.* Wien 1884

Eric Franklin: *Beckenboden-Power. Das dynamische Training für sie und ihn.* Kösel, München, 12. Aufl. 2020

Françoise Barbira Freedman: *Yoga in der Schwangerschaft. Sanfte Übungen zur Kräftigung und Entspannung.* Dorling Kindersley, München 2019

Regine Gresens: *Intuitives Stillen. Einfach und entspannt – Dem eigenen Gefühl trauen – Die Beziehung zum Baby stärken.* Kösel, München, 5. Aufl. 2020

Silvia Höfer: *Schwangerschaft. Was eine Hebamme ihrer Tochter mitgeben würde.* Kösel, München 2018

Nora Imlau: *Mein kompetentes Baby. Wie Kinder zeigen, was sie brauchen.* Kösel, München. 4. Aufl. 2020

Frédérick Leboyer: *Sanfte Hände. Die traditionelle Kunst der indischen Babymassage.* Kösel, München, 18. Aufl. 2019

Hannah Lothrop: *Das Stillbuch. Vollständig überarbeitete Neuausgabe*. Kösel, München, 4. Aufl. 2020

Wolf Lütje: *Vertrauen in die natürliche Geburt. Gelassen und entspannt in den Kreißsaal*. Kösel, München 2016

Marina Marchovich/Theresia M. de Jong: *Frühgeborene – zu klein zum Leben? Geborgenheit und Liebe von Anfang an. Die Methode Marcovich*. Kösel, München 2008

Ashley Montagu: *Körperkontakt. Die Bedeutung der Haut für die Entwicklung des Menschen*. Klett-Cotta, Stuttgart, 13. Aufl. 2015

Michel Odent: *Geburt und Stillen. Über die Natur elementarer Erfahrungen*. C. H. Beck, München 2016

Jirina Prekop/Gerald Hüther: *Auf Schatzsuche bei unseren Kindern. Ein Entdeckungsbuch für neugierige Eltern und Erzieher*. Kösel, München, 8. Aufl. 2018

Wilhelm Reich: *Die Funktion des Orgasmus*. Kiepenheuer & Witsch, Köln 1987

Nicola Schmidt: *artgerecht – Das andere Baby-Buch. Natürliche Bedürfnisse stillen. Gesunde Entwicklung fördern. Naturnah erziehen*. Kösel, München, 10. Aufl. 2020

Vimala Schneider McClure: *Babymassage. Praktische Anleitung für Mütter und Väter. Erweiterte Neuausgabe*. Kösel, München 2019

Diana Schwarz/Frauke Ludwig: *Baby Basics. Alles, was ihr über euer Baby wissen solltet*. Kösel, München, 2. Aufl. 2019

Barbara Sichtermann: *Leben mit einem Neugeborenen. Ein Buch über das erste halbe Jahr*. Fischer-TB, Frankfurt, 2. Aufl. 2019

Ingeborg Stadelmann: *Die Hebammen-Sprechstunde*. Stadelmann, Wiggensbach, 3. Aufl. 2020

Gustave Witkowski: *Histoire des accouchement chez tous les peuples*. G. Steinheil, Paris 1887

Vivian Weigert: *Stillen. Das Begleitbuch für eine glückliche Stillzeit. Alles Wichtige auf einen Blick*. Kösel, München, 4. Aufl. 2015

# Dank

Meinem Mann Stephen Gaskin möchte ich ganz herzlich für seine uneingeschränkte Unterstützung während der Arbeit an diesem Buch danken. Ohne ihn hätte ich dieses Projekt tatsächlich nicht geschafft. Mein Dank gilt auch meiner Agentin Stephany Evans sowie Pamela Hunt, Carol Nelson, Deborah Flowers, Joanne Santana, Sharon Wells, Pamela Maurath, Dr. med. John O. Williams Jun., Dr. med. Wendy Savage, Dr. med. A. Mark Durand, Dr. med. Anna Meenan, Dr. med. Joseph Bruner, Marsden Wagner, Kenneth Johnson, David Frohman, Leigh Kahan, Robbie Davis-Floyd, Elise Harvey, Leslie Hunt, Dana Gaskin Wenig, Claudia Oblasser, Angelika Rodler, Michael Stohrer, Verena Schmidt und Betty Anne Daviss. Ich bedanke mich auch bei meinen Lektorinnen Robin Michaelson und Beth Rashbaum und ihrer Assistentin Stacie Fine.

Ina May Gaskin, CPM

# Adressen / Informationen

## Hebammenverbände

*Deutschland:*
Deutscher Hebammenverband, Geschäftsstelle: Gartenstraße 26, 76133 Karlsruhe, Tel.: 0721 98189 0; Fax: 0721 98189 20, E-Mail: info@hebammenverband.de; Internet: www.hebammenverband.de

BfHD – Bund freiberuflicher Hebammen Deutschlands e. V., Geschäftsstelle: Kasseler Str. 1a, 60486 Frankfurt/Main, Tel.: 069/79 53 49 71, Fax: 069/79 53 49 72, E-Mail: geschaeftsstelle@bfhd.de, Internet: www.bfhd.de

*Österreich:*
Österreichisches Hebammengremium, Landstraßer Hauptstr. 71/2, 1030 Wien, Tel./Fax: 01/71 72 81 63, E-Mail: kanzlei@hebammen.at

Hebammenzentrum, Lazarettgasse 8/1B/1, 1090 Wien, Tel.: 01/408 80 22, Internet: www.hebammenzentrum.at

*Schweiz:*
Schweizerischer Hebammenverband, Geschäftsstelle: Frohburgstrasse 17, 4600 Olten, Tel.: 031/332 63 40, Fax: 031/332 76 19,
E-Mail: info@hebamme.ch, Internet: www.hebamme.ch

## Informationen über Doulas

*Deutschland*
GfG – Gesellschaft für Geburtsvorbereitung, Familienbildung und Frauengesundheit
Bundesverband e. V.
Neuhofstr. 32 H,
60318 Frankfurt
Tel.: 0159/06 54 21 69
E-Mail: gfg@gfg-bv.de, Internet: www.gfg-bv.de

*Österreich*
Eltern-Kind-Zentrum Graz
Petersgasse 44A
A-8010 Graz
Tel.: 0043/(0)316/37 81 40
E-Mail: info@ekiz-graz.at, Internet: www.ekiz-graz.at
Hier finden sich auch Informationen über Vorträge, Veranstaltungen und Fortbildungen mit Ina May Gaskin.

*Schweiz*
www.doula.ch (diverse Adressen von praktizierenden Doulas)

*Videos von der Farm:*
»Spiritual Midwifery«
»A Natural Delivery of Vertex Twins« (Längslage – Zwillingsgeburt)
»A Breech Birth and Shoulder Dystocia« (Beckenendlage und Schulterdystokie)
»Assisting a Vaginal Breech Birth« (Vaginale Geburt einer Beckenendlage)

# Register

# Über die Autorin

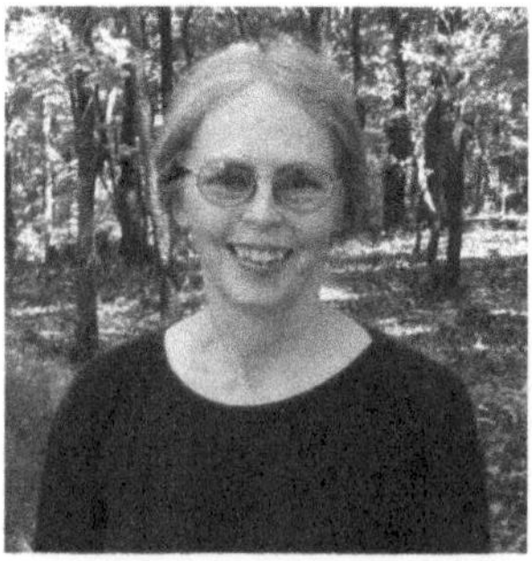

***Ina May Gaskin,*** ehemalige Englischlehrerin und Autorin des international anerkannten Werkes *Spirituelle Hebammen*, gründete 1971 mit ihrem Mann Stephen ein Hebammen-Zentrum im ländlichen Tennessee (USA). Sie erlernte ihr Hebammenwissen unmittelbar von den Frauen, die sie betreute, und einigen Geburtsmedizinern. Ihre Hebammenpraxis ist weltweit dafür bekannt, Frauen ihre angeborene Fähigkeit bewusst zu machen, mit nur wenigen medizinischen Eingriffen zu gebären. Ihre Vorträge für Geburtshelferinnen und Geburtshelfer und Mütter und Väter auf der ganzen Welt haben zum Ziel, das Wissen um die natürliche Geburt, die Verhaltensweisen und Umstände, die zum besten körperlichen Befinden schwangerer und gebärender Frauen beitragen, zu verbreiten.

Die Autorin weiterer bahnbrechender Bücher wie *Birth Matters – Die Kraft der Geburt. Ein Hebammenmanifest* und *Guide to Breastfeeding* erhielt die Ehrendoktorwürde der Londoner Thames Valley Universität und der Shenandoah Universität in Winchester, Virginia. 2011 wurde ihr in Stockholm der alternative Nobelpreis zuerkannt. 2013 wurde sie in die »Women's Hall of Fame« aufgenommen. Ina May Gaskin ist die erste Hebamme, nach der eine geburtshilfliche Stellung benannt wurde, die sie ursprünglich von indigenen Hebammen in Guatemala erlernt hatte: das *Manöver nach Gaskin.*